만성질병 해방

근본 원인 알면 예방과 치유가 보인다

만성질병 해방
근본 원인 알면 예방과 치유가 보인다

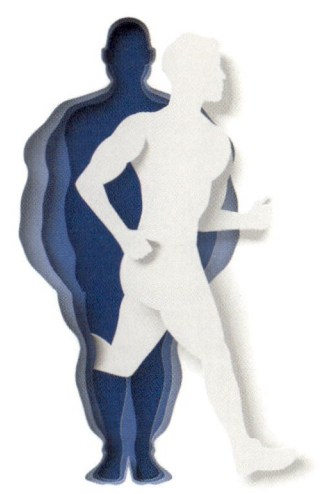

박완수 지음 | 이현옥 삽화

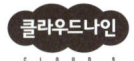

| 프롤로그 |

전염병과 만성질병의 역사를 통해 근본 해결책을
모색하다

"노화는 자연적인 현상이 아니라 질병이다."

하버드대학교 유전학자 데이비드 싱클레어 박사의 말이다. 최근 건강관리를 잘하면 질병 없는 노년을 보낼 수 있다는 주장이 크게 주목받고 있다. 미국의 구글 관련회사인 칼리코 연구소, 미국의 억만장자들이 투자한 회사 알토스랩스, 사우디아라비아의 빈 살만 왕세자도 투자한 헤볼루션 재단 등이 모두 노화에 관한 연구를 진행하고 있다.

세계의 부자들은 돈이 넘쳐나니 아프지 않고 오래 살고 싶은 본능을 숨기지 않고 있다. 즉 현대판 진시황*의 불로장생을 꿈꾸며 현대과학과 손잡고 무섭게 연구하며 투자하고 있다. 이러한 연구소들에서 엄청난 자본금과 연구로 어느 정도 성과를 얻고 있다. 하지만 그들의 결과만 무작정 기다릴 수는 없다.

---

* 진시황은 당시 지식과 기술의 한계로 인해 수은을 불로장생의 약으로 알고 먹었다가 수은의 독성으로 일찍 사망하고 말았다. 오늘날 노화 연구는 이제 비록 시작단계이긴 하지만 동물실험에서 수명연장, 항노화抗老化, 역노화逆老化의 성과가 조금씩 나타나고 있다.

이러한 거대회사가 아니라도 수많은 과학자가 당뇨, 고혈압, 고지혈, 골감소증, 근감소증, 만성변비, 암 등을 극복하기 위한 연구를 오랫동안 이어오고 있다. 우리는 생활 속에서 나름대로 성인 질환을 예방하거나 극복하는 방법들을 실천하고 있다. 다만 이것이 얼마나 성공적인지 장담할 수 없음이 안타까울 뿐이다.

사람은 태어나고 성장하고 늙어서 죽는다. 하지만 그 과정에서 각종 질병에 걸리기도 하고 낫기도 하면서 살아간다. 문제는 소위 성인병이라고 하는 당뇨, 고혈압, 고지혈, 골감소증, 근감소증, 만성변비 등이 생기면 잘 낫지 않고 평생을 끌어안고 살아가는 게 문제다. 여기에 암까지 생기면 비용도 많이 들지만 정신적 고통과 육체적 고통은 이루 말할 수 없다.

혹자는 암을 조기에 발견하고 조기에 치료하려고 매년 암 검사를 한다. 과연 암을 조기에 발견하고 조기에 치료한다고 해서 완전한 건강을 되찾을 수가 있을까? 실제로 그런 분이 있기는 하지만 극소수이다. 무슨 뜻이냐 하면 아직 암 치료에 완벽한 방법은 없다. 다만 최선을 다하고 있을 뿐이다.

완전한 치료법이 없는데 완벽한 치료와 온전한 건강 회복을 꿈꾸는 것 자체가 비현실적이다. 실제로는 조기에 치료하려다가 조기에 사망하는 사람, 극도의 고통을 이겨내며 5~10년 생존하는 사람, 10년 이상 오래 생존하지만 잦은 재발검사와 전이검사로 인해 삶의 질이 뚝 떨어지는 사람 등 치료의 경과는 다양하다. 쉽게 말해서 암 치료 후엔 암 발생 이전의 쌩쌩하고 건강한 생활을 영위하는 분은 매우 드물다는 뜻이다. 그저 생명 연장으로 만족하는 정도이다. 그러기에 암은 잘 예방해야 하는데 정확한 방법을 모르는 사람이 많다.

암 예방을 잘하면 당뇨, 고혈압, 고지혈, 골감소증, 근감소증, 만성변비 등은 덤으로 예방할 수도 있다. 또는 이러한 증상이 나타나더라도 초기에 아주 쉽게 해결할 수가 있다. 반대로 당뇨, 고혈압, 고지혈, 골감소증, 근감소증, 만성변비 등을 예방하면 암 예방은 거저먹을 수도 있다. 만성 성인병 예방법이 다르고 암 예방법이 다른 것이 아니다. 기초건강을 다지고 예방 생활을 잘하면 어떤 질병이든지 예방할 수 있고 설혹 과로 등으로 질병이 나타나더라도 아주 쉽게 회복이 가능하다는 말이다.

나름대로 건강한 생활을 하는 사람이 있지만 문제는 먹고살기에 바빠서 관심 둘 틈도 없고 근본적인 해결 방법을 모르다 보니 평생 약으로 조절하겠다는 사람이 많다는 것이다. 당뇨, 고혈압, 고지혈, 골감소증, 근감소증, 만성변비, 암 등을 예방하기는 의외로 쉽다. 다만 예방법을 충분히 숙지하지 않거나 실천하지 않기 때문에 이러한 질병이 생긴다. 만약 이러한 만성질환이 나타나더라도 초기에는 예방법만 잘 실천하면 자동으로 해결되는 경우도 아주 많다. 그런데 그 예방법을 모르니 평생 질병을 조절하는 제품을 먹어야 하고 글자 그대로 조절만 하다가 질병으로 고생하게 된다. 당뇨, 고혈압, 고지혈, 골감소증, 근감소증, 만성변비 등이 심하거나 오래됐다면 단기간에 해결하기는 어렵다. 그러나 중요한 것은 예방법을 잘 실천하기만 하면 조금 늦더라도 증상이 개선된다는 점이다.

특히 중년을 넘어서면 자신도 모르게 슬그머니 찾아오는 골감소증과 근감소증이 치명적인 약점이 된다. 미리 예방하는 지혜와 실천력이 있으면 좋으련만 당장 불편을 느끼지 않다가 노년의 어느 날 골감소증으로 뼈에 금이 가거나 근감소증으로 여기저기 아프기 시작한다. 그제야 약으로 치료해보려고 동서남북을 뛰어다녀보지만 크게 신통치 않다. 그럴수록 기본으로 돌아가서 골밀도 감소와 근 감소에 대한 예방법이 더 빨리 치유를 돕는다는 사실을 깨닫고 실천한다면 오히려 다행스러운 일이 되리라 믿는다.

이 책에서는 당뇨, 고혈압, 고지혈, 골감소증, 근감소증, 만성변비 등 만성질환의 예방법은 물론이고 암을 두려워하는 사람과 암을 예방하고 싶은 사람을 위해 암 예방법도 다룬다. 이미 암에 걸린 적이 있어 전이나 재발을 예방하고 싶은 사람과 암 투병 중인 사람에게 도움이 되는 내용도 담았다. 일반인도 읽기 쉽게 집필한 이 책을 읽고 차근차근 실천한다면 만성질병과 암으로부터 부작용 없게 빠르게 회복할 수 있을 것이다.

암에 대한 두려움을 없애고 예방의 성과를 얻기 위해서는 암에 관해서도 좀 공부하고 알아야 한다. 먼저 인체의 구조, 특히 세포, 세포핵, 유전체, 유전자를 어느 정도 알면 더 도움이 될 것이다. 그뿐 아니라 인체를 알고 암을 알고 노력한다면 암 예방과 치유에도 크게 도움이 된다. 암이 예방된다면 만성질병, 성인병, 노화질환까지 예방하고 치유할 수 있다. 그렇게 되면 개개인의 건강이 더욱 나아질 것으로 확신한다. 즉 암, 성인병, 대사질환은 잘못된 노화의 길로 가고 있다는 증거이므로 '바른 생활'로 습관을 교정하면 건강한 노후도 유지할 수 있게 된다. 그러면 질병이 없거나 적은 상태로 노년을 보낼 수 있다.

암은 건강한 생활 습관으로 조기에 예방하는 것이 최선이다. 하지만 이미 암이 발견됐을 때는 최고의 방법을 모색해야 함이 마땅하다. 또 평소에 '내게 암이 생긴다면 어떻게 할 것인가?'라는 질문에 대한 답안을 구상해놓는 것도 지혜로운 방법이다. "암입니다."라고 통고받으면 하늘이 노래지거나, 마음이 덜컹 내려앉거나, 세상을 다 살았다는 느낌이 들 것이다. 하지만 그렇게 생각할 필요가 없다. 우리는 어차피 잘살아도 100~120세 사이에 죽는다. '조금 일찍 간들 무엇이 문제냐?'라는 담대한 생각을 평소에 해야 한다. 여기에 더해 예방에 관심을 두고 좋은 습관을 지니도록 노력하고 편안한 마음으로 즐겁게 살고 지혜로운 대처를 하는 것이 최고라고 생각한다.

당뇨, 고혈압, 고지혈, 골밀도 감소, 근 감소, 만성변비, 암 등의 예방법 실천은 이르면 이를수록 좋다. 빠른 예방이 질병으로 인한 고생을 막고 더 건강하고 씩씩한 노년을 보장한다. 오래 살든 적게 살든 아프지 않고 활기찬 삶을 살다가 떠난다면 모두 후회 없는 삶이 되리라 믿는다.

인류는 전염병을 극복해오면서 수명을 연장해왔다

고대 인류인 구석기에서 신석기 시대의 인류는 평균 연령이 30세 안팎 정도였다고 한다. 즉 10대 중반이나 후반에 결혼해 아이를 낳으면 그 자식이 성장해 혼인하는 걸 보고 죽는 게 최상의 복이었는지도 모른다. 아마도 먹고살기 위해서 맹수와 싸우고, 부족 간에 전투로 사망하고, 질병에 걸려서 수명이 짧았을 것이다. 그 후로 인류는 농경사회가 되고 국가를 세우고 매우 큰 집단생활을 했다. 하지만 힘든 생활은 그다지 나아지지 않았고 평균 연령은 10년 정도만 증가했다. 기록에 따르면 한반도의 삼국시대에서 조선시대까지만 해도 평균 연령은 40대 초반에서 중반 정도였다. 그러하니 60세를 넘기는 사람이 매우 드물었고 만 60세가 되면 온 가족이 '환갑잔치'를 열었고 동네 사람들의 축하를 받고 장수했다고 인정받았다.

그러다가 1900년을 넘기면서 동서양 민족들의 수명이 점점 늘어났고 인구 증가가 본격적으로 시작됐다. 2020년대에 들어서는 세계 인구가 70억 명을 넘어서 80억 명에 가까워지고 있으며 대한민국의 평균 연령 또한 남성은 82세이고 여성은 87세 정도라고 한다. 비약적인 발전이라고 할 수 있겠다. 이렇게 되기까지 인류는 유사

이래 수천 년간 그야말로 질병에 시달리고 질병과 싸워왔다. 질병을 극복하려고 했지만, 제대로 된 대처법을 찾지 못한 적도 많았다.

그러다가 1880년대에 독일 의사 로베르트 코흐에 의해서 전염병은 세균(박테리아)에 의해서 발병되고 전염된다는 사실이 밝혀졌다. 인류가 크나큰 전환점을 맞게 된 계기였다. 그는 1876년에 탄저균, 1882년에 결핵균, 1885년에 콜레라균을 발견했다. 로베르트 코흐는 3종의 병균을 발견하고 이 공로로 1905년 노벨상을 받는다. 사실 최초의 병균 발견자는 노르웨이 의사인 게르하르트 헨릭 아르마우어 한센Gerhard Henrik Armauer Hansen이었다. 1873년 한센균을 발표해 한센병의 원인임을 주장했으나 다른 사람들의 확인과 지지를 받지 못하다가 1909년에야 인정을 받았다. 인류는 전염병을 일으키는 병균의 존재를 인식함으로써 수천 년간 오리무중에 있던 전염병의 실체를 알게 됐다. 전염병을 극복할 방향을 잡게 된 계기였다. 즉 '개인위생'과 '공중위생'의 중요성을 깨닫게 된 것이다. 그 후로 항생제와 백신이 출현하면서 더 우수한 방향으로 전진하게 됐다.

1928년 영국의 생물학자 알렉산더 플레밍은 우연히 푸른곰팡이가 포도상구균을 제압하는 상태를 관찰하고 최초의 항생제 페니실린을 개발했다. 그러나 대량생산 기술이 나오지 않아서 주사나 알약으로 실용화되기까지는 1940년까지 기다려야 했다.

또 다른 전염병으로서 바이러스의 존재는 1900년 초에 연구되기 시작했다. 인류는 오늘날 잘 알려진 바이러스 전염병인 천연두, 홍역, 풍진, 소아마비, 광견병, B형 간염, 독감 등은 세균성 전염병 이상으로 큰 타격을 입혔다. 당시는 세균과 바이러스의 존재를 몰랐기에 수많은 희생자를 낼 수밖에 없었다.

바이러스의 존재가 알려지기 200여 년 전에 영국 의사 에드워드 제너는 소의 천연두인 우두Cowpox를 사용해 1796년 최초의 천연두 바이러스 백신인 '종두법'을 발명했고 프랑스 과학자 루이 파스퇴르는 제너가 종두법을 완성했던 때보다 약 90년 후인 1885년에 광견병 바이러스 백신을 만들어 인류에게 크게 이바지했다.

1892년 러시아의 드미트리 이바노프스키가 세균여과기를 사용해 여과기를 통과한 액체가 담배모자이크병에 걸리게 한다는 사실에 착안해 세균보다 더 작은 병원체가 있다는 사실을 최초로 발표했다. 담배모자이크병에 걸린 담뱃잎의 즙이 세균여과기를 통과했고 세균을 발견하지 못했는데도 병이 생겼기 때문에 세균 말고도 병을 일으키는 물질이 있다는 사실을 깨닫게 된 것이다(처음에는 여과기의 불량인 줄 알았다). 이는 '식물감염 바이러스'에 대한 최초의 관찰이었기 때문에 이바노프스키의 이름이 역사에 남게 됐다.

이렇듯 인류는 수천 년 동안 세균성 전염병과 바이러스성 전염병에 속수무책으로 당해오다가 1900년 이후 위생개념의 발전과 항생제와 백신의 발견으로 전염병을 상당 부분 극복하게 됐다. 그 후 인류의 수명과 인구가 폭발적으로 증가하게 된다. 여기서 우리는 또 하나 간과할 수 없는 사실에 직면한다. 우리의 건강에 위생, 항생제, 백신이 크나큰 역할을 한 것은 분명하지만 인간이 본연적으로 가지고 있는 '면역'의 역할이 대단히 중요하다는 사실이다.

인류에게 엄청난 타격을 입혔던 흑사병Pest을 포함해 수많은 팬데믹과 역병이 난무할 때도 사망률은 보통 10~20% 정도였고 심한 경우에도 30%를 넘는 경우는 매우 드물었다. 즉 대역병 시대에 특효약이 없어도 인구의 60~70%는 살아남았다. 이는 곧 모든 동식물에 '면역력'이 존재함을 의미한다. 우리도 면역력의 중요성을 익히 알고 있다고 본다.

실제로 젊거나 건강한 상태에선 세균성 질병이나 바이러스성 질병에 잘 걸리지 아니하며, 설혹 걸리더라도 가볍게 이겨내는 경우가 많다. 하지만 나이가 많아지거나 허약한 상태가 되면 전염병에 걸리는 확률도 높아진다. 이뿐만 아니라 전염병에 걸리면 치유도 잘되지 않는 경우를 허다하게 목격하게 된다.

특히나 노인성 폐렴이나 노인성 패혈증(세균이 혈액을 통해 각종 장기에 감염증을 일으키는 질병)의 경우엔 아무리 우수한 항생제를 쓰더라도 결국엔 임종하는 경우가 많다. 이것은 개인의 면역력과 밀접한 관계가 있다. 그러므로 전염병에는 위생과 항생제와 백신도 필요하지만 살아 있는 동안의 면역력 확보야말로 그 어떤 것보다 더 중요하다.

노화성 만성질병에 대한 완치는 아직도 어려운 실정이다

동서양의 인류는 1900년 이후로 전염병을 어느 정도는 극복하면서 수명을 성공적으로 연장했다. 그 결과 인구가 꾸준히 늘어나고 있다. 하지만 소위 말하는 '노화성 성인병'인 당뇨, 고혈압, 고지혈, 심혈관계질환, 근골격계질환, 암 등의 질병이 인류의 노후를 고통스럽게 만드는 중이다.

과거 수명이 짧았던 시기엔 노후 질병이 나타나기 전 사망하는 경우가 많아서 설혹 노화로 인한 '퇴행성 질환'을 앓더라도 오랫동안 고생하지 않고 사망하는 경우가 많았다. 하지만 지금의 수명은 거의 100세 가까이 늘어나서 50~60대부터 성인병을 앓게 되면 경제적 부담과 질병으로 인한 고통으로 고역을 치르는 경우가 허다하다. 여기서 문제는 '노화성 성인병'을 단방에 깔끔하게 해결할 묘수가 아직도 없다는 것이다.

항생제를 며칠간 투여해서 세균성 질병의 세균을 박멸하듯이 당뇨, 고혈압, 고지혈, 심혈관계질환, 근골격계질환, 암 등을 단기간에 해결할 묘수가 현재로는 존재하지 않는다는 것이 문제다. 그나마 조금 다행스러운 것은 '노화성 성인병'의 증세를 억눌러서 증세가 나타나지 않게 하거나 고통을 조절해주는 약들이 제약회사에서 쏟아져 나와 있기는 하다. 이 정도만 해도 얼마나 다행스러운 일인지 모른다. 만일에 노화성 성인병을 억누르는 조절제라도 없었다면 수명연장이야말로 노화성 성인병을 앓는 인류에게 정말로 큰 고통이었을 테니까 말이다. 하지만 노화성 성인병을 억누르는 이 약들은 고통만 덜어줄 뿐 완치와는 거리가 매우 멀다. 참으로 안타까운 현실이다.

약제의 설명문에는 '당뇨병치료제' '고혈압치료제' '고지혈치료제'라고 치료를 표방하면서도 최근에는 '혈당강하제' '혈압강하제'라는 표현하는 회사도 더러 나타나고 있다. 제약회사나 전문가들은 이 약들이 완치에는 아무 소용 없다는 현실을 누구보다 더 잘 알고 있다. 10~30년 이상 복용하면 합병증이 오거나 증세가 점점 심각해지기도 하며 복용량도 더 늘어난다. 심지어는 하나의 성인병만 갖고 있었는데, 다른 성인병이 복합적으로 더해져 서너 가지 이상의 성인병을 달고 사는 일도 많다. 그렇게 되면 복용하는 약만 20~30가지가 넘게 되기도 한다.

왜 이러한 현상이 나타날까? 수명연장으로 인해 인구가 폭발하고 잘 먹고 삶이 윤택해지면서 노화성 성인병에 대한 예방을 거의 하지 못했기 때문이라고 생각한다. "요즘 TV, 신문, 인터넷, 유튜브 등에서 건강에 관한 정보가 얼마나 넘쳐나고 있는데요?"라고 반문할지도 모른다. 그렇다. 건강정보가 넘쳐나고 있지만 근본 원인을 정확히 지적하는 정보는 흔치 않다. 그래서 정확한 예방법을 실천하지 못한다는 것이 문제다. 자신이 실천하고 있는 건강법에 최선을 다하기는 하지만 완전하지 않기 때문이기도 하다. 또 먹고살기 바쁘고 치열한 경쟁구도 속에서 매우 많이 먹고 불규칙한 생활로 건강을 해치는 경우도 허다한 것이 현실이다.

세상을 치열하게 산다는 것은 어쩌면 잘 먹고 잘살고 보람되고 의미 있는 삶을 추구하는 것이다. 그런데 결국엔 심장병이나 뇌출혈이나 암 등으로 모든 걸 잃게 된다면 참으로 허무한 일이다. 건강을 유지하거나 노후를 건강하게 보내려면 더 일찌감치 올바른 예방법을 알고 실천해야 한다. 큰 질병을 예방하거나 쉽게 이겨내는 방법이 있는데도 실천하지 못하는 사람이 많다. 우리의 삶이 너무나 치열한 경쟁이기 때문이다. 필자는 이러한 사람들이 눈앞의 업무나 사업에는 열심히 매달리면서 진짜 소중한 건강을 잃는 일이 없었으면 하는 마음에서 여러 가지 방법을 제시하고자 한다.

현대의 서구과학은 만능이 아닐뿐더러 한계가 많다

인류가 병균과 바이러스를 알기 전에는 터무니없는 이론을 믿었다. 국민은 터무니없는 이론에 기반한 정부나 지도층의 지시를 따를 수밖에 없었다. 그래서 중세에 흑사병이 유행할 때 "고양이가 병을 옮긴다."라고 주장하며 고양이를 때려잡는다든지 "유대인이 우물에 독약을 풀었다."라고 주장한다든지 "인간의 죄 때문이니 성당에 모여 기도하자."라고 한다든지 죄를 회개해야 하니 몸에 채찍질하는 고행을 하는 등등의 증명되지 않은 방법들이 동원됐다. 이에 따라 더 큰 피해가 속출하곤 했다.

오늘날 긴급조치가 필요한 급성질환은 현대과학의 발전에 기반한 '서구식 응급처치'로 신속하고 효과적으로 치료할 수 있다. 반면에 '만성 성인병'은 매우 과학적으로 연구되고 증명된 것처럼 보이지만 실제로는 근본적인 원인과 해결책에 접근하지 못하고 있다. 그 대신 표면적인 증세에만 매달리는 부분이 많아 안타깝고도 씁쓸한 면이 많다. 즉 지금까지 연구되고 알려진 '만성 성인병'에 대한 이론이 서구의 과학적 사고에 힘입어 크게 발전한 것은 분명하다. 하지만 서구의 해결책은 나무만 보고 숲을 보지 못하는 우를 범하고 있다. 반대로 우리의 조상들이 수천 년간 추구해온 동양의 학은 숲을 보면서도 나무는 보지 못하는 약점이 있었다. 그래서 오늘날 서구과학에 대폭 밀려나 주류에서 벗어난 학문으로 치부되고 있는 것도 사실이다. 현실적으로도 서구과학(현대과학)은 눈부신 발전을 이루어왔다. 그에 비해 동양과학은 옛 조상들의 방식에서 크게 전진하지 못함으로써 비주류로서 명맥만 유지해오고 있지 않나 하는 생각이 들기도 한다.

그렇지만 서구과학의 우수함 속에도 부족한 점이 분명히 있고 동양과학의 고루한 사고방식 속에서도 보석을 건질 수 있다. 굳이 한쪽만 고집하는 것이야말로 폭넓은 시각을 포기하는 처사라고 할 수 있다.

예를 들면 당뇨병에 관한 서구의 시각은 췌장의 인슐린 분비 문제에서 시작해 포도당의 흡수와 분배와 에너지 생산 등등의 문제를 세세하게 밝혔다. 그래서 이를 조절하는 약제들도 속속 개발됐다. 이는 어느 정도 혈당을 조절하고 당뇨병이 악화하는 것을 일시적으로 막았지만 수십 년간 약을 먹어도 완치되는 경우는 거의 없다. 때로는 발가락을 자르거나 실명하거나 각종 신경성 질환 등의 합병증으로 고생하거나 수명이 단축되는 경우도 많았다. 분명히 서구과학은 완벽하지 않다.

고혈압도 마찬가지다. 고혈압을 일으키는 온전한 원인을 파악하기 전에는 '본태성(유전성) 고혈압'이라고 진단하는 경우가 많았다. 실제로 고혈압의 근본적인 원인은 혈관 노화에 있다. 나이가 들면서 혈관 침착물로 인해 대동맥혈관과 말초혈관이 좁아지고 굳어짐으로써 혈액 공급이 부족해진다. 심장은 심장 본연의 임무를 수행하기 위해 충분한 양의 피를 더 힘차게 보내려고 한다. 이러한 과정에서 생기는 활동이 고혈압의 원인이라고 볼 수 있다. 그러나 지금까지는 가장 근본적인 문제인 좁아진 혈관 침착물을 제거하는 약제가 없었다. 심장의 박동을 약하게 해서 혈액의 박출량을 줄이거나 혈관을 잠시 넓혀주는 약제로 혈압을 내렸다. 아니면 이뇨제로 혈액 속의 수분을 소변으로 내보냄으로써 혈압이 내려가는 일시적인 효과에 만족했다.

혈압이 수치상으로만 내려가는 데 만족했고 마치 고혈압이 해결되는 듯한 착시현상을 만들어주는 제품이 일반적이었다. 즉 근본 문제인 혈관의 좁아짐, 막힘, 굳어짐은 아직 전혀 해결하지 못하고 있다는 뜻이다. 심혈관 막힘의 경우 심장 스텐트 등으로 수명을 연장하는 정도이고 뇌와 심장의 모세혈관 등에서 막힘은 항혈전제로 응급대처하는 정도에 그치고 있다.

그렇다고 해서 현대과학을 깎아내리려는 의도는 추호도 없다. 발전 과정에 있을 뿐이지 완성된 과학이 아님을 말하고자 하는 것이다. 비록 소수의 사례일지언정 동양과학에서 마땅한 해결책을 발견한다면 도입하는 아량과 지혜가 필요하다고 생각해본다. 즉 혈관막힘에 효과적인 화학 의약품이 개발돼 있지 않은 상태에서 생약 의약품은 매우 다양하게 존재한다. 혈전을 녹이는 약초들이 많아서 노화성 성인병이 오기 전부터 사용하면 매우 우수한 예방책이 될 수 있다. 노화성 성인병이 이미 어느 정도 진행된 상태에서 개선 효과가 있는지 또한 눈여겨보고 연구할 가치가 충분히 있다.

지구를 포함해 우주는 모두 화학 원소로 구성돼 있다는 사실도 중요한 참고 사항이다. 모든 동식물은 자연의 화학물질을 이용해 영양소도 만들어내고 생명도 유지한다. 식물은 흙, 물, 공기라는 화학물질에 햇빛이라는 에너지를 더해 유익한 생물 화학물질을 만든다. 동물들은 식물이나 다른 동물이 만든 생물 화학물질을 먹음으로써 생명을 유지하고 자손을 번식한다. 인류는 인공화학물질을 만들어서 여기에 생활의 편리를 더했다. 하지만 '호사다마好事多魔'라는 말이 있듯이 아무리 인류가 편리를 위해서 만든 것도 지나치게 되면 위해를 일으킬 수 있다. 기후 온난화를 겪고 있는 우리는 이미 경험으로 알고 있다.

화학물질의 종류

구분	세분	구성 사례	독성문제
천연 화학물질	자연 속 천연 화학물질	철, 구리, 아연, 칼슘 등	수은, 납, 비소, 방사능물질 등
생물 화학물질	동식물 생성 화학물질	동식물에서 음식 가능	고사리, 독버섯, 뱀독, 복어 독
인공 화학물질	생활 화학물질	플라스틱, 비닐 등	세제, 살충제, 농약, 첨가제 등
	공업 화학물질	황산, 염산 등 공업용	청산가리, 겨자가스(독가스) 등
	의약 화학물질	치료용 화학 의약품	꼭 필요한 질병에만 사용해야

화학 의약품의 한계를 통합적 사고와 면역력 증진으로 보완한다

인류가 만든 최초의 화학 합성의약품은 독일 바이엘사에서 1897년 합성하고 1899년 특허를 낸 아스피린이다(1886년경 진통제로 합성된 아세트아닐라이드와 페나세틴은 간 손상과 신장 손상 등의 부작용이 많아서 폐기됐다). 그리고 1900년 이후의 서구과학은 '화학적 합성의약품' 연구에 모든 열정을 기울였고 수많은 화학 의약품을 합성하는 데 주도적 역할을 하면서 오늘에 이르게 됐다.

인류에게 화학적 합성의약품이 이바지한 공로는 매우 크다. 하지만 여기에도 명암은 분명히 있다. 항생제의 발견으로 인해 참으로 수많은 생명이 살 수 있었다. 특히나 수술 후 세균감염으로 50% 이상이 사망했던 과거에 비하면 획기적인 발전을 이루었다.

그리고 항생제 외에도 다양한 해열진통제와 소염진통제가 인류의 고통을 감소시키는 데 크게 이바지한 것이 사실이다. 그렇다고 해서 현시점에서 완전한 해결책이 나온 건 절대 아니다. 특히 노화성 성인병이나 만성질병의 경우 근본치료법을 발견하지 못하고 증세를 억누르거나 조절하는 응급조치에 만족하는 경우가 매우 많다. 대부분의 화학 의약품은 신속한 응급조치에는 매우 우수하다. 그래서 근본치료가 안 되지만 장기적으로 사용할 수밖에 없는 경우가 허다하다.

현대과학의 우수한 점은 당연히 잘 활용하되 완벽하지 못하거나 부족한 부분은 동서양의 과학을 아우르는 더욱 합리적인 사고로 보완해야 한다. 그렇게 할 때 비로소 우수한 건강법을 도출해낼 수 있다. 즉 근본 치유를 위한 생활요법이나 사전예방법의 실천이 응급처치 약을 평생 먹는 것보다 훨씬 유익하다.

질병의 종류

	질병 종류	예방책	치유제	비고
전염병	세균성 질병	위생 +백신 +면역	항생제 +면역	1900년 이전 원인을 몰라 가혹한 대가를 치렀다. (영양요법 도움)
	바이러스성 질병	위생 +백신 +면역	항바이러스제 +면역	
노화질병 (성인병)	당뇨·고혈압· 골밀도 감소· 근 감소· 고지혈·암 등	생활 습관 (음식과 운동)	응급처치 약 +바른 생활요법 (근본 원인 해결책)	1900년 이후 근본 해결책을 몰라 대가를 치르고 있다. (과잉영양 원인)

위의 표에서처럼 전염성 질환은 1900년 이후로 상당히 많이 극복됐으나 세균(박테리아)들도 항생제에 내성을 갖는 돌연변이가 계속 출현했다. 이에 따라 '면역'의 중요성이 더 두드러졌다. 한편 노화성 성인병은 아직도 연구 중인 단계에 있으며 비유하자면 계절

상 봄이라고 할 수 있다. 완치된다기보다는 증세를 경감시키면서 악화를 지연해주는 약제가 있는 정도다. 그러기에 '바른 생활'요법을 통한 예방이 중요하다. 웬만한 초기증세는 거의 다 바른 생활요법과 근본 원인 해결책을 겸하면 대부분 해결이 가능하다는 사실을 알고 실천하기만 하면 노후의 고생은 훨씬 감소한다.

그런데 많은 사람이 바른 생활요법을 실천하려 하지 않거나 대충해서 소기의 성과를 얻지 못한다. 흔히 하는 말 중에 "건강을 잃으면 모든 것을 잃는 것이다."라는 말이 있듯이 기왕 실천하고자 한다면 최대한 정확한 방법으로 단호하게 밀고 나갈 것을 추천하는 바이다. 건강에 관한 올바르고 정확한 상식은 매우 중요하다. 그리고 오늘날 가장 큰 문제인 먹거리가 넘쳐나는 문제를 정확하게 인식해야 한다. 우리 조상들은 먹거리가 부족했던 반면에 일은 너무 힘들게 해서 질병과 짧은 수명을 감내해야 했다. 지금은 유사 이래 너무 풍족한 먹거리를 주체하지 못해 노화성 성인병이 늘어나고 있다는 사실을 직시하고 각성할 필요가 있다. 이 책 또한 진정한 건강과 질병 예방과 초기 치유를 위해서 먹고 마시는 것이 중요하다는 사실을 뚜렷이 강조하고 있다.

최선이라고 믿고 실천했던 건강법에도 오류가 있다

이뿐만 아니라 노화성 성인병을 예방하거나 올바른 대책을 실천에 옮겨 초기에 바로잡으려면 이 질병들에 대해 새로운 관점으로 접근하고 근본 원인을 정확히 잘 이해해야 한다. 하지만 지금까지 우리가 최선이라고 믿으며 실천하고 있던 방법들에 오류가 있다면 얼마나 황당할까? 예를 들면 "싱겁게 먹어라.", "물을 많이 마셔라.", "우유는 영양이 풍부하다." 등의 건강법이 언론을 통해 우리의 생활에 침투해왔다.

그러나 필자는 "그게 상식적으로 맞는 건가?"라는 의문을 자주 품곤 했다. 과학적인 상식으로 인체의 혈액은 0.9%의 소금$_{NaCl}$ 비율을 유지해야 한다고 배웠다. 또 나트륨$_{Na}$은 전해질 역할을 해서 매우 중요하고 염소$_{Cl}$는 위산을 만드는 데 꼭 필요한 영양소라고 배웠다. 그런데 계속 싱겁게 먹다가 혈액의 소금 성분이 0.6%까지 떨어지면 어찌 되겠는가? 거기에 더해 물까지 많이 먹어서 0.5% 이하까지 소금 성분이 떨어지게 되면 건강에 큰 위협이 될 것이다. 물론 너무 짜게 먹어서 소금 성분이 지나치게 되는 일은 막아야 한다. 하지만 밑도 끝도 없이 싱겁게 먹고 물까지 많이 마시는 것은 권장할 만하다고 할 수 없다. 혈액의 소금 비율이 낮아져서 세균에 대한 방어력이 떨어지면 자칫 폐렴이나 패혈증을 불러올 수 있다. 이는 더 큰 일이 아닐 수가 없다.

"물을 많이 마셔라."라는 권유 또한 의심해봐야 한다. 물을 많이 마시라는 건 수분이 부족한 사람에겐 당연히 유효하다. 하지만 물을 마신 후에 위가 차가워져 아프거나 설사하는 사람에게는 위험할 수 있다. 이러한 위험에 대해서는 일언반구의 주의사항이 없다. 심지어 비만하거나 몸이 잘 붓거나 하는 이유 등으로 물을 잘 마시지 못하는 데도 억지로 마셔야 한다는 강박관념에 시달리는 것을 보면 애처롭기까지 하다. 자연의 야생동물들은 갈증이 날 때만 물을 마신다. 지구상 어디에도 마시고 싶지 않은데 물을 억지로 챙겨서 마시는 동물은 없다.

우유 역시 마찬가지다. 모든 포유류는 젖떼기까지만 젖을 먹어도 아무런 문제가 없다. 인류만 성인이 돼서도 소나 양의 젖을 주야장천 먹는데 과연 좋은 것일까? 필자는 이러한 비판적인 의문을 늘 품는 편이다. 젖이 출생 후 젖떼기까지의 성장과 발육을 위해 설계된 풍부한 영양소인 것은 맞다. 그러나 그것이 돌 지난 아이에게도 맞는다는 보장은 없다. 성인의 경우는 오히려 송아지나 유아에게 적합한 성장인자 성분이 종양을 더 키우는 결과를 낳는다는 주장도 있다.

지구상의 어떤 포유류 동물도 젖을 떼고서 다시 젖을 찾지 않는다. 인류만이 예외다. 꼭 유제품이 아니더라도 인류에게 필요하고 좋은 영양소는 얼마든지 있다. 그럼에도 역효과를 부르는 영양소가 과도하게 들어 있는 우유를 굳이 먹어야 하는가는 늘 의문의 대상이었다.

노화성 성인병은 에너지 관리가 제일 중요하다

흔히들 나이가 들면 노화성 성인병이 어쩔 수 없이 생긴다고 생각해 자포자기하는 경우가 많다. 오래 쓴 자동차가 중고차가 되듯이 사람도 노인이 돼가면서 각종 장기나 세포 등이 퇴행하는 것은 사실이다. 하지만 자동차도 자주 정비하고 깔끔하게 사용하면 고장도 덜 나며 훨씬 오래 사용할 수 있다. 누구나 이 사실을 잘 알지만 정비 방법도 알아야 하고 부지런해야 가능한 일이다. 거기다가 응급처치만 열심히 하는 건 별로 바람직하지 않다. 응급처치 약을 오래 쓰면 또 다른 부작용이나 추가 질병이 오지만 그걸 눈치채는 사람들은 극히 드물다. '늙어서 그런 거겠지.'라고 생각하거나 '죽을 때가 돼서 그런 거겠지.'라고 생각하는 경우가 다반사이다.

어차피 누구나 죽음을 피할 수는 없지만 자기 몸을 깔끔하게 정비해 잘 쓰다가 생을 마치려면 '바른 생활' 요법을 정확히 알아야 한다. 특히 에너지 관리 방법을 잘 알면 정비 기술이 뛰어날 것이라고 본다.

1. 대부분의 노화성 질병은 에너지 관리 부족과 관련이 있다.

2. 대부분의 면역 부족 현상도 에너지 관리 부족과 관련이 있다.
3. 대부분의 노화성 질병은 에너지 개선법을 알면 호전된다.

그렇다. 노화의 가속화는 에너지 생성 공장이 제 기능을 하지 못했기 때문에 일어나는 일이다. 근육 감소가 세포와 미토콘드리아 감소로 연결돼 에너지 생산이 부족해져 힘을 못 쓰게 되는 게 일반적이다. 에너지가 극단적으로 생산되지 않으면 겉으로는 멀쩡해 보여도 보행 보조기를 밀고 다니게 된다. 결국엔 요양병원 침대에서 화장실도 못 가게 되는 사태가 벌어진다. 그러므로 나이가 들수록 에너지 생성 요령과 관리 요령을 익혀야 한다. 죽는 날까지 두 다리로 움직일 수 있다면 더 이상 다행한 일은 없을 것이다.

우리가 기존에 알고 있는 고정관념이 항상 옳다는 전제는 틀릴 수 있다. 건강법은 시대가 바뀌고 과학이나 학술의 발전에 따라 변할 수도 있다. 때론 잘못된 상식이 언론이라는 거대한 공룡에 의해 주입되기도 한다. 우리가 알고 있는 상식이 올바른지 그렇지 않은지를 스스로 깨치는 때도 있지만 모든 사람이 그러하기는 매우 어렵다. 그래서 늘 새로운 지식을 연마하고 올바른 정보를 얻기 위해 노력해야 한다. 그러면 그나마 건전하고 신선한 정보를 토대로 건강을 유지할 수 있다.

필자는 이러한 관점에서 당뇨, 고혈압, 고지혈, 골감소증, 근감소증, 만성변비, 암 등에 대한 더 근본적인 원인과 해결책을 제시해 보려고 한다. 이 책을 읽는 사람들도 고정관념에 매몰돼 있기보다는 더 합리적인 정보를 통해 도움을 얻기를 간절히 바랄 것이다. 이 책을 읽어서 실익을 거두었으면 좋겠다.

2025년 6월
박완수

목차

프롤로그 전염병과 만성질병의 역사를 통해 근본 해결책을 모색하다 • 4

1장 당뇨병의 근본 원인을 알아보자 • 29

1. 당뇨병의 종류와 근본 원인을 파악한다   33
   제1형 당뇨병은 원인 모를 세포 고장으로 인해서 발생한다 • 33 | 제2형 당뇨병은 당독소로 인한 인슐린 저항성이 원인이다 • 37

2. 당뇨병의 원인, 췌장과 인슐린을 알아야 한다   44
   췌장의 랑게르한스섬을 발견하다 • 44 | 대장균을 통해 인간 인슐린을 만들어내다 • 46

3. 당뇨병에는 어떤 해결책이 필요한가   48
   혈당조절약의 종류는 다양하지만 근본해결책과는 거리가 멀다 • 48 | 당뇨병은 네 가지 상황으로 나누어 대처해야 한다 • 49 | 당뇨병과 우리 몸 건강을 위해 네 가지만 명심하자 • 56

2장 고혈압의 근본 원인도 모른 채 평생 약 먹는다 • 59

1. 고혈압의 일반적인 현상과 근본 원인을 파악한다   63
   혈압은 기상하자마자 재고 일주일 평균치를 내면 정확하다 • 64 | 심

뇌혈관질환 때문에 문제가 생긴다면 생활요법이 필요하다 • 65 | 고
　　혈압의 근본적인 문제는 혈압 이전에 혈관침착물이다 • 66

2. 혈압약은 응급처치로서만 훌륭하다　　　　　　　　　　　　69
　　혈압을 조절해주는 약은 근본적인 해결책이 아니다 • 69 | 혈압약의
　　원리와 종류는 다양하다 • 70

3. 고혈압에는 어떤 방법과 해결책이 필요한가　　　　　　　　72
　　고혈압도 네 가지 상황으로 나누어 대처해야 한다 • 72 | 고혈압 예
　　방법 • 74 | 고혈압증 해결법 • 77 | 조상들의 지혜에서 파이토케미
　　컬에 대한 실마리를 찾다 • 84

3장 고지혈증은 부작용 없이 해결함이 좋다 • 87

1. 콜레스테롤이란 무엇이며 무슨 작용을 하는가　　　　　　　91
　　콜레스테롤은 인체에 꼭 필요한 지질이다 • 91 | 콜레스테롤이 인체
　　에 해로운 물질이기만 한 건 아니다 • 92

2. 고지혈증을 낮추는 스타틴은 부작용을 일으킬 수 있다　　　94
　　스타틴의 부작용을 인지하지 못하고 계속 먹는 게 문제다 • 94 | 스
　　타틴은 횡문근융해증이라는 부작용을 일으킬 수 있다 • 95

3. 고지혈증에는 어떤 방법과 해결책이 필요한가　　　　　　　99
　　고지혈증 수치 체크가 해결의 실마리다 • 99 | 고지혈증이 있다면 무
　　엇을 먹어야 하는가 • 103 | 고지혈증에 좋은 식품 • 104

4장 골감소증은 슬그머니 찾아와서 더 무섭다 • 107

1. 골감소증과 골다공증은 무엇이며 어떻게 시작되는가   111
   골감소증이 심해지면 골다공증이 된다 • 111 | 골감소증은 에너지 부족으로 인해 발생한다 • 112

2. 뼈의 구조와 조골 원리를 이해해서 골감소증을 예방한다   114
   칼슘, 수산화인회석, 섬유질 등이 중요하다 • 114 | 조골세포는 뼈를 만들어주고 파골세포는 뼈를 녹인다 • 116

3. 골감소증 치료제의 부작용과 해결책은 무엇인가   119
   골감소증 치료제의 부작용을 주의하고 명심하자 • 119 | 골파괴억제제 외에 뼈를 단단하게 만드는 방법이 있다 • 120 | 나이가 들어 이빨을 뽑는 것도 골밀도 감소 때문이다 • 122

5장 근감소증과 근골격계 문제를 해결해 활력을 되찾자 • 125

1. 근감소증이 나도 모르게 슬그머니 시작되다   129
   근감소증을 유발하는 안 좋은 습관을 규명하다 • 129 | 근감소증은 다양한 고통을 안기고 몸을 초토화시킨다 • 130 | 근감소증이 찾아와도 바로 인지하기가 쉽지 않다 • 131

2. 근육구조의 특징을 알면 근감소증의 해결책을 찾을 수 있다   132
   신체 근육은 골격근, 평활근, 심근으로 나뉜다 • 132 | 세포핵이 여러 개 들어 있는 근육은 어떻게 만들어질까 • 134

3. 근감소증의 해결에는 어떤 운동과 어떤 영양소가 필요한가 137
   섬유질 보충이 디스크와 척추관협착증 해결에도 도움이 된다 • 139 | 단백질과 섬유질을 보충해 근감소증을 예방한다 • 141 | 올바른 근육운동을 통해 근육증가에 도움을 준다 • 144

6장 만성변비는 나이가 들수록 심해진다 • 147

1. 만성변비를 분류하고 증상을 개선하는 약물을 알아보다 149
   만성변비를 다양한 기준으로 분류하다 • 149 | 만성변비를 개선하는 약물은 매우 다양하다 • 151
2. 만성변비의 해결책을 12가지로 제시한다 154
   만성변비의 원인별로 적절한 해결책을 제시한다 • 155

7장 질병을 물리치는 건강한 다이어트를 하자 • 163

1. 적절한 체중의 기준을 알아보다 165
   체질량지수만으로는 건강 문제를 판단할 수 없다 • 165 | 마른 비만을 피하려면 지방을 줄이고 근육을 키우자 • 168
2. 살이 찌는 체질과 살이 찌지 않는 체질이 있다 170
   사람의 체질에는 목, 화, 토, 금, 수가 있다 • 170 | 비만체질인 목체질과 화체질의 특징을 알아야 한다 • 174
3. 먹는 음식을 에너지로 소비해야 한다 176
   세포로 들어가지 못한 포도당이 살을 찌운다 • 176 | 운동이나 한 끼

식사가 체중 감량에 큰 도움이 된다 • 178

4. 비만 치료와 노화 문제의 해결은 따로 떼어놓을 수 없다　180
　　비만은 활동이 활발한 젊은 나이에 해결할수록 좋다 • 180 | 소식과 디톡스를 추천한다 • 181

8장 암은 걸리기 전에 예방하는 것이 최고다 • 185

1. 암이란 도대체 무엇인가　189
　　서구권에서 암을 일컫는 말은 모두 게를 연상시킨다 • 189 | 암을 맞이하는 올바른 자세는 대범해지는 것이다 • 190 | 암은 세포가 삐져 돌연변이를 일으킨 상태다 • 191

2. 암은 도대체 왜 생기는가　195
　　암 유발인자 1순위는 엑스선과 방사선이다 • 195 | 암 유발인자 2순위는 화학물질이다 • 199 | 암 유발인자 3순위는 발암 유전자다 • 200 | 암 유발인자 4순위는 스트레스다 • 201 | 암 유발인자 5순위는 음식이다 • 204 | 암 유발인자 6순위는 기타 발암물질이나 발암 환경이다 • 206 | 암 유발인자 7순위는 바이러스다 • 211 | 발암의 근본적인 원인은 잘못된 생활 습관이다 • 215

3. 암이 오기만을 기다리지 말자　218
　　암 또한 예방법을 알고 실천하는 게 중요하다 • 218 | 암 또는 질병이 발생하는 데는 준비 단계가 반드시 있다 • 220

4. 암은 그렇게 두려워할 질병이 아니다　222
　　암을 두려워하지 말고 침착하게 대응하자 • 222 | 암 치료에는 밝은 면과 어두운 면이 동시에 있다 • 224 | 항암화학요법제는 계속해서 발전하고 개발 중에 있다 • 228 | 중입자 가속기 암 치료법도 만능은 아니다 • 230 | 표준 3대 요법과 예방법을 함께 실천하는 게 좋다 • 232 | 웰빙보다는 웰다잉이 중요한 시대가 왔다 • 233 | 죽음을 미

리 준비하고 담담하게 받아들이다 • 234

9장 암을 치유하려면 인체 구조를 알아야 한다
  • 237

1. 인체의 면역체계는 암을 제어한다   241
   세포자살과 자가포식이 몸을 건강하게 한다 • 241 | 암세포는 인체의 기본장치에 문제가 생길 때 생긴다 • 244 | 자기관리만 잘해준다면 암은 말끔히 나을 수 있다 • 245 | p53 단백질은 고장 난 세포를 제거하는 역할을 맡는다 • 247

2. 암이 생기는 과정을 알아야 한다   248
   발암 유전자도 평소엔 착한 유전자이다 • 249 | 발암 유전자의 종류는 다양하다 • 250 | 암을 억제하는 유전자가 암을 일으킨다 • 251 | 발암 유전자 발현과 돌연변이는 잘못된 환경과 생활로 생긴다 • 256 | 담배, 알코올, 인스턴트식품, 커피도 암을 유발하는 인자다 • 259 | 후성유전학의 발전이 중시되고 있다 • 263 | 최신 후성유전학적 발암 이론과 치료법은 무엇인가 • 267

3. 암을 이겨내는 여러 방법을 알아보자   269
   인체의 주요 구성성분은 식물과 비슷한 네 가지다 • 269 | 파이토케미컬에는 항암 작용이 있다 • 272 | 파이토케미컬에는 다양한 종류와 효과가 있다 • 273

10장 암 재발 예방과 전이 예방은 계속된다 • 285

1. 암 예방법이 곧 암을 치유하는 길이다　　　　　　　　　　287
　　암세포 제거보다 먼저 근본적인 원인을 찾아야 한다 • 287 | 침착한 마음과 안정된 상태로 '바른 생활'을 실천하자 • 289

2. 음식의 중요성은 아무리 강조해도 지나치지 않다　　　　　291
　　탄수화물 과잉은 암에도 좋지 않다 • 292 | 단백질도 너무 많이 먹으면 몸에서 독소를 만든다 • 295 | 지방은 고급 지방을 적당히 먹는 것을 추천한다 • 297 | 채소는 종류가 다양하고 영양소도 최고다 • 299 | 자제해야 할 먹거리를 먼저 알아야 한다 • 300

3. 운동은 각자의 상황과 사정에 맞게 해야 한다　　　　　　305
　　운동 부족을 겪는다면 의도적인 노력을 기울여야 한다 • 305 | 체력이 약한 사람들에게는 이런 운동을 추천한다 • 307

4. 적당한 절제는 여러모로 건강에 좋다　　　　　　　　　　311
　　생활 습관을 고쳐야 하고 잠자는 습관이 중요하다 • 311 | 때때로 단식을 해주는 것이 큰 도움이 된다 • 313

5. 암과 마음, 감정, 신경은 서로 연관돼 있다　　　　　　　　322
　　기계처럼 작동하는 인체의 신경전달물질에 주목한다 • 322 | 자기최면을 실천해서 몸과 마음의 건강을 챙기자 • 325

에필로그　초등학교 교과서『바른 생활』대로 실천하면 된다 • 328
참고문헌 • 342

1장

당뇨병의 근본 원인을 알아보자

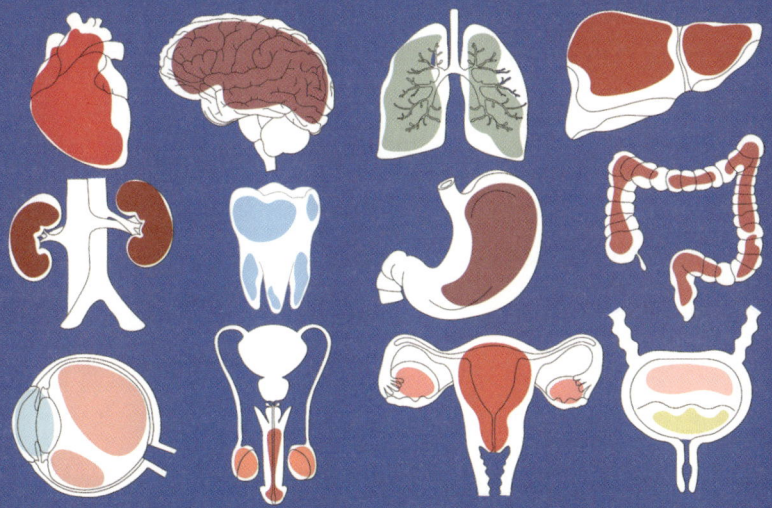

당뇨병의 근본 원인이 무엇인지, 무엇을 가려 먹어야 하는지, 일과 운동은 얼마나 해야 하는지 알지도 못하고 실천하지 않고서 혈당을 조절해주는 약만 수십 년 먹은들 그 결과는 참담하기만 하다. 당장 눈앞에 합병증이 나타나지 않았다고 방심하다가 20~30년 이상 관리를 소홀히 하다가는 이미 돌이키기 어려운 상태에 빠져들고 만다.

당뇨병의 개요

당뇨병을 논하기 이전에 인체의 에너지 생성 과정을 정확히 알아야 한다. 그렇지 않으면 당뇨의 예방과 치유는 옆길로 샐 가능성이 농후하다.

자동차 엔진의 연료가 휘발유와 산소라면 인체의 에너지 원료는 포도당과 산소이다. 탄수화물은 녹말(전분), 설탕(자당), 포도당, 엿당(맥아당), 젖당(유당) 등을 모두 이르지만 일반적으로 녹말을 가장 많이 지칭한다고 보아도 무방하다.

녹말은 곡류인 쌀, 보리, 밀, 율무, 옥수수, 귀리, 기장, 수수, 조 등과 과류인 도토리, 밤, 호박 등과 뿌리 녹말인 감자, 고구마, 마 등에 들어 있는 포도당 분자 수만 개가 결합해서 생성된다. 녹말은 모두 소장에서 포도당으로 쪼개진 다음에 흡수되고 혈액 속으로 이동한다. 그 결과 혈당이 올라간다.

혈액 속의 혈당(포도당)은 신체의 모든 세포에 분배된다. 각각의 세포 속에는 에너지 공장에 해당하는 미토콘드리아가 수백 개 내지는 수천 개까지 존재한다. 이 미토콘드리아는 포도당과 산소를 받아서 '아데노신삼인산ATP'이라는 에너지 재료를 만들어낸다. 아데노신삼인산은 언제든지 에너지로 전환돼 힘과 열을 만들어낼 수가 있어서 '에너지 화폐'라는 별명이 붙여졌다.

포도당을 세포 속으로 밀어 넣어주려면 인슐린이라는 호르몬이 필요하다. 인슐린은 췌장의 베타셀Beta cell이라는 세포에서 만든다. 베타셀은 췌장의 '랑게르한스섬'이라는 섬 모양의 세포모임 속에 있다. 즉 인슐린이 포도당을 세포 속으로 잘 넣어주고 미토콘드리아가 아데노신삼인산이라는 에너지 재료를 만드는 과정이 제대로 잘되면 당뇨병은 절대로 생기지 않는다.

당뇨병이 생기는 첫 번째 이유는 인슐린 호르몬이 부족하기 때문이다. 췌장이 제 기능을 못해 인슐린이 부족하면 포도당을 세포로 밀어 넣지 못하고 포도당이 소변으로 빠져나간다. 이것이 제1형 당뇨병이다. 두 번째는 인슐린은 제대로 나오는데 작동을 제대로 못할 수 있다. 이렇게 인슐린의 역할에 문제가 생겨 혈당이 지방으로 저축되는 경우를 제2형 당뇨병이라고 한다.

제1형 당뇨병은 췌장이 고장 나서 생기기 때문에 증세도 심하고 치유도 어렵다. 그에 비해 환자 수는 적다. 제2형 당뇨병은 과식, 비만, 운동 부족 등에서 오는 경우가 많으므로 환자 자신이 먼저 자각하고 노력하면 초기엔 대부분 치유가 잘 된다. 다만 방심하고 시간이 오래돼서 증상이 악화하면 치유가 어려워진다. 오늘날은 제2형 당뇨병이 환자 대부분을 차지한다.

제2형 당뇨병은 환자 자신이 올바른 생활요법을 실천하고 조기에 완치를 목표로 해서 노력하면 의외로 쉽게 치유된다. 그럼에도 '당뇨는 못 고쳐. 평생 약으로 조절하면서 살 거야.'라고 자포자기한다면 20~30년이 넘어가는 시점에서 완전히 만성 당뇨병이 돼 버린다. 제2형 당뇨병은 먹은 만큼 에너지를 소모하든지, 일하고 운동하는 만큼만 먹든지 하면 간단하게 예방할 수 있다. 하지만 이미 제2형 당뇨병이 생긴 상황이라면 더 많은 절차가 필요하고 좀 더 신경을 써야 한다.

식사량과 체중조절, 운동량 증가, 인슐린 저항성의 조절, 당독소(음식 노폐물) 제거 등의 노력을 기울이면 만성화되기 전에 의외로 쉽게 치유할 수 있다.

1
당뇨병의 종류와 근본 원인을 파악한다

제1형 당뇨병은 원인 모를 세포 고장으로 인해서 발생한다

당뇨는 동서고금을 통틀어서 가장 오래된 병일 것이다. 역사적 기록이 생기기 이전부터 있었던 질병이다. 우리나라의 고의서인 『의방유취』나 『동의보감』 등에도 소갈消渴병이라 해 당뇨병이 등장한다. 소갈병을 '물을 한 되 마시면 소변을 한 되나 누고 먹어도 먹어도 배가 고프고 말라 들어가는 병'이라고 정의한다. 오늘날로 치면 제1형 당뇨병에 해당한다(제2형 당뇨병은 오늘날 선진국 당뇨병의 90% 이상을 차지한다. 제1형 당뇨병의 원인과 증세와는 매우 다르므로 그 차이점을 분명히 구분해야 한다).

제1형 당뇨병에서 살이 빠지는 이유는 다음과 같다. 섭취한 탄수화물은 장에서 포도당으로 분해돼 혈액으로 이동한다. 혈액 속의 포도당은 인슐린 호르몬의 작용으로 세포 안으로 밀어 넣어진다. 만일 인슐린 호르몬이 부족하면 혈액 속의 포도당을 세포 속으로 밀어 넣어주지 못한다. 포도당이 소변으로 빠져나가서 소변이 달며 먹어도 먹어도 살이 빠지게 된다.

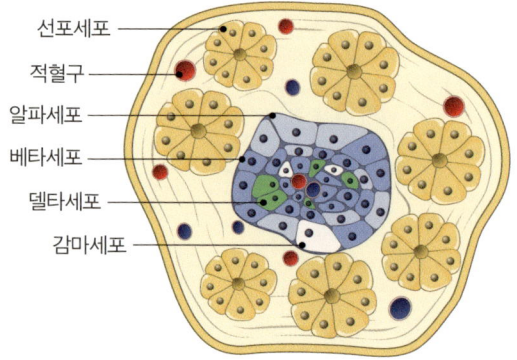

췌장의 랑게르한스섬 안에는 알파세포, 베타세포, 감마세포, 델타세포 등이 있다.

췌장의 세포 중에 랑게르한스섬Langerhans islets이라는 세포 모임이 있다. 여기엔 알파세포, 베타세포, 감마세포가 있으며 그중의 베타세포에서 인슐린이라는 단백질로 된 호르몬을 만든다. 인슐린 호르몬은 혈관 속의 포도당을 세포 속으로 밀어 넣어주는 호르몬이다. 세포로 들어간 포도당은 세포 속의 미토콘드리아라는 아주 작은 기관으로 들어가서 소위 에너지 재료인 '아데노신삼인산ATP'이라는 것을 만들어준다. 모든 생물은 에너지가 있어야 먹고 소화하고 번식하는 활동들을 영위할 수가 있다. 사람은 거기에 더해 생각하고 말하고 일하고 운동하고 경제 활동을 하고 문화 활동을 하면서 건강을 유지해야 한다. 이 모든 것의 바탕이 바로 에너지 생산이기 때문에 생명 활동의 본질이라고도 말할 수 있다.

제1형 당뇨병은 바로 이 인슐린 호르몬의 생산이 부족해서 생기는 병이다. 특정 원인으로 인해 췌장의 랑게르한스섬 중에 베타세포가 고장 나면 인슐린 호르몬을 제대로 만들지 못하게 된다. 제1형 당뇨병은 역사적으로 오래됐고 완치도 몹시 어렵다. 그래서 고대에는 동서양을 막론하고 제1형 당뇨병으로 인한 합병증으로 많은 사

세포 속 미토콘드리아

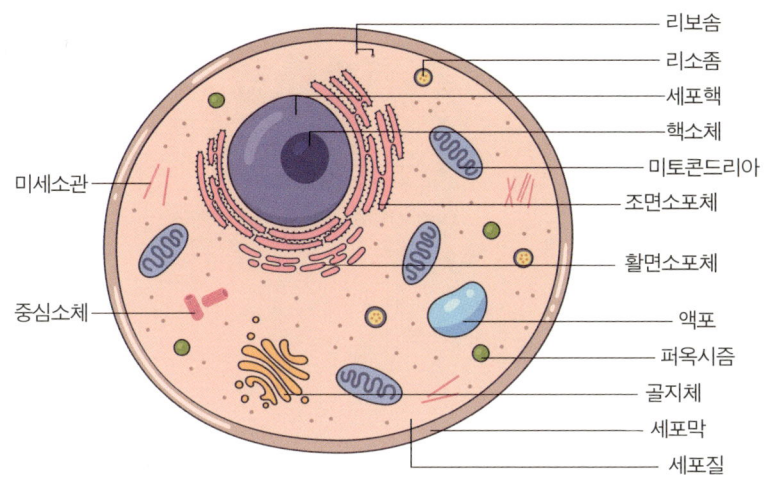

미토콘드리아 확대 그림

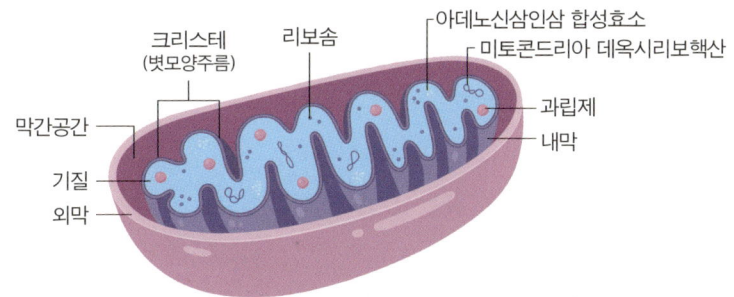

미토콘드리아에서 만드는 아데노신삼인산ATP, Adenosine TriPhosphate은 '인산기 3개가 붙어 있는 아데노신'이라는 뜻의 화학물질이다. 여기서 인산기가 하나씩 떨어져 나갈 때마다 에너지(힘과 열)를 만들어낸다. 인산기가 2개만 남으면 아데노신이인산ADP, Adenosine DiPhosphate, 인산기가 1개 남으면 아데노신일인산AMP, Adenosine MonoPhosphate이 된다.

람이 고생했으며 조기 사망자도 많이 발생했다. 인슐린이 발견되기 전에는 서양의 어린이들도 제1형 당뇨병으로 사망하는 경우가 매우 많았다. 아마도 탄수화물이나 단것을 많이 먹어서 생겼는지도

당뇨발

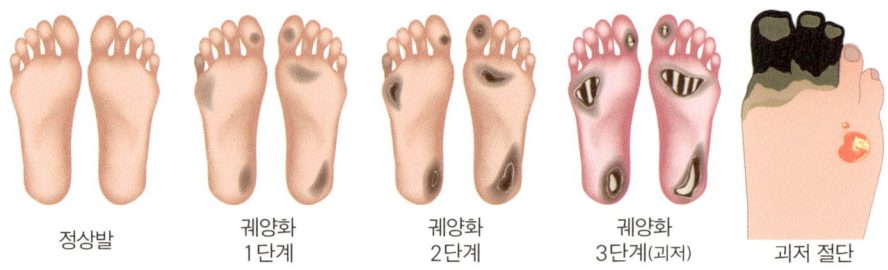

| 정상발 | 궤양화 1단계 | 궤양화 2단계 | 궤양화 3단계(괴저) | 괴저 절단 |

당뇨병성 합병증인 발가락 괴저는 잘 낫지 않고 심해지면 잘라야 한다.

모른다.

다행히도 인슐린 부족이 제1형 당뇨병을 유발하는 원인임을 알게 됐다. 초기에는 소의 췌장을 갈아서 추출한 인슐린을 당뇨병 환자에게 주사함으로써 조기사망을 줄였고 합병증도 대폭 줄일 수 있었다. 하지만 인슐린을 보충해 혈당을 조절하는 데는 성공했지만 완치와는 거리가 멀었다. 어느 정도 생명을 연장하는 데는 성공했지만 결국 합병증으로 발가락이나 다리를 자르는 경우가 많았으며 생명을 잃는 경우도 다반사였다.

그 후 과학의 발달로 인간 인슐린을 생산하는 기술이 나타났다. 인간 인슐린은 동물 인슐린보다 부작용이 매우 적다. 그러나 인간 인슐린 역시 인공적이라서 한계가 있다. 환자 스스로 인슐린을 만들어내지 못하고 주사기로 넣어주어야만 환자의 생명이 유지되기 때문에 근본적인 원인을 해결하는 치료와는 거리가 멀다고 볼 수 있다.

그렇다면 췌장의 랑게르한스섬에 있는 베타세포는 왜 인슐린을 생산하지 못하게 될까? 무엇이 고장 난 것일까? 현대과학은 그 원인을 정확히 밝히지 못하고 있다. 일단 인슐린이 부족하다는 사실은 알게 됐으니 인슐린 보충으로 응급처치는 잘하고 있는 편이다. 응급처치는 그야말로 급한 불만 끄는 수준이며 근본적인 해결책은 될 수가 없다. 당뇨 환자들은 평생 약을 먹든지 인슐린 주사를 맞든지 해서 합병증을 막고 생명을 연장하는 정도에 머무르게 된다.

어떤 과학자는 제1형 당뇨병의 원인이자 췌장 세포의 고장 원인을 과식이나 영양과잉으로 인한 노폐물 축적(당독소 문제)이라고 주장하기도 한다. 또 어떤 과학자는 '바이러스 감염설'을 주장하기도 한다. 현재로선 당독소 때문에 제1형 당뇨병이 생겼을 가능성이 크다. 바이러스 감염설은 지금까지 해당 바이러스를 발견하지 못했기에 하나의 주장이나 설로 치부할 수밖에 없다. 그러나 모든 가능성과 방법을 동원해 연구해봄으로써 언젠가는 정확한 원인 규명과 치유법을 찾을 수 있을 거라고 본다.

제2형 당뇨병은 당독소로 인한 인슐린 저항성이 원인이다

제1형 당뇨병은 급성이기 때문에 치료 시기를 놓치면 매우 빨리 위급해질 수 있다. 반면에 제2형 당뇨병은 서서히 나타나며 초기부터 급격히 악화하는 경우가 매우 드물다. 제2형 당뇨병의 경우 혈당검사를 하기 전에는 증세도 없는 경우가 많고 본인도 모르고 지내는 경우도 상당히 많다. 췌장 세포에서 인슐린은 적당량으로 나오는 것 같은데 제대로 역할을 하지 않은 경우가 대부분이기 때문이다. 곧 신체의 '인슐린 저항성'이 높아진 것이다.

실제로 젊었을 때는 탄수화물을 많이 먹어도 췌장이 얼마든지 인슐린을 생산해낼 수 있지만 나이가 들수록 췌장은 인슐린 생산에 피로를 느끼게 된다. 이걸 모르고 탄수화물을 마구 먹어대면 결국은 췌장이 과로해 병이 들 수도 있게 된다.

제2형 당뇨병의 초기증세는 비만해지거나 예사로 피로를 느끼

인슐린 저항성

건강 상태 — 췌장 — 건강 상태
인슐린 수용체
인슐린
포도당
세포

진성당뇨병

제1형 당뇨
췌장
췌장 인슐린 부족
혈액에 남아 도는 포도당
인슐린 수용체
포도당
세포
소변으로 나가는 포도당

제2형 당뇨
췌장
포도당
인슐린 수용체
인슐린
혈액에 남아 도는 포도당
소변으로 나가는 포도당
인슐린이 수용체에 결합하지 못함으로써 세포 속으로 들어가지 못하는 포도당

인슐린 저항성이 생기면 각종 질병이 생길 수 있다.

는 것이다. 그런데도 무관심하게 방치할 때 혈당이 점점 올라갈 수가 있다. 이러한 증상이 오래되면 여러 성인병이나 합병증이 올 수 있다. 초기에 제2형 당뇨병을 없애주는 방법이 가장 좋다. 정상혈당과 비정상 혈당을 비교해보면 다음과 같다.

아침 공복 시 정상혈당과 비정상 혈당 비교표

	아침 공복혈당 기준 했을 때	
청소년	100mg/dL 이하를 정상	
성인	100~120mg/dL 정상 간주	최근엔 100mg/dL 이하 추천
	120~140mg/dL	당뇨 경계 또는 당뇨 초기
	140mg/dL 이상	당뇨로 간주

공복혈당이 당뇨 경계 또는 당뇨 초기를 나타내면 매우 주의해야 하며 즉시 당뇨 예방법을 실천하는 편이 좋다. 초기에 혈당을 잡아주면 빠르게 치료할 수도 있거니와 적은 비용에 고생도 덜 하

고 건강을 지킬 수 있기 때문이다. 그러나 혈당이 일시적으로 한두 번 많이 올라간다고 해서 호들갑스럽게 혈당강하제 약을 먹거나 인슐린 주사를 맞는 것은 지나치게 예민한 반응이다.

적어도 당뇨병을 판정할 때는 일주일 이상 매일 공복혈당을 재고 그 결과로 병의 유무를 판단하는 것이 지혜롭다. 일주일 이상 계속해서 공복혈당 데시리터당 140밀리그램(mg/dL) 이상이고 식후 2시간이 지났는데도 혈당이 데시리터당 160밀리그램 이상이면 일단 제2형 당뇨병으로 간주한다. 과식했을 땐 일시적으로 식후 2시간 시점에 혈당이 데시리터당 190밀리그램까지도 올라갈 수도 있으므로 여러 번 재보고 관찰해야 한다. 공복혈당은 전날 저녁에 무엇을 먹었고 식사량이 얼마였느냐에 따라서 수치의 변동이 있게 마련이다. 마치 자동차에 기름을 넣거나 전기 충전할 때 한껏 가득 넣을 때와 절반만 넣었을 때의 게이지가 다르게 올라가는 것과 같다.

식후혈당의 경우 수치가 더더욱 천차만별이다. 먹은 음식의 종류와 양에 따라서 수치가 계속 달라진다. 식후혈당은 보통 데시리터당 140~160밀리그램까지 정상으로 보지만 식사량에 따라서 데시리터당 160~190밀리그램까지도 일시적으로 나올 수도 있다. 문제는 식후혈당 데시리터당 160~190밀리그램 정도는 매우 주의해야 하는 상황 또는 당뇨 전 단계라고도 한다. 앞서 말한 것처럼 많이 먹어서 일시적으로 나타나는 현상인지 아니면 계속 그러한지를 관찰할 필요가 있다. 특히 탄수화물을 많이 먹었거나 분식, 과자, 음료수, 커피, 탕후루, 마라탕, 설탕, 단 과일 등을 먹었을 땐 일시적으로 혈당이 높게 나오는 게 당연하다. 일시적인 현상이라면 음식을 조절하고 운동으로 해결하면 되는데 놀라서 즉시 혈당조절약을 먹거나 평생 약을 먹겠다는 생각은 조금 조급한 판단일 수도 있다.

그렇다면 제2형 당뇨병의 근본 원인은 무엇일까? 제2형 당뇨병

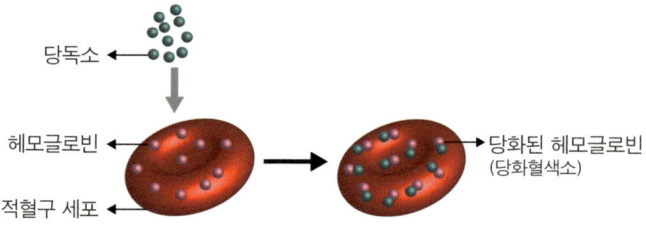

의 원인은 과식, 비만, 운동 부족 등의 생활 습관 때문이다. 과식, 비만, 운동 부족 등은 당과 단백질이 결합한 당독소라는 독소 물질을 만들어낸다. 당독소는 탄수화물이나 음식을 과잉으로 먹어서 음식 노폐물이 축적된 결과다. 대표적인 당독소는 당화혈색소 $HbA1C$로서 정밀 당뇨검사를 통해 확인할 수 있다. 적혈구에 당독소가 붙어서 생긴다.

당화혈색소($HbA1C$) 비교표

당화혈색소=5.7% 이하	정상	5.5% 이하로 하기도
당화혈색소=5.8~6.9%	주의~경계	5.6~6.5% 하는 곳도
당화혈색소=7.0% 이상	당뇨 간주	6.5% 이상 당뇨라 하기도
당화혈색소=8.0% 이상	심한 당뇨	9~11% 이상 나오기도

당화혈색소란 적혈구에 당의 노폐물이 붙은 것이며 노폐물은 당독소의 일종이다. 당화혈색소 외에도 당독소의 종류는 많으며 글리옥살$_{GO}$, 메틸글리옥살$_{MGO}$, 카복시메틸라이신$_{CML}$, 카복시에틸라이신$_{CEL}$ 등등 여러 가지가 있다. 당독소가 쌓이고 늘어나면 인슐린의 양이 정상적으로 생산돼도 성능과 역할이 떨어진다. 인슐린이 포도당을 세포로 밀어 넣기 위해선 세포막에 있는 인슐린수용체와 연락이 잘 돼야 하는데 당독소가 이를 방해하기 때문이다.

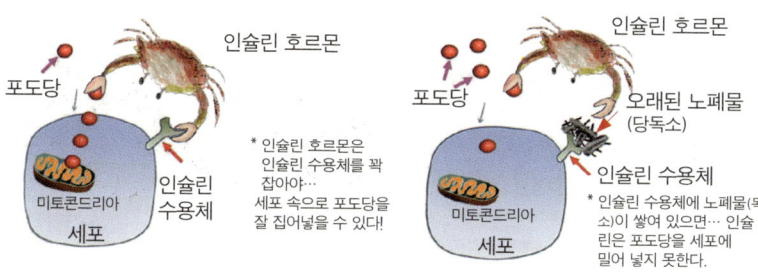

당독소가 없을 때는 인슐린이 원활한 작업을 할 수 있다. 반면에 당독소가 있으면 인슐린 저항성이 발생한다.

다음 그림처럼 당독소가 세포 바깥의 인슐린수용체에 들러붙으면 인슐린이 포도당을 세포로 밀어 넣는 활동을 방해한다. 결국 포도당을 세포 속으로 잘 밀어 넣지 못한다. 그렇게 되면 혈액에 포도당이 남아도니 혈당 조절에 애를 먹게 된다. 이를 "인슐린 저항성이 증가했다."라고 표현한다. 그러므로 제1형 당뇨병과 달리 제2형 당뇨병은 본인이 음식과 체중을 조절하고 운동을 꾸준히 하면 얼마든지 예방할 수 있다. 또 초기 발견 시에는 예방법을 실천하기만 해도 얼마든지 치유할 수 있다.

당독소는 과식, 비만, 운동 부족에 의해 생길 수도 있고 수십 년 동안 먹어온 음식의 조리법에서 비롯될 수도 있다. 음식을 굽거나 튀기거나 볶거나 태우면 많이 생긴다. 당독소는 인체 내에 조금씩 쌓이면서 대사 과정에도 영향을 주는데 결국은 당뇨, 고혈압, 고지혈, 동맥경화, 심장병, 뇌졸중, 암 등의 원인이 되기도 한다.

당독소의 정식명칭은 최종당화산물AGEs, Advanced Glycation End-Products이며 세부적으로는 글리옥살, 메틸글리옥살, 카복시메틸라이신, 카복시에틸라이신 등등의 종류가 있다.

또한 네덜란드에서 개발한 당독소 측정기가 국내에 도입됐고 최

당독소 측정기	당독소 측정 갤럭시워치7
(출처:메타센테라퓨틱스)	(출처:삼성전자 홈페이지)

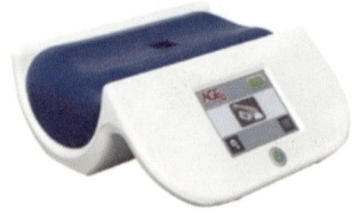 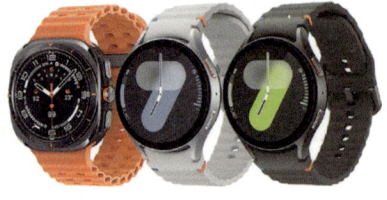

네덜란드에서 만든 당독소 측정기(왼쪽)와 당독소 측정 기능이 탑재된 삼성 갤럭시워치 7(오른쪽). 당독소를 측정하는 방법으로는 혈액검사(효소면역측정법)가 있고 피부형광측정법이 있다. 두 장치 모두 피부형광측정법을 사용한다.

근엔 삼성의 갤럭시워치7에 당독소 측정 기능을 탑재했다. 개인이 집에서도 당독소 측정을 할 수 있게 됐다. 참고로 당독소 측정기는 질병을 진단하는 기능을 하고 있지는 않고 당독소라는 노폐물의 많고 적음을 알려준다. 따라서 질병을 진단하려면 병의원의 검사를 받아야 한다.

많은 사람이 '부모님이 당뇨가 있었으니 나도 언젠가는 당뇨가 올 것이다.'라고 생각한다. 부모님이 당뇨로 고생했으며 비록 당뇨 유전자가 있다고 할지라도 본인은 당뇨가 오지 않도록 음식과 체중을 조절하고 운동을 꾸준히 해서 완전히 예방할 수 있다. 부모님처럼 약으로 평생 조절하겠다는 생각은 좀 더 고려해볼 필요가 있어 보인다. 당뇨조절약을 1~2년 먹어서 완치된다면 그렇게 하는 게 맞다. 하지만 당뇨조절약을 평생 먹어도 완치되기는커녕 악화하는 것도 방지하기 어렵다. 당뇨조절약은 합병증이나 악화하는 속도를 늦춰주는 정도이다.

데이비드 A. 싱클레어와 매슈 D. 러플랜트의 공저『노화의 종말』에 따르면 지구상의 약 79억 인구 중에 당뇨병을 앓는 사람이 약 9% 정도 된다고 하며 제2형 당뇨병으로 인한 사망자가 연간 약

380만 명 정도이다. 미국에서만 매년 당뇨합병증으로 발가락이나 다리를 잘라내는 경우가 8만 2,000명 정도라고 한다. 당뇨합병증으로 실명, 신부전, 뇌졸중, 피부각화증 등으로 고생하는 사람은 부지기수이다.

췌장 세포의 고장으로는 당독소가 원인일 수도 있다. 또 과식과 폭식에서 비롯된 췌장 세포의 과로나 인슐린 저항성이 원인일 수도 있다. 과식과 폭식은 인슐린 과잉생산을 일으켜 췌장 세포를 피로하게 한다. 하지만 췌장의 베타세포는 인슐린을 무한정 생산해내는 화수분이 아니라는 사실을 기억해야 한다. 과식하고 폭식하면 포도당을 정리하는 인슐린을 많이 생산해야 하고 그만큼 베타세포가 과로하게 된다. 언젠가는 베타세포가 다치거나 줄거나 노화로 지치게 되고 결국은 인슐린의 생산량이 줄어든다.

우리의 인체는 나이가 들수록 줄기세포의 개수가 줄어들거나 활동성이 떨어진다. 각종 효소단백질을 생산하는 데옥시리보핵산 DNA과 리보솜도 노화되니 효소 생산도 줄어들게 마련이다. 제2형 당뇨병의 원리를 모르고 계속해서 먹는 것에 집중하면 결국 췌장이 손상되고 인슐린 분비가 감소한다. 이렇게 되면 당뇨병뿐 아니라 각종 성인병과 노화질병에 시달리는 건 불 보듯 뻔한 사실이다.

2

당뇨병의 원인, 췌장과 인슐린을 알아야 한다

서양에는 대체로 당뇨병 연구에 관한 기록이 잘돼 있는 편이다. 당뇨병 연구를 위해서는 췌장과 인슐린에 관한 이해가 필수적이라는 게 최근의 기정사실이다. 하지만 초창기엔 왜 당뇨병이 생기는지 그 원인을 전혀 알지 못했다. 그러나 연구자들의 끈질긴 노력으로 퍼즐이 하나씩 맞춰졌다. 결국 인간 인슐린을 생산하는 단계까지 이르게 됐다.

췌장의 랑게르한스섬을 발견하다

독일의 의과대학 학생이었던 파울 랑게르한스Paul Langerhans는 현미경으로 췌장의 세포를 관찰하던 중 섬 모양의 특이한 세포를 처음으로 발견한다. 그는 1869년 관찰 결과를 학위논문에 발표했지만 무슨 역할을 하는지는 알지 못했다.

1889년 독일의 생리학자인 오스카어 민코프스키와 요제프 폰 메링은 췌장의 기능을 알아보기 위한 실험을 했다. 개의 췌장을 수

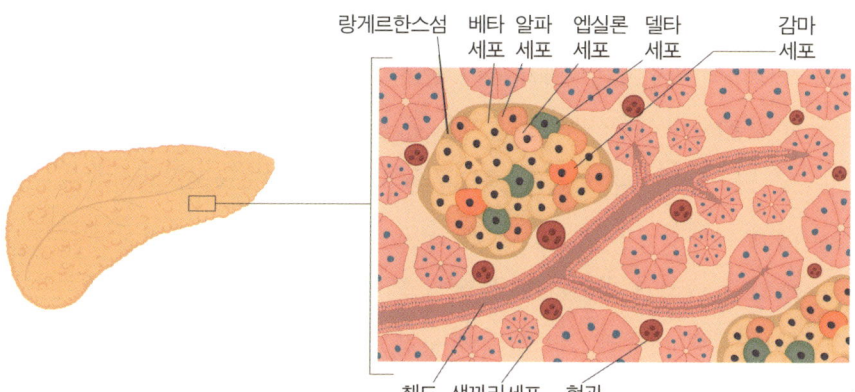

췌장의 랑게르한스섬

췌장에는 랑게르한스섬과 베타세포, 알파세포, 엡실론세포, 델타세포, 감마세포가 있다.

술로 제거했더니 개가 심한 갈증을 느끼고 방뇨가 잦아짐을 관찰했다. 이 개의 소변에 파리가 들끓는 것을 보고 췌장이 당뇨와 관련이 있음을 간파하게 된다.

랑게르한스가 섬 모양의 세포를 발견한 지 24년이 지난 1893년이 돼서야 여기서 인슐린이 만들어진다는 것을 알게 됐다. 이 섬 모양의 세포는 E. 라게스에 의해서 랑게르한스섬Langerhans islets이라고 명명됐다(아일렛Islet은 작은 섬이고 아일랜드Island는 제법 큰 섬을 뜻한다).

그렇다면 랑게르한스섬에서 생성되는 인슐린의 어원은 어떻게 될까? 처음에는 섬세포에서 나오는 단백질이란 뜻으로 아일렛Islet과 프로틴Protein의 합성어로 아일레틴Isletin이라고 명명했다. 그 후에 라틴어로 섬이라는 뜻의 인슐라Insula와 프로틴Protein을 합성해 인슐린Insulin이라는 이름으로 개명했는데 둘다 '섬단백질'이라는 뜻이다.

캐나다의 외과의였던 프레더릭 밴팅은 1921년 소의 췌장을 갈아서 물에 녹인 다음 인슐린을 추출했다. 그다음 아주 심한 당뇨병을 앓고 있는 어린이에게 인슐린을 주사했더니 건강을 회복하는 일이 벌어졌다. 프레더릭 밴팅은 인슐린의 효과를 증명한 공로로 1923년 노벨생리의학상을 수상한다.

영국의 케임브리지대학교의 생화학자 프레더릭 생어는 1953년 인슐린의 아미노산 배열 순서를 규명한 업적으로 1958년 노벨화학상을 수상했다. 인슐린 호르몬은 51개의 아미노산이 연결돼 구성된 단백질임이 확인됐다. 또 프레더릭 생어는 유전자의 기본구조인 A, G, T, C의 염기배열을 읽는 시퀀싱Sequencing 기술을 개발하고 인간의 미토콘드리아 데옥시리보핵산을 읽어내서 1980년 한 번 더 노벨화학상을 수상한다.

유전공학의 발전은 프레더릭 생어가 바이러스의 게놈(유전체)을 읽어내기 시작하면서 출발했다고 해도 과언이 아니다. 노벨상을 두 번 받은 사람이 더러 있으나 노벨화학상을 두 번 받은 인물로는 생어 박사가 최초다. 유전체학Genomics과 단백체학Proteomics을 창시해 첨단생물학의 문을 활짝 열어젖힌 인물이다. 인슐린의 구조가 밝혀진 이후 수많은 과학자, 연구소, 제약회사가 인슐린을 합성하려 했으나 모두 실패했다. 단백질의 합성이 어려운 이유는 아미노산을 여러 개 연결해 펩타이드 결합을 만들어야 하기 때문이다. 아미노산을 입체적으로 연결하기가 매우 어렵다.

대장균을 통해 인간 인슐린을 만들어내다

1978년 미국 샌프란시스코대학교의 허버트 보이어Herbert Boyer 교수는 대장균의 염색체로서 데옥시리보핵산인 플라스미드Plasmid에 인간의 인슐린 생산 유전자를 삽입하는 데 성공했다. 유전자가 조작된 대장균이 스스로 번식할 때마다 인간 인슐린(단백질)을 마구 생산해내는 기적을 일으켰다. 대장균에서 만들어내는 인슐린은 인간의 인슐린과 같았다. 여러 가지 방법으로 정제해도 약간의 불순물이 남아 있어서 간혹 가벼운 부작용은 있었다.

오늘날에는 휴물린을 포함해 인간에게 적합한 수십 가지의 인슐린을 생산해내고 있다. 보이어 교수의 기술이 성공하고 난 이후부터다. 허버트 보이어는 노벨상은 받지 못했으나 특허 기술로 엄청난 부자가 됐다. 이러한 과학적 성과는 바이러스 연구와 유전자 염기를 읽는 기술이 발전한 결과다. 데옥시리보핵산 염기를 자르는 효소인 제한효소, 데옥시리보핵산 염기를 붙이는 효소인 접합효소, 그리고 역전사효소 등의 발견도 이러한 성과를 만드는 데 이바지했다.

생물의 데옥시리보핵산 조작은 신의 영역에 도전하는 행위이며 자칫 생태계에 예기치 못한 돌발상태나 파괴를 가져올지 모른다며 우려하는 과학자들이 많았다. 그러나 인간 인슐린이 당뇨 환자의 질병을 덜어주는 데 큰 공을 세웠다. 이에 따라 현재는 과학자들의 우려가 잠잠해진 상태이다.

3
당뇨병에는 어떤 해결책이 필요한가

혈당조절약의 종류는 다양하지만 근본해결책과는 거리가 멀다
혈당을 조절해주는 약을 간단히 분류하면 다음과 같다.

1. 췌장 베타세포에서 인슐린 분비를 증가시키는 약
2. 소화관에서 포도당 흡수를 줄이는 약
3. 간에서 포도당 합성을 못 하게 조절하는 약
4. 근육과 지방의 세포가 인슐린에 더 민감하게 반응하도록 돕는 약
5. 콩팥에서 포도당 재흡수를 못 하게 하는 약
6. 인슐린 주사약

혈당조절약은 혈당을 내려준다는 점에서는 분명 긍정적인 면이 있다. 하지만 근본 원인을 해결하는 것과는 거리가 있으며 다소간 부작용이 나타나기도 한다. 소위 당뇨병약이라고 하는 이런 약들은 먹거나 약물을 주사로 주입한다. 그러면 혈당이 정상치로 내려가기 때문에 일단은 기분이 좋다. 하지만 하루라도 약을 쓰지 않으면

원래대로 돌아간다. 그래서 근본원인을 치료하는 것이라고 볼 수는 없고 평생 동안 혈당을 조절해주는 약을 써야 한다.

그렇게 해도 30년이 넘으면 약이 잘 듣지 않게 된다(이를 '내성이 생겼다.'라고 한다). 혈당은 점점 올라가고 약의 용량도 점점 늘어나고 때로는 합병증으로 인한 실명이나 발가락 괴저나 피부각화 등으로 고생할 수도 있다. 면역력이 점점 감소하므로 생명이 단축될 수도 있다. 또 혈당조절약을 강도 높게 사용하면 자칫 저혈당이 돼 기운이 빠지고 땀이 삐질삐질 난다. 심하면 졸도하기도 해서 매우 위험하다. 용량에도 주의를 기울여 과하지 않게 써야 한다.

그렇다면 이렇게 까다로운 혈당조절약에 의존하지 않고 당뇨병의 근본원인을 해결하려면 어떻게 해야 할까? 아래의 내용을 잘 읽고 실천하는 것만이 최고의 해결책이 될 것이다.

당뇨병은 네 가지 상황으로 나누어 대처해야 한다

당뇨병에 관해서 네 가지 상황으로 나누어 대처할 수 있다.

첫째, 당뇨가 없는 상태에서 예방하기이다. 당뇨가 없는 상태라면 예방책은 간단하다. 당뇨가 오기 전 젊은 나이부터 당뇨에 해로운 음식을 삼가고 운동을 하면 된다. 어려울 게 전혀 없다. 특히 부모님이나 형제자매에게 당뇨가 있다면 그저 가만히 기다릴 게 아니라 적극적으로 예방해야 한다. 하지만 젊을 땐 먹는 게 즐겁고 아예 당뇨에 관해 관심이 없는 경우가 많다.

모든 질병은 미리 예방하는 것이 최고이다. 우리는 초등학생 1학년 때부터 평생 건강에 관해 교육받는다. 초등학생들이 공부하는 『바른 생활』이라는 교과서는 평생 건강을 강조한다. 초등학생 때부터 당뇨와 노후의 건강에 관해 생각하라고 하면 비웃는 사람이 있을 터이다. 하지만 "잘 자랄 나무는 떡잎부터 알아본다."라는 우리나라 속담을 건강에도 그대로 적용할 수 있다. 건강해지고자 하는 사람은 어릴 때부터 관심을 가지면 더욱 훌륭하다. 어릴 적 바른 습관을 갖추고 있는 사람이 노년이 돼서도 건강한 경우가 다반사이기 때문이다.

당뇨가 아예 오지 않게 하는 생활 습관
1. 야식과 후식을 자제하고 과식하지 않는다.
2. 쌀, 보리, 밀 등의 과도한 탄수화물 섭취를 자제한다.
3. 채소는 많이 먹고 단백질과 지방은 적당량을 먹는다.
4. 적당량의 운동을 생활 속에서 실천한다.
5. 비만이 오는 것을 피한다(1~4의 지침을 잘 따른다면 웬만해선 비만이 오기 힘들다. 비만이 오기 전에 철저하게 준비해야 한다).

결론적으로 과식하지 않고 채소, 단백질, 탄수화물 순서로 많이 먹는 비중을 유지하고 일과 운동으로 에너지를 소모해야 한다. 이 세 가지만 잘 지켜주면 혈액 속의 포도당이 신속하게 세포로 들어가게 되고 에너지 재료인 아데노신삼인산을 만들기 때문에 당뇨가 생기기 매우 어렵다. 즉 당뇨의 예방과 치유는 모두 이 세 가지의 규칙을 철저하게 명심하고 지키면 너무나 쉽다.

예를 들면 매일 2,000킬로칼로리의 에너지로 일과 운동을 한다고 치자. 그런데 매 끼니 2,200킬로칼로리의 영양을 섭취하게 되면 하루에 600킬로칼로리의 영양소가 남아돌고 1년이면 엄청난 양의 영양소가 축적될 수 있다. 이것이 사람에 따라서 지방으로 바뀌어서 축적되기도 하고 또는 남는 영양소는 대소변으로 배출되기도 한다. 하지만 오랜 시간이 지나면 일부는 당독소라는 음식 노폐물이 돼서 혈관에 침착되거나 세포나 세포외조직 등 인체 곳곳에 붙어서 해로운 영향을 준다. 사람에 따라서는 췌장이나 적혈구에 들러붙기도 한다. 이는 나이가 들었을 때 퇴행성 질환이나 노화성 질환을 일으켜 건강을 잃게 만드는 요인이 된다(아래의 둘째와 셋째 초기 당뇨의 예방과 치유도 같은 원리로 적용이 된다).

둘째, 당뇨가 시작되려는 혈당 경계 상황에서 예방하기이다. 당뇨병이 시작되려고 하는 상태와 당뇨 시작의 경계에 있는 단계에서는 더욱 주의가 필요하다. 하지만 초기에 식이요법과 운동요법으로 완전히 해결할 수 있다. 대부분의 식이요법은 특정 음식이나 약초 등을 먹으라고 권한다. 하지만 먹지 말아야 하는 것을 잘 선별해 피하는 것이 그보다 더 중요하다. 당뇨에 해로운 것을 빼면 무얼 먹어도 크게 해롭지 않다. 또 과식만 안 한다면 대체로 순조롭게 치유된다.

식습관을 바꾸지 않고 약으로만 당뇨를 치료한다는 것은 담배를 피워서 폐암 걸린 사람이 담배는 끊지 못하고 약으로만 빨리 치료해달라고 하거나 술을 많이 먹고 간암에 걸린 사람이 술은 끊지 못하고 약으로만 치료해달라고 하는 것과 같다. 이거야말로 순서가 바뀌어도 한참 뒤바뀐 꼴이기 때문이다.

그렇다면 구체적으로 어떤 식이요법과 생활 습관을 실천해야 할까? 먹지 말아야 할 것은 설탕이나 과당이 많이 든 음료수, 과자, 빵 등이다. 또 과식하거나 야식이나 후식을 먹는 걸 자제해야 한다. 특히 탄수화물은 잡곡밥 반 공기 정도로만 섭취하고 과일도 적게 먹어야 한다. 채소를 많이 먹는 것을 권장하고 단백질과 좋은 지방(견과류, 식물성기름, 동물성기름)은 적당량으로 먹는 게 좋다. 일과 운동은 체력이 허락하는 범위 내에서 열심히 한다. 당독소가 생기는 음식은 최소한으로 적게 먹는다. 과식과 야식할 때 몸에 당독소가 많이 쌓이게 되며 프라이팬을 사용하는 요리에서도 당독소가

캐럽나무 열매

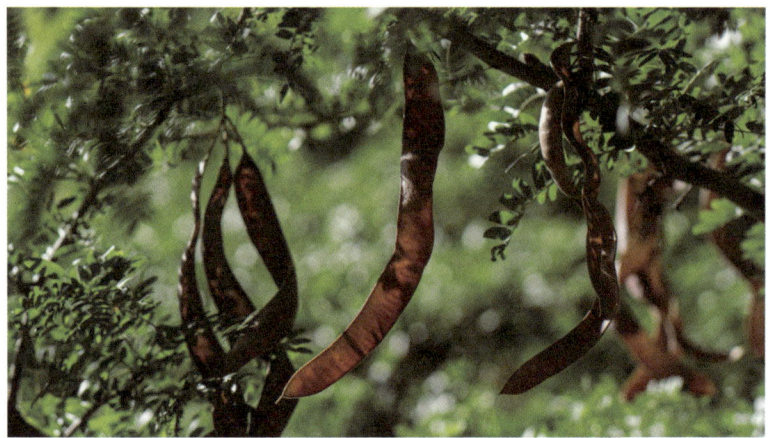

중동과 지중해 일대에 자생하는 캐럽나무 열매. 캐럽나무 열매는 『성경』 「누가복음」 15장에도 나오는데 탕자가 부모를 떠나 남의 집 돼지치기를 하면서 먹을 게 없어서 이 열매를 먹었다고 기록돼 있다. 성경에는 '쥐엄나무'로 번역돼 있다.

많이 발생한다. 따라서 굽거나 튀기거나 볶는 요리는 피하고 가능하면 삶고 찌는 방식으로 만든 요리를 추천한다.

당독소를 발생시키지 않는 음식을 먹는 게 좋다. 현실적으로 힘들어서 때로는 당독소를 없애는 보충제를 먹으면 크게 도움이 된다. 시중에 출시된 '당독소 유산균' '당독소 아미노산' '캐럽추출물' 등이 당독소를 없애주는 효과가 우수하다.

앞에서 언급한 내용을 실천에 옮기기는 그렇게 어려운 일이 아니다. 식습관을 조금 바꾸고 일하고 운동하는 것만으로 평생 당뇨에서 벗어나 아프지 않고 산다는데 얼마나 좋은가? 이러한 방법을 시도했으나 실패할 때는 문제가 된다. 식욕이 왕성해서 먹는 걸 참지 못하거나, 비만한데 체중이 줄지 않거나, 운동하기도 힘이 드는 경우는 매우 난감하다. 혼자만의 노력으로 안 될 때는 전문가의 지도를 철저히 받아야 한다. 요즘은 식욕을 조절하면서 당독소를 제거하는 디톡스 방법 등이 너무나 발전해 있다. 공복혈당이 데시리터당 140밀리그램이라 할지라도 이 상황이 오래되지 않았고 심각한 증세가 없다면 건강한 상태와 병에 걸린 상태의 경계에 와 있는 경우이다. 이럴 때는 앞에 나온 방법으로 대부분 해결이 가능하다. 방법을 모르면 평생 약 먹을 생각만 하게 되는 것이다.

셋째, 당뇨약을 복용하지만 증세가 가볍고 오래되지 않았을 때 치료하기이다. 이미 당뇨약을 복용하고 있을지라도 혈당조절약을 며칠 쉬면서 측정했을 때의 공복혈당이 데시리터당 120~140밀리그램 정도로 계속 유지된다면 더욱 당뇨병 해결을 충분히 시도해볼 만하다. 즉 아주 심각한 상태가 아니라면 식습관 개선과 운동요법으로 얼마든지 정상으로 되돌릴 수 있다. 채소를 많이 먹으면서 단백질은 적당히 먹고 탄수화물은 줄이고 운동과 일을 열심히 하면 대부분 당뇨병을 극복할 수 있다. 만약 이러한 방법을 취하지 않고 혈당조절약에만 의존한다면 평생을 먹게 된다.

만약에 탄수화물을 많이 먹지 않는데도 혈당이 내려가지 않는 경우라면 과거의 당독소가 누적됐을 가능성이 크다. 당독소가 누적돼 인슐린과 인슐린수용체가 오염되는 바람에 인슐린 민감성이 크게 떨어진 경우다. 이럴 때는 곧바로 당독소를 제거하는 제품으로 인슐린 민감성을 회복해야 한다. 다만 굳은 의지와 굳센 실천력이 필요하다. 식후혈당이 데시리터당 200밀리그램이 넘어가는 '혈당 피크' 상황에서는 단기간에 해결이 어렵다. 그래서 당뇨약을 먹으면서 식습관 개선과 운동요법 실천을 더욱 열심히 해야 한다. 그러면 서서히 개선될 것이다. 추가로 인슐린 저항성 개선제나 당독소를 제거하는 보충제를 복용해서 개선 속도를 높일 수 있다.

혈당조절약을 먹고 있을지라도 거기에 안주해서는 안 된다. 자신의 생활 습관이 잘못됐음을 인지하고 교정하겠다는 각오가 중요하다. 그렇지 않으면 평생 혈당조절약을 먹어도 병이 조금씩 더 심해지는 것이 보통이다. 그런데 많은 사람이 생활 속에서 노력하고 실천하는 것은 힘들다고 한다. 쉽게 약으로만 혈당을 조절하려고 한다면 평생 약을 먹어야 한다. 시간이 지날수록 약의 용량은 늘어난다는 사실을 명심해야 한다. 실천은 본인의 몫이며 굳은 결심과 노력이 필요하다.

넷째, 당뇨병이 오래되고 만성화됐을 때 해결하기이다. 당뇨병을 앓은 지 30년이 넘는 경우도 많다. 심한 경우엔 혈당이 데시리터당 300~400밀리그램을 넘나드는 일도 있다. 이럴 땐 식습관 개선과 운동요법을 해야 하지만 당장 수치가 개선되지 않는다. 혈당조절약을 오래 먹어도 조절이 잘 안 되는 만큼 간단히 해결하기에는 매우 어렵다. 그렇다고 합병증이 오도록 방치할 수만은 없으므로 더욱 노력해야 한다. 혈당조절약을 30년 이상 복용한 사람들이라면 처음 복용하기 시작할 때 비하면 분명히 알약의 수가 늘었거나 알약의 종류와 함량이 더 많은 것으로 바뀌었을 것이다. 그래도 혈당이 잘 내려가지 않으면 인슐린 주사를 겸용하는 때도 많다. 혈당조절약을 먹고 인슐린 주사를 맞아도 완치가 안 되는 이유는 무엇일까?

근본적인 문제는 인슐린 저항성의 증가로 인해 포도당을 세포로 밀어 넣지 못하는 데 있다. 세포 속의 미토콘드리아가 에너지 재료인 아데노신삼인산을 만드는 데 포도당을 이용하지 못한다는 뜻이다. 다시 강조하자면 포도당을 재료로 해서 에너지를 만들어야 근본적인 문제를 해결할 수 있다. 하지만 그렇게 하지 않고 혈당수치만 바라보고 있다는 건 참으로 안타까운 일이다. 근본적인 해결책은 인슐린 저항성을 줄여서 인슐린을 많이 낭비하지 않아도 포도당이 세포로 잘 들어가는 몸을 만드는 것이다. 그런 몸의 미토콘드리아는 에너지 재료를 잘 생산해낼 수 있다. 그렇게 하기 위해선 약보다 먼저 해야 할 세 가지가 있다.

첫째, 정제 탄수화물(알파전분)을 배제하고 저항성 탄수화물(베타전분)을 먹어서 혈당이 오르는 속도를 줄이는 게 중요하다. 쌀밥과 밀가루 제품은 정제 탄수화물이자 알파전분이다. 이러한 정제 탄수화물은 포도당을 빨리 흡수시켜서 혈당을 급속도로 상승시킨다. 그러면 인슐린도 급격하게 많이 나오지만 포도당을 세포 속으로 한꺼번에 밀어 넣지 못하니 남은 포도당을 지방으로 만들어버린다. 이 과정에서 인슐린의 낭비가 생기고 췌장의 피로도는 증가한다. 반면에 저항성 탄수화물(베타전분)은 포도당 흡수가 천천히 되게 만든다. 잡곡밥이나 쌀밥을 냉장고에서 12시간 이상 식히면 탄수화물은 베타전분이 돼서 포도당으로 천천히 분해된다. 포도당 흡수 속도가 느려지면 인슐린 또한 천천히 나와도 된다. 그러면 포도당을 세포로 밀어 넣는 데 더 수월해진다.

둘째, 체력에 맞는 일과 운동으로 에너지를 소모해서 포도당이 세포로 들어가는 문을 열어줘야 한다. 일도 운동도 적게 하면서 많이 먹게 되면 정제 탄수화물을 먹을 때와 마찬가지로 에너지로 만들지 못하는 포도당이 지방으로 전환돼 몸속에 저축된다.

셋째, 당독소를 제거하는 보충제를 먹어 인슐린 민감성을 높이고 인슐린의 낭비를 줄여야 한다. 당독소를 제거하는 보충제를 2년에서 3년 이상 섭취하면 혈당도 조금씩 안정화되고 합병증도 예방 가능하니 일거양득이 아닐 수 없다.

당독소를 제거하는 보충제와 당독소를 제거하는 디톡스의 원리는 다음과 같다. 당독소 유산균, 당독소 아미노산, 캐럽 등의 여러 제품은 당독소와 결합하여 몸 밖으로 배출함으로써 당독소를 없애준다. 적혈구에 붙은 당화혈색소의 당을 제거해주고 몸의 구석구석에 숨어 있는 당독소인 글리옥살$_{GO}$, 메틸글리옥살$_{MGO}$, 카복시메틸라이신$_{CML}$, 카복시에틸라이신$_{CEL}$ 등을 제거해준다. 수십 년

묵은 음식 독소를 해독하는 것이다. 당독소를 제거하면 인슐린 저항성이 개선되고 인슐린이 제대로 활동하게 된다. 그러면서 당뇨가 점차 개선된다. 당뇨가 심하거나 오래된 경우일수록 당독소가 많아져 인슐린 활동도 그만큼 더 방해된다고 보면 된다. 체중이 많을수록 소식과 디톡스를 겸해줘야 한다. 소식과 디톡스를 하게 되면 지방을 케톤체로 변환해 에너지가 생성되고 체중조절과 혈당조절이 잘 되니 더욱 좋다. 다만 오래된 당뇨병일수록 해결하는 데 시간이 더 걸린다는 사실을 이해해야 하고 한두 달 만에 해결되지 않는다는 사실을 알아야 한다. 마른 체질의 당뇨병일 땐 체중을 더 줄여서는 안 된다. 당독소만 제거해 인슐린 민감성을 개선함으로써 혈당을 조절하고 에너지를 증진해야 한다. 이러한 세 가지를 철저하게 지키며 1년 이상 노력하면 꼼짝도 안 하던 혈당이 서서히 줄어들기 시작한다.

당뇨병과 우리 몸 건강을 위해 네 가지만 명심하자

당뇨병 예방법은 당뇨 치료만을 위한 것이 아니다. 당뇨 예방법을 실천하면 고혈압, 고지혈, 암, 기타 성인병, 알레르기, 노화까지 다 해결할 수 있다. 당뇨는 모든 질병과 연결돼 있다고 해도 과언이 아니다. 모든 질병의 예방법이 제각기 다 다르다면 수백 가지 방법을 일상에서 실천해야 할 것이다. 반면에 몇 가지 예방법만으로 수십 가지의 질병을 해결할 수 있다면 얼마나 경제적이고 편한지 이루 다 말할 수가 없다.

당뇨가 오기 전의 건강한 몸 상태이든지 당뇨가 시작되려는 경계 상황이든지 이미 당뇨가 시작됐어도 심하지 않은 초기 단계는 예방법만으로 해결할 수 있는 경우가 많다. 그러나 생활 습관이 고르지 않거나 음식을 제대로 가리지 못하거나 오래된 당뇨를 앓고 있을 때는 추가적인 당독소 없는 식이요법, 디톡스, 당독소를 제거해주는 보충제가 필요하다. 추가적인 방법도 꾸준히 실천함으로써 당뇨가 악화하거나 합병증이 오지 않게 만들어주는 게 지혜롭다.

지금까지의 내용을 압축해서 정리해보자. 첫째, 포도당을 에너지로 만들어서 일과 운동으로 소모하지 않으면 혈당 관리는 요원하다. 둘째, 당독소가 적혈구에 붙거나, 혈액의 알부민에 붙거나, 인슐린에 붙거나, 세포의 인슐린수용체에 붙어 있는 경우 혈당 조절이 어려워진다. 셋째, 채소, 단백질, 저항성 탄수화물(잡곡밥) 순으로 식사량 비중에 우선순위를 설정함으로써 당뇨뿐 아니라 고혈압, 고지혈, 암까지 예방하는 지혜를 행동으로 실천해야 한다.

하루 사용하는 에너지 양

(단위: kcal)

	(여성)~(남성) (노년)~(청년) (체격 작음)~(체격 큼)	평균
사무직이나 활동량이 많지 않은 직업	1,500~2,300	2,000
걷거나 말하는 일	1,800~2,700	2,500
힘든 일을 하거나 중노동을 하는 경우 (농사꾼이나 운동선수)	2,200~3,200	3,000

넷째, 매일 사용하는 에너지 소비량만큼만 먹거나 매일 먹는 음식량만큼만 에너지를 소비하면 이상적이다. 이 개념이 혈당 조절에 가장 중요하다. 그러나 오늘날은 입을 즐겁게 하는 먹거리가 넘쳐나서 에너지 소비량 이상으로 먹는 경우가 많다. 과도하게 먹는 식습관은 결국 부메랑으로 자신에게 되돌아오게 된다. 그것이 빠르면 10년에서 늦으면 30년 후에 나타나니 대부분의 사람은 방심하게 마련이다. 그때 가서 '아차!' 하면 이미 늦다.

『신약성경』에 「주기도문」이 있다. 「주기도문」의 중간쯤에는 '오늘날 우리에게 일용할 양식을 주옵시고……'라는 구절이 나온다. 언뜻 보면 하루하루 먹고살기 힘들 때 굶지 않게 해달라고 비는 것 같다. 하지만 오늘날처럼 음식이 넘쳐나는 시대에는 해석이 달라져야 한다. '매일매일 하루 에너지 소비량만큼 먹게 하시고……'라고 이해하고 싶다. 매일 먹은 만큼 에너지를 만들고 에너지를 만든 만큼 소비하라. 그리하면 건강, 만족감, 기쁨을 얻을 것이다.

2장

고혈압의 근본 원인도 모른 채 평생 약 먹는다

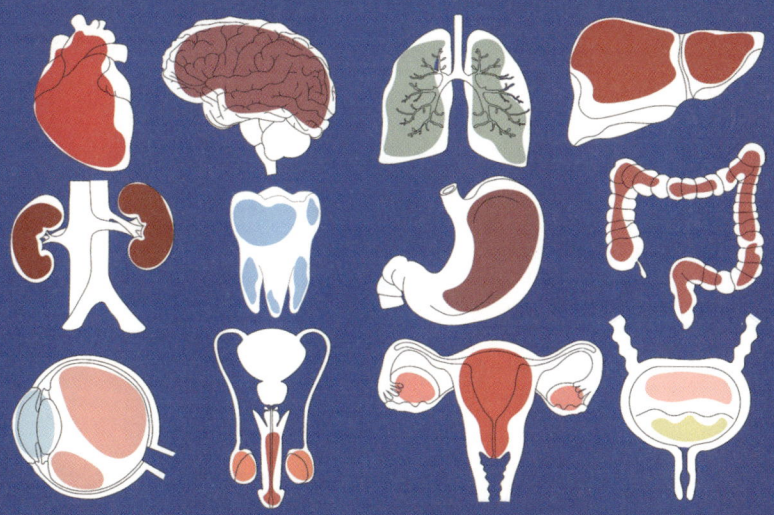

고혈압의 근본 원인과 운동법을 생각하지 않으면서 음식을 가리지 않고 혈압약만 수십 년 먹은들 그 결과는 참담하기만 하다. 혈압을 조절하는 약은 당장에는 부작용이 없어 보인다. 하지만 수십 년을 복용하다 보면 자기도 모르게 부작용에 시달릴 수도 있다. 초기엔 생활요법으로 얼마든지 조절 가능하다. 이러한 사실을 무시하고 생활요법은 안 하려 한다면? 혈압약만으로 잘될 것으로 생각한다면 먹고 싶은 것을 마음껏 먹으면서 약으로 살을 뺄 수 있다는 환상과 하등 다를 바가 없게 된다.

고혈압증의 개요

고혈압의 원인으로 과거에는 유전을 가장 많이 언급했다. 즉 부모로부터 유전을 물려받은 까닭에 고혈압에 걸린다는 뜻이다. 하지만 유전적 소양이 있더라도 본인이 생활 습관을 바르게 한다면 그 유전적 소양이 나타나지 않을 수 있다는 것이 오늘날의 후성유전학이 주장하는 바이다.

유전 외에 고혈압을 일으킨다고 알려진 원인은 다음의 네 가지가 있다. 첫째, 짜게 먹은 까닭에 나트륨$_{Na}$ 과다로 혈액의 양이 늘어서 고혈압이 발생한다. 그래서 혈관확장제나 이뇨제*를 사용해서 소변으로 수분을 빼면 혈압이 내려간다. 둘째, 칼슘$_{Ca}$에 의해서 심장근육의 박동 수가 증가하고 혈관이 수축해 고혈압이 발생한다. 칼슘이 심장근육에 들어가야 심장이 제대로 뛴다. 또 칼슘이 혈관의 수용체에 들어가야 혈관도 수축과 이완을 정상적으로 하며 잘 작동한다. 셋째, 신경을 많이 쓰고 스트레스를 많이 받으면 교감신경에서 코르티솔, 에피네프린, 노르에피네프린이라는 호르몬이 많이 나오게 된다. 이 호르몬들은 혈관을 수축시키거나 심장박동을 증가시켜서 혈압을 올린다. 교감신경을 과하게 쓰면 심장박동이 증가하고 혈관이 더 수축하는 경향이 있다. 넷째, 혈관을 수축시키는 효소에 의해서도 혈압이 상승할 수도 있다. 안지오텐신1

---

* 이뇨제는 부종이나 혈압이 있을 때 수분을 소변으로 내보내서 혈압도 내리고 몸을 가볍게 한다. 그러나 장기적으로 사용 시 매우 주의해야 한다. 단순히 물만 빠져나가는 게 아니라 나트륨, 칼륨, 마그네슘 등의 전해질과 미네랄 외 각종 영양성분도 같이 빠져나가므로 손발 저림과 쥐 남 등의 근육경련, 심장박동 이상(부정맥), 저혈압, 피로감, 무력감, 어지러움 등이 나타날 수 있다. 특히 푸로세미드$_{Furosemide}$나 토르세미드$_{Torsemide}$ 같은 이뇨 작용이 강한 약은 장기간 사용하면 몸이 황폐해질 수도 있다.

이라는 효소가 안지오텐신2라는 효소로 변하면 혈관을 수축해 혈압을 올리게 된다.

이러한 주장은 부분적으로는 맞다. 그러나 가장 근본적이고 근원적인 문제는 따로 있다. 나이가 들면서 생기는 노인성 고혈압의 경우 혈관침착물의 양이 증가해서 생긴다. 혈관침착물이 늘어나면 혈관이 좁아진다. 또한 혈관이 굳어지고 딱딱해져 혈액공급이 적어진다. 그래서 심장은 자신의 임무인 피를 더 보내려고 힘쓰고 애를 쓰게 된다. 이것이 혈압이라는 현상으로 나타나는 것이다. 심장의 혈관이 막히면 스텐트를 넣는 방식으로 문제를 해결한다. 뇌혈관이 좁아지고 막히면 뇌경색 또는 뇌출혈이 생기기도 한다. 어린이나 청소년들은 혈관침착물이 아직 덜 생기는 나이이므로 심근경색, 뇌경색, 뇌출혈 같은 질환을 거의 겪지 않는다.

노인의 경우엔 혈관침착물로 인해 혈관이 좁아지는 것은 물론이고 혈관 벽이 탄력성을 잃는다. 이에 따라 동맥경화가 오거나 문제가 심해지면 혈관이 새거나 터지는 경우도 생길 수 있다. 그러므로 고혈압이 국소적인 수준에서 머문다면 응급처치를 통해 처리할 수는 있지만 그렇지 않다면 근본적인 해결이 필요하다. 고혈압의 근본적인 원인인 혈관침착물을 녹여내는 문제만 해결할 수 있다면 근본적인 해결책도 가능하다고 본다.

1
고혈압의 일반적인 현상과 근본 원인을 파악한다

일반적으로 어린이나 청소년들은 아주 예외적인 경우를 제외하면 고혈압이 거의 없다. 20~30대 청장년들의 경우 극소수의 사람만 고혈압에 걸린다. 여기에는 특정 질병의 부산물로 인해 발생하는 고혈압도 포함된다. 그러다가 40~50대에 들어서면 혈압이 젊을 때보다 올라간다는 사람이 점점 늘어난다. 그러다 나이가 60대를 넘어설수록 고혈압으로 고생하는 사람들이 더 늘어나고 혈압을 조절하는 약을 먹는 사람들도 점점 많아진다.

성인 혈압의 분류 기준

(단위: mmHg)

혈압 분류	이완기혈압	수축기혈압	비고
정상 혈압	80 미만	120 미만	
고혈압 전 단계	80~89	130~139	주의·경계
제1기 고혈압	90~99	140~159	초기 고혈압
제2기 고혈압	100 이상	160 이상	중기 고혈압

청소년의 혈압은 70~100mmHg를 기준으로 할 수 있다. 최근엔 병원마다 기준치가 조금씩 다르며 성인 혈압도 청소년과 같은 기준으로 보는 곳도 있다. (출처: 국가건강정보포털)

혈압은 기상하자마자 재고 일주일 평균치를 내면 정확하다

혈압이 가장 낮은 시간대는 잠자고 있을 때이다. 보통은 기상하자마자 혈압을 재는 게 일반적이다. 기상 후에 화장실을 가거나 세수하는 간단한 활동을 해도 팔다리의 근육을 움직이는 까닭에 심장은 근육에 혈액을 조금 더 보내게 된다. 그러면 혈압은 5~10수은주밀리미터mmHg 정도 오를 수 있다.

그리고 식사할 때 심장은 위와 장에 혈액을 열심히 펌프질해서 보내준다. 걷거나 계단을 올라가거나 대화를 열심히 하기만 해도 심장은 혈압을 10~20수은주밀리미터를 올려줄 수도 있다. 게다가 힘든 일을 하거나 달리기를 하면 당연히 혈압은 더 오르게 된다. 심지어는 긴장하거나, 신경을 바짝 쓰거나, 스트레스가 많거나 흥분하는 상태만으로도 교감신경은 혈관을 좁히고 심장박동의 횟수를 늘린다. 그래서 혈압이 올라가는 경우가 많다. 그러므로 혈압에 관한 통계를 내려면 아침에 기상한 후 즉시 재는 방법이 가장 좋다. 한번 잰 것으로 일희일비하면 안 된다. 적어도 1~2주에 걸쳐서 매일 잰 뒤에 메모한 것으로 평균을 내보는 것이 가장 합리적이고 좋은 방법이다.

아침 기상 후 즉시 재는 것도 매일 해보면 똑같지 않다. 신체검사에서 한두 번 재보고 고혈압이라고 해서 놀라거나 약을 먹어야겠다고 생각하는 건 크게 좋은 방법이 아니다. 앞에서 언급한 바와 같이 과도한 긴장, 스트레스, 계단 오르기, 과식 등으로 일시적으로 혈압이 올랐다면 몸과 마음을 안정시킨 후에 차분하게 다시 재보아야 한다. 가능하면 일주일 이상 혈압을 메모해 평균치와 통계를 내본 후에 고혈압이라고 결정해도 하등 문제가 될 것이 없다.

혈압은 재고 난 이후 곧바로 다시 재도 수치가 다른 경우가 종종 있다. 오른팔과 왼팔의 혈압이 다르게 나오는 상황은 극히 일반적이다. 그러므로 계단을 올랐거나 말을 많이 했을 땐 충분히 안정을 취한 후에 다시 재보고 일주일 정도 잰 내용을 바탕으로 평균치를 내보는 것이 가장 합리적이다.

심뇌혈관질환 때문에 문제가 생긴다면 생활요법이 필요하다

그 외에도 혈압에 영향을 끼치는 요소들이 더러 있다. 아침에 기상 후 즉시 혈압 측정을 하더라도 전날 과식했거나, 술을 마셨거나, 피로했거나, 신경을 많이 썼거나, 잠을 충분히 못 잔 경우 혈압에 영향을 준다. 이렇게 무수히 많은 변수가 있으므로 매일 재봐도 똑같은 수치가 나오기는 어렵다. 집안일을 하는 주부는 특별한 일이 없고 평범한 일상이 유지된다면 혈압의 수치에서 변동 폭이 크지는 않다.

만일에 일주일 동안 혈압을 재어보고 평균적으로 90/140수은주밀리미터 이상으로 나오면 어떻게 해야 할까? 당장 고혈압을 조절하는 약을 먹어야 할까? 아니면 혈압이 생기는 원인을 곰곰이 챙겨보고 잘못된 생활 습관이 있었다면 이것부터 바로잡아야 할까? 더욱이 부모, 형제, 조부모님 중에 한 분이 중풍, 뇌졸중, 뇌출혈 등의 질환을 앓았다면 유전적으로 질환을 물려받지 않을지 걱정하는 분들이 대다수이다. 아마도 혈압이나 혈관을 관리하지 않고 과로하거나 몸을 무리하게 쓴다면 유전적인 상황이 나타날 가능성이 높다.

그러나 조부모나 부모에게 심뇌혈관질환이 있었다고 하더라도 혈압과 혈관을 잘 관리한다면 조상과 달리 같은 질병을 만나지 않을 가능성이 훨씬 더 크다. 즉 조부모나 부모와 달리 병에 걸리지 않기 위해 건강 생활요법을 알아야 한다. 건강 생활 요법을 알려고 하지 않고 관심도 없이 약으로만 해결하려 한다면 실패할 가능성이 커지기 때문이다. 혈압을 조절하는 약을 먹더라도 혈관을 깨끗하게 하고 튼튼하게 하는 건강 생활요법을 실천하면 심뇌혈관질환에서 벗어날 확률이 훨씬 더 높아진다.

고혈압의 근본적인 문제는 혈압 이전에 혈관침착물이다

혈압과 혈관과의 관계는 매우 중요하다. 태어난 직후부터 30세가 되기까지는 혈관에 침착물이 없거나 아주 적다고 보아도 된다. 침착물이 없을수록 혈관이 말랑말랑하고 탄력성이 좋다. 심장에서 피를 세게 보내도 혈관이 잘 늘어나서 수용을 잘하게 되고 혈압도 올라가지 않게 된다. 당연히 막히거나 터지는 일도 없다.

하지만 40세 이후부터 혈관의 침착물이 조금씩 늘어난다. 50세를 넘으면 혈관이 좁아지거나 일부가 막힌다. 혈관의 탄력성이 떨어져서 심장에서 피를 보낼 때 혈관이 제대로 확장하지 못하게 된다. 이를 동맥경화라고 부른다. 그럴수록 심장에서 보내는 혈액이 저항받게 되고 그 저항력이 고혈압이라는 형태로 나타나게 된다. 물론 나이가 들어도 혈관에 침착물이 적고 혈액 소통이 잘된다면 혈압이 생기지 않는다. 실제로 나이가 많아도 고혈압이 없는 사람들도 제법 많다.

만약 혈관이 침착물로 인해서 많이 좁아지고 혈관 벽까지 약해진다면 압력에 의해 혈관이 볼록하게 부풀어오른다. 최악의 경우엔 혈관이 터져버릴 수도 있다. 이때 모세혈관이 많은 뇌혈관이 터졌을 경우를 뇌출혈이라고 말한다. 이 경우는 대체로 중풍이 오거나 사망하는 때도 있다.

고혈압의 문제는 혈압 자체의 문제라기보다는 혈관의 문제다. 혈관이 좁아지거나 막히거나 굳어지면 문제가 생긴다. 혈관 벽이 약해지거나 터질 때가 최악이다. 그렇게 되면 문제가 심각하므로

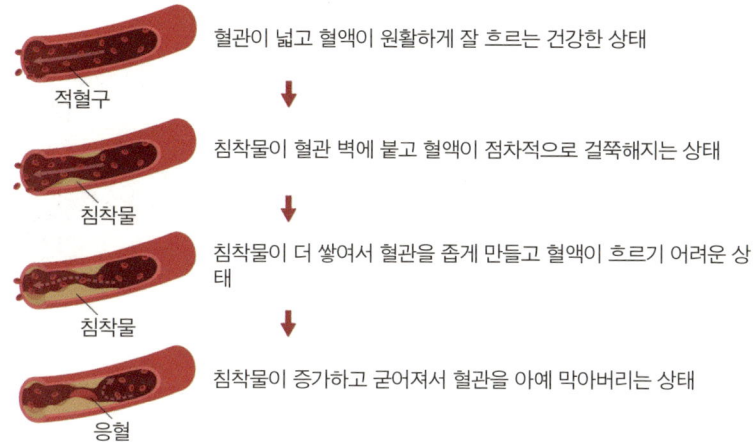

나이에 따라 혈관에 침착되는 침착물의 상태가 변화한다.

많은 사람이 혈압을 걱정하고 약을 먹기도 한다. 뇌혈관이나 심혈관의 한두 군데만 막히면 전체 혈압에는 영향이 거의 없다. 좁아지는 혈관의 개수가 점차 늘어나면 혈압은 상승하게 된다.

그러므로 혈압이 높다고 혈압만 낮출 것이 아니다. 혈관침착물을 없애고 혈관 벽을 부드럽게 하고 튼튼하게 하면 고혈압도 안 생긴다. 혈관 벽이 터지는 일도 예방할 수 있어 근본적인 해결이 가능하다. 과거엔 혈관의 침착물을 제거하거나 혈관을 건강하게 하는 방법이 없다 보니 응급처치로서 혈관에 압력을 줄이는 혈압조절제가 먼저 발명됐다고 이해하면 될 것이다.

또 굵은 혈관엔 스텐트를 넣어 혈관을 넓힐 수는 있겠으나 심장 모세혈관엔 스텐트를 넣기가 불가능하다. 그러므로 혈관의 침착물이 안 생기게끔 미리 예방하는 것이 중요하다. 만일에 혈관의 침착물을 녹여내고 혈관만 튼튼하게 된다면 뇌경색, 뇌출혈, 심근경색 등은 일어나지 않을 것이다. 그렇다면 어떻게 혈관을 청소하고 혈

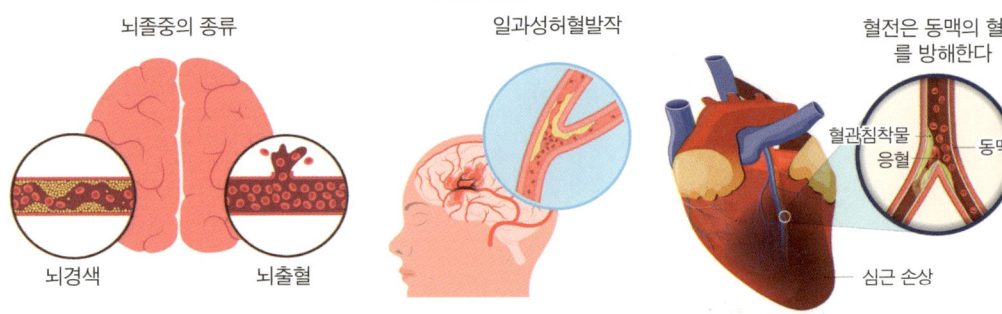

관 벽을 튼튼하게 한단 말인가? 이에 관한 해결책은 고혈압 후반부에서 다루어보겠다.

2

혈압약은 응급처치로서만 훌륭하다

혈압을 조절해주는 약은 근본적인 해결책이 아니다

1970년대 초까지만 해도 고혈압을 조절할 수 있는 신약의 종류가 많지 않았다. 그 당시엔 통상적으로 레셀핀Reserpine이라는 혈압약이 쓰였고 다른 혈압약은 국내에 거의 없는 실정이었다. 지금은 그 시절에 비해 수많은 종류의 혈압약이 개발된 상황이다. 약통에 쓰여 있는 설명문에는 고혈압치료제라고 쓰여 있으나 실제로 고혈압의 원인을 제거하는 치료제는 아니며 혈압을 조절해주는 기능을 갖췄다고 봐야 한다.

근본적인 문제를 해결하기 위해서는 혈관의 좁아짐과 막힘을 해결하는 게 최선이다. 지금까지는 이 문제에 대해 충분한 효과를 내는 약제가 없는 실정이다. 그래서 혈압을 조절하는 데서 그치는 차선책으로 뇌졸중 같은 사고를 일정 정도 방지하고 있다. 하지만 고혈압이 혈압약으로 완치되는 경우가 극히 드물어서 환자 대부분은 평생 약을 먹어야 한다.

대체로 혈압이 장기간 계속 오르기 시작하면 두세 가지 혈압약을 쓴다. 또 약의 효과가 24시간을 넘기는 경우는 거의 없으므로 매일 복용해야 적절한 혈압을 유지할 수 있다. 만일 며칠 동안 약을 쉰다면 반드시 원래대로 혈압이 올라가 있는 것이 보통이다. 혈압약의 부작용으로는 마른기침, 기립성저혈압, 칼륨의 증가, 신장 손상, 부종 그리고 심장의 문제 등이 있을 수 있으며 부작용으로 인해 불편이 느껴진다 싶으면 의사에게 알리고 약을 바꿈이 좋다.

혈압약의 원리와 종류는 다양하다

여러 원리에 기반해 혈압을 조절할 수 있으며 그에 따라 다양한 종류의 약이 혈압조절용으로 쓰인다.

1. 혈관을 확장해서 혈압을 내리게 하는 약(혈관확장제)
2. 소변을 늘게 해 혈액량을 줄이고 혈압을 내리게 하는 약(이뇨제)
3. 심장박동을 약하게 하고 심장박출량을 줄여서 혈압을 내리게 하는 약(칼슘채널차단제). 심장박동과 혈관수축하는 운동에는 반드시 칼슘이 있어야 잘 된다. 고로 심장에 들어가는 칼슘을 줄여서 심장박동을 약하게 하고 심장 박출량을 줄여서 혈압을 내린다.
4. 안지오텐신1 효소를 안지오텐신2 효소로 변하지 못하게 하는 약(ACEI제제)
5. 안지오텐신2 효소가 혈관수용체에 결합하지 못하게 하는 약(ARB제제), 즉 안지오텐신2 효소가 혈관의 수축 운동을 못 하게 하여 피를 보내는 것을 방해하는 약이다.
6. 기타. $α1$차단제, $β1$차단제, 교감신경차단제 등은 혈관이나 심장의 운동을 줄인다.

혈압을 조절하는 다양한 약들은 혈관을 일시적으로 넓혀서 혈압을 내리거나, 혈액 속의 수분을 소변으로 내보내서 혈액량을 줄여주거나, 심장박동과 심박출량을 약하게 해서 혈압이 덜 올라가게 하는 다양한 종류의 작용에 기반한다. 이런 약제가 응급처치로는 매우 우수하지만 근본적인 해결책은 될 수 없다. 그러한 까닭은 다음과 같은 원리 때문이다.

혈압이 떨어지면 혈액의 공급이 줄어들게 마련이다. 그러면 말초기관에선 혈액이 모자란다는 신호를 뇌와 심장에 보내온다. 그러면 심장은 충분한 혈액을 공급하기 위해서 더 열심히 박동력을 올린다. 결국 심장과 혈압약은 평생을 숨바꼭질하듯이 '내리고 올리고' '올리고 내리고'를 반복할 수밖에 없는 것이다. 그러다 보면 심장의 근육이 좋은 사람은 부작용이 없거나 적지만 심장의 근육이 약한 사람은 부정맥, 심부전, 심방세동, 심근경색, 흉통 등이 생기는 경우가 간혹 나타난다. 또는 말초신경의 혈액순환이 덜 돼서 팔이나 다리가 저리기도 하며 기침이 자주 나거나 어지럼증을 호소하는 경우도 더러 있을 수 있다.

하지만 혈압약에 몇 가지 부작용이 있어도 당장 약을 끊지 못한다. 만에 하나 사고가 날지도 몰라 불안하기 때문이다. 혈관의 침착물을 줄여주면서 혈관 벽을 탄력 있고 튼튼하게 하면 만사형통이다. 이게 쉬운 일은 아니다.

3

고혈압에는 어떤 방법과 해결책이 필요한가

고혈압도 네 가지 상황으로 나누어 대처해야 한다

고혈압의 예방과 해결책은 다음과 같이 네 가지 상황으로 나누어 제시할 수 있다.

첫째, 고혈압이 없는 상태에서 예방하기이다. 고혈압 역시 발병하기 전에 음식을 조절하고 운동을 해서 예방하는 것이 최고다. 너무 쉽다. 자기 몸에 관심을 가지고 질병이 오지 않게 신경만 좀 써주면 된다. 일반적인 예방법은 부모님이나 학교가 잘 지도하지만 구체적으로는 가르쳐주지 않는다. 좀 더 세밀한 예방법을 배울 필요가 있다. 특히 부모나 형제 중에 고혈압을 가진 이가 있다면 발병하기 전에 예방법을 익히는 게 중요하다.

만일 중년이 훌쩍 지나고 노년이 돼서 "고혈압이 있군요."라고 의사가 진단한다면 고혈압이 발병한 지 이미 오래된 경우가 제법 많다. 앞에서 언급한 바와 같이 초등학생 때부터 건강한 음식을 먹고 운동을 열심히 하고 『바른 생활』교과서처럼 살아도 결코 이른 것은 아니다. 어릴 적 습관이 평생 간다고 했으니 얼마나 좋은가?

20~30대라고 해도 『바른 생활』 교과서처럼 살아야 한다. 이미 고혈압약을 먹은 지 20~30년이 지났다고 할지라도 『바른 생활』 교과서 같은 삶은 절대 나쁘지 않다. 하기 싫거나 귀찮을 때는 생각만 바꾸어주면 아주 쉽다. 당뇨 예방과 고혈압 예방을 위한 별개의 예방법이 존재하지 않으며 각각은 서로 통한다. 특히 30대가 되기 전이라면 고혈압 없는 건강한 노년을 꿈꿔볼 만하다. 건강한 노년을 꿈꾸면 더 즐겁게 예방법을 실천할 수 있다.

특정한 음식을 먹어서 고혈압을 예방하는 것보다 특정 음식을 안 먹는 편이 훨씬 우수한 효과를 낸다. 특히 삼가야 할 것으로는 술, 담배, 분식, 튀김, 매운 음식, 인스턴트식품이다. 이런 음식들은 당독소, 단백질독소, 지질독소를 많이 일으키기 때문이다. 모두 혈관의 침착물을 증가시키는 해로운 물질들이다. 또 과식, 야식, 후식을 자제해야 한다. 특히 탄수화물은 잡곡밥 반 공기만 먹고 후식도 자제하도록 한다. 단백질과 좋은 지방은 적당량만 섭취하고 채소를 많이 먹어야 한다. 마지막으로 일과 운동은 체력이 허용하는 한에서 최대한 열심히 해주면 좋다.

당뇨 예방법과 아주 유사한데 그렇다고 해서 실망할 필요는 없다. 반복하고 반복할수록 좋다. 완전한 실천에 이르기 위해 잘 숙지해두자. 주위에 널리 전파할 정도가 되면 더욱 좋다. 노후에 이르러 당뇨와 고혈압이 없다는 게 얼마나 중요하고 행복한지 아는가? 아파보고 후회하면 이미 늦다.

둘째, 고혈압의 경계에 와 있거나 고혈압이 이미 시작된 초기일 때이다. 아직 혈압약을 먹지는 않아도 아침 기상해서 측정한 혈압이 140수은주밀리미터라면 고혈압의 경계에 와 있는 경우다. 혈압약을 먹지만 혈압이 크게 높지 않으면 고혈압의 초기 단계와 같다. 두 경우가 거의 비슷한 상태이기 때문에 묶어서 설명하겠다. 당연히 앞서 언급한 예방법을 철저히 실천하면 충분히 개선할 수 있다. 좀 더 자세하게 설명해보겠다.

고혈압 예방법

① 술과 담배를 하지 않는다. 술에 있는 알코올 성분이 분해될 때는 아세트알데하이드라는 독성물질이 생긴다. 아세트알데하이드는 간이나 혈관에 나쁜 영향을 끼치고 심한 경우엔 암을 유발하기도 한다. 담배는 더더욱 나쁜 영향을 끼친다. 니코틴과 타르는 폐와 혈관 구석구석에 노폐물이 돼 쌓여서 나쁜 영향을 끼친다. 담배연기 속의 수백 가지 화학물질 중에 벤조피렌은 폐세포 염색체 데옥시리보핵산의 염기 중 구아닌을 잘라서 폐암의 원인이 된다는 연구가 있다.

② 채소를 많이 먹어야 한다. 채소량에는 거의 제한이 없다. 채소가 혈관침착물 예방에 가장 좋다. 현대농법으로 생산한 농작물은 섬유질, 비타민, 미네랄 함유가 적다고 한다. 그래서 파이토케미컬이라는 식물추출 성분이 들어간 보충제를 먹는 방법도 좋다. 실제로 엄청 많은 채소를 먹지는 못하므로 식물추출 성분이 들어간 보충제는 가성비로도 우수할 때가 많다.

③ 단백질의 경우는 체중 1킬로그램당 1그램 정도가 적정섭취량이다. 만약 체중이 60킬로그램이면 하루에 60그램 정도의 단백질 섭취가 적당한 셈이다(달걀, 생선, 육류엔 약 10~15%의 단백질이 있으므로 약 600그램을 세 끼에 나누어 먹는다).

④ 식물성 지방과 동물성 지방을 적당량을 먹되 좋은 지방을 섭취해야 한다.

⑤ 탄수화물은 잡곡밥 반 공기 정도의 양이면 충분하다.

⑥ 과식, 야식, 후식은 꼭 자제해야 하며 비만이 되지 않도록 한다.

㉧ 적당한 운동은 필수이다. 단 나이에 따라 체력을 너무 소진하지 않는 범위 내에서 평생을 하면 더 좋다.

고혈압의 근본적인 원인은 혈관의 침착물에 기인한다고 했다. 혈관이 좁아져서 혈액의 공급이 부족해지니 심장에서 더 많은 피를 보내고자 용쓰고 애쓰는 것에서 고혈압이 발생한다. 고혈압의 근본적인 해결을 위해 침착물로 좁아진 부분을 녹여내고 혈관을 넓힐 수 있다면 얼마나 좋을까? 과거엔 그러한 일을 해내는 약물이 없었다. 그래서 임시방편으로 혈압약을 사용하고 피를 묽게 하는 제제인 은행잎 추출물, 아스피린, 플라빅스를 쓰기도 한다. 심장에 스텐트를 넣었을 땐 혈전이나 혈관침착물이 붙지 말라고 피를 더 묽게 하는 와파린 같은 약을 쓰기도 한다. 하지만 은행잎 추출물, 아스피린, 플라빅스, 와파린 같은 약은 피를 묽게 하므로 자칫 상처가 났을 때 지혈이 잘되지 않으니 주의해야 한다.

이러한 모든 작업은 응급처치로는 매우 우수하지만 근본적인 해결책하고는 거리가 멀다. 그래서 당독소, 단백질독소, 지질독소 예방이 중요하고 혈관 내 침착물이 덜 생기게 해주는 방법을 생각해야 한다. 하지만 이미 혈압약을 먹기 시작했다면 어느 정도의 침착물로 인해서 혈관이 좁아진 상태이며 탄력성도 줄어서 굳어져 있음을 의미한다. 이러한 예방법은 침착물이 덜 생기도록 하는 식이요법과 운동요법으로 건강에 큰 도움이 되며 예방효과로는 더욱 탁월하다. 하지만 이미 부착된 찌꺼기를 녹여내는 데는 좀 부족한 것이 사실이다.

시중에 널리 알려진 오메가3라든지 청국장에서 뽑았다는 낫토키나아제 등도 효과가 있다고는 알려져 있으나 지금까지는 혈관청소를 충실히 하기에는 요원한 것 같다.

인터넷에도 혈관을 청소해주는 음식이라며 여러 가지를 소개하고 있다. 예를 들면 마늘, 무, 양배추, 브로콜리, 콩나물, 숙주나물, 양배추, 상추, 우엉, 연근, 양파, 단호박, 콩, 두부, 꽁치, 해조류, 소금, 부추, 생강, 귀리, 곤약 등이 있다. 사실 이 음식들은 누구나 거의 매일 먹는 음식이기 때문에 아주 특별한 효과를 기대하기는 어렵다.

또 사과, 배, 딸기, 블루베리, 토마토, 녹차, 호두, 해바라기씨, 아보카도, 구기자, 결명자 등이 있다. 이것들도 흔히 먹는 음식으로서 혈관 청소 효과는 크게 기대하기 어렵다. 여기에 더해 오메가3가 들어 있는 고등어, 연어, 들깨, 깻잎 등도 소개하고 있다. 그리고 편식이 오면 안 되기 때문에 특정 음식만 매일 먹을 수도 없는 노릇이다.

혈관 청소에 우수한 파이토케미컬은 3장 고지혈 편에서 간략히 소개한다. 혈관에 침착물이 덜 붙게 하고 어느 정도 줄이는 방법으로는 당독소 디톡스가 매우 우수한 편이다. 당독소라는 것이 적혈구의 당화혈색소뿐만 아니라 혈관과 인체조직의 안팎으로 곳곳에 누적된 경우가 많기 때문이다. 최근엔 지질독소를 줄여주는 제품도 출하되고 있다.

그렇다면 지질독소란 무엇일까? 고$_高$지방 음식이나, 지방 대사 문제나, 활성산소$_{ROS}$에 의해 과산화지질$_{LPO}$이 생성되는 것을 말한다. 흔히 불포화지방산 기름(오일)을 오래 방치하면 산패가 돼서 인체에 해롭듯이 인체 내부에서도 지방이 산화스트레스로 인해 독성을 가진 물질로 변한 것을 지질독소라고 말할 수 있다.

혈관에 부착된 침착물들을 보통은 콜레스테롤 기름이 대부분이라고 생각하는 경우가 많다. 그러나 실제론 여러 가지 노폐물의 잡동사니라고 보는 것이 옳다. 특히 혈전(적혈구, 백혈구, 혈소판 등의 찌꺼기들)과 세포 찌꺼기, 음식 찌꺼기, 당독소, 단백질 찌꺼기, 지질 독소, 지방 찌꺼기(고지혈) 등의 혼합물이다.

그리고 피임약이나 여성호르몬을 먹으면 잘 생기는 혈전 덩어리 등도 침착물이 될 수 있다. 특히 여드름에 주로 쓰는 '제4세대 피임약'은 혈전이 빠르게 생성되므로 처방전이 있어야 하며 오래 복용하지 않는 편이 좋다. '제4세대 피임약'은 폐동맥 혈전으로 전 세계에서 간혹 몇 명씩 사망한다. 꼭 먹어야 할 경우엔 혈전 예방제품을 겸하면 더 좋다.

셋째, 고혈압약을 두 가지 이상 먹는 심한 경우이다. 고혈압을 앓은 지 20년 이상 됐고 혈압을 조절하는 약을 두 가지 이상 먹는데도 아침 공복의 수축기혈압이 160수은주밀리미터 이상으로 나타나는 경우는 심한 고혈압증에 속한다고 볼 수 있다. 이런 경우는 주로 혈관의 침착물이 많을 뿐만 아니라 거기에 더해서 체열이 높은 경우가 많다. 다음 사항들을 실천에 옮겨서 심한 고혈압증을 해결할 수 있다.

고혈압증 해결법

① 교감신경을 자극하지 않고 진정시킨다. 교감신경의 흥분으로 인해 심장과 혈관이 수축하기 때문에 혈압이 올라가는 경우가 많다. 이 경우는 혈압약을 먹어도 정상 혈압으로 잘 내려오지 않는다. 그래서 대부분 사람이 위험하게 생각한다. 그렇다. 만에 하나 뇌혈관에 문제가 생겨서 뇌졸중이나 뇌출혈이 생긴다면 대형 사고다. 이럴 땐 당연히 혈압약을 규칙적으로 먹어야 하고 혈관을 꾸준히 청소해줘야 한다. 이렇게 혈압을 낮추는 요법도 필요하지만 교감신경을 이완하는 생활요법이 급선무이다.

타고난 성품이 다혈질이거나 완벽주의거나 평소 일상에서 자주 긴장하고 짜증 내고 화를 낸다면 본인과 가족을 비롯한 주위 사람들이 협력해 습관을 먼저 교정해야 한다. 교감신경을 흥분시키는 호르몬은 코르티솔, 에피네프린(아드레날린), 노르에피네프린(노르아드레날린) 등등으로 혈관을 수축하고 심장박동을 증가시킨다. 이러한 호르몬 문제는 혈압약을 먹어도 크게 차도를 보이지 않는 경우가 많다.

반대로 부교감신경을 활성화하면 몸과 마음이 편안해지고 여유가 생긴다. 혈관과 혈압에도 매우 긍정적인 영향을 끼쳐서 혈압약 효과도 더 좋게 나타난다. 그러나 타고난 체질, 성품, 가족관계, 거래관계, 업무환경, 각종 문제 등등은 하루아침에 해결될 문제가 아니므로 본인과 주위 사람들이 꾸준히 노력하고 협조해야 한다. 때로는 음악을 즐기고 마인드컨트롤을 해야 한다. 자기 마음을 들여다보고 종교를 가지는 것도 유익할 수 있다.

② 혈관 침착물이 덜 생기게 하는 생약요법도 실천하자. 혈관의 침착물이 생기지 않도록 먹지 말아야 할 것을 철저히 가리면 더 좋고 혈관을 청소하는 데 도움이 된다는 음식도 챙겨 먹으면 좋을 것이다. 사실 혈관을 청소하는 데 도움이 된다는 음식들은 효과가 그리 크지 않다. 그러므로 좀 더 확실한 효과를 기대하려면 당독소 디톡스를 실천해야 한다. 당독소 디톡스를 연 3~4회 이상 주기적으로 실천하면 더 확실한 효과를 볼 수 있다.

제일 효과적인 방법은 혈관 건강에 좋은 파이토케미컬을 찾아서 먹는 것이다. 파이토케미컬이란 글자 그대로 식물성 화학성분이다. 원래 파이토케미컬은 식물이 자신들을 보호하기 위해서 각종 식물성으로 만든 화학물질이다. 인간이 만드는 인공화학물질과는 전혀 다른 종류다. 동물과 사람이 섭취하면 각종 치유 작용을 일으키거나 영양분이 되는 놀라운 물질들이다. 파이토케미컬은 어마어마하게 종류가 많으나 아직은 일부만 연구되고 있다.

식물이 만든 물질들로는 녹말(전분) 같은 탄수화물이나 단백질과 지방이 가장 많다. 그 외에도 비타민, 플라보노이드, 고분자화합물들이 식물이 만든 물질들이다. 이 물질들은 단순한 영양분을 뛰어넘어서 항산화 작용, 항염증 작용, 항혈전 작용, 항균 작용, 항바이러스 작용, 항암 작용 등을 한다. 인간이 만든 인공화학물질보다 훨씬 우수한데 그 종류가 너무 많아서 아직은 과학이 다 밝혀내지 못하고 있다.

실제로는 우리가 매일 먹고 있는 채소와 식물성 반찬에 모두 파이토케미컬이 들어 있긴 하다. 그러나 함량이 부족할 수도 있고 매일 챙겨 먹지 못하는 일도 있으므로 파이토케미컬 성분을 따로 추출한 보충제를 먹는 것이 바람직하다. 반찬은 여러 가지 골고루 먹는 것이 좋다. 보충제를 먹을 시엔 식탁의 반찬 종류를 늘렸다고 생각하면 무난하다.

혈관에 좋은 파이토케미컬로는 루틴, 쿼세틴, 깅게롤, 헤스페리딘, 카테킨, 미리세틴 등이 있다. 루틴은 감귤, 메밀, 파슬리, 토마토, 살구, 대황, 녹차, 회화열매 등에 들어 있다. 쿼세틴은 양파껍질, 녹차, 포도주, 사과껍질, 크랜베리, 메밀, 콩 등에 들어 있다. 깅게롤은 생강에 들어 있다. 헤스페리딘은 작은 탱자, 탱자껍질, 감귤껍질 등에 있다. 카테킨은 백차, 녹차, 흑차, 포도, 포도주, 사과주스, 코코아, 렌즈콩, 검은콩 등에 있는 성분이다. 미리세틴은 마늘, 피망, 구아바 등에 있다. 식물에서 우수한 효과를 찾으려면 정말로 무지하게 많다.

이러한 파이토케미컬은 우리가 먹는 음식에도 있지만 잘 먹지 않는 식물에 더 많은 편이다. 게다가 우수한 성분이지만 음식에는 소량만 들어 있어서 많은 양을 오랫동안 먹기가 쉽지 않다. 그래서 우수한 파이토케미컬을 추출하고 농축해 정제, 분말, 액제, 환제 형식의 고함량으로 만들어 간단하게 먹을 수 있게 한다. 최근에 이러한 기술을 개발하는 회사가 늘어나고 있다.

③ 체열을 조절하자. 체열이 많은 열 체질인 사람의 혈압이 높아지면 열을 식혀주는 일이 급선무다. 이러한 사람은 얼굴이 붉거나, 비만하거나, 땀이 많거나, 갈증이 많아 물을 많이 마시거나, 다혈질인 경우가 많다. 혈액, 혈관, 심장 등이 좋지 않은 경우가 많다.

간열, 심장열, 위열, 장열, 신경열 등을 식혀주는 약초도 많이 있지만 주로 사용하는 약초 위주로 몇 가지만 나열해보면 다음과 같다. 대황, 석고, 황금, 황련, 황백, 치자, 결명자, 현삼, 노근, 죽엽, 천화분, 생지황, 목단피, 시호, 박하, 상엽, 국화, 갈근, 승마 등등이다. 열을 식히는 약초는 많지만 어느 정도 열이 식으면 중단해야 하는 포인트를 알아야 하는 기술적인 문제도 있다.

또 이러한 생약(약초)들은 효과가 강력하므로 일반인이 사용하기 쉽지 않다. 가능하면 전문가의 도움을 받으면 좋다. 필요한 경우 혈압약과 같이 사용하면 문제없이 더 우수한 효과를 기대할 수 있다.

④ 산화질소NO, Nitric Oxide를 활용하자. 산화질소는 가장 강력한 혈관 확장 기능이 있는 성분으로서 30세 이전까지는 동맥혈관 내피에서 매일 충분한 양이 만들어진다. 산화질소는 산소O와 질소N로 된 단순한 성분이지만 혈관 확장 효과를 거두는 데 뛰어나다. 산화질소는 혈관을 확장해줄 뿐만 아니라 혈관을 생성하고 청소해주는 데도 어느 정도 관여한다. 산화질소는 혈관 림프관 외에도 뇌 신경, 심장근육, 간, 폐, 위, 소장, 대장, 생식기 등등 인체의 모든 기관에 관여한다.

산화질소는 가스로 이루어져 있으며 1~2분 내로 신속히 작용하고 분해된다. 여유분이 생기면 때로는 글루타치온과 결합해 S-니

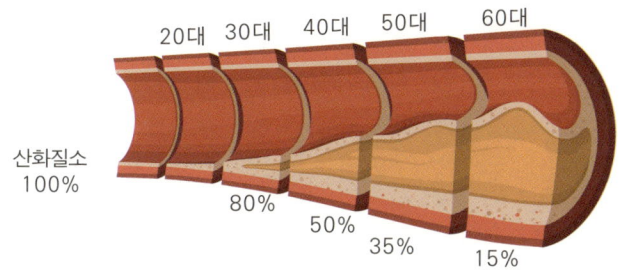

나이가 들면 산화질소NO가 줄면서 혈관 침착물이 늘어난다.

트로소글루타티온GSNO이 되기도 한다. 아니면 아질산염NO2 형태로 안정화돼서 저장되거나 몸속을 이동한다. 그러다가 다시 산화질소NO가 되기도 한다.

　우리 몸은 아미노산인 아르기닌Arginine을 재료로 하여 산화질소합성효소NOS, nitric oxide synthase를 통해 산화질소를 만든다. 태어나서 30세까지는 산화질소합성효소가 충분하다. 하지만 30대 이후엔 이 효소가 점점 줄어든다. 나이가 들수록 산화질소는 적게 만들어진다. 결국 혈관 확장이 덜 되고 침착물이 늘어난다. 젊을 땐 아르기닌을 먹으면 도움이 되지만 노년에는 아르기닌을 많이 먹어도 산화질소합성효소가 부족하여 산화질소를 많이 만들어내지 못한다.

　그래서 화학적 산화질소를 사용하는 사례가 있다. 노벨이 다이너마이트를 만들 때 사용하던 화약재료인 니트로글리세린Nitroglycerin을 혀 밑에 넣으면 몸은 바로 산화질소를 만들고 혈관을 확장한다. 지금도 협심증에 니트로글리세린 설하정舌下錠이 처방되고 있다. 단, 먹어서는 효과가 없고 작용이 강해서 조심스럽게 사용해야 한다. 산화질소의 효능은 노벨의 화약공장에서 일하던 협심증 있는 직원들이 니트로글리세린 증기를 마시고 협심증이 진정되는 걸 체험하면서 발견하게 됐다.

⑤ 부작용이 거의 없는 식물성 산화질소를 섭취하자. 모든 식물에는 질산염$_{NO_3}$이 풍부하게 있지만 질산염은 먹는다고 해서 산화질소$_{NO}$를 만들어주지는 않는다. 이것을 한국의 과학자들이 고초균 등으로 발효해 아질산염$_{NO_2}$으로 만들었고 특허를 획득했다. 산화질소 대사체 제품을 먹으면 위나 장에서 산화질소를 만들어낸다. 식물을 통해 만든 산화질소는 부작용이 거의 없으며 혈관 확장 외에도 림프 확장의 효과도 있다.

참고로 비아그라와 그 유사품들은 혈관확장제인 산화질소를 생성해주는 제품은 아니다. 인체는 cGMP라는 물질에 의해서 혈관평활근을 이완시켜서 혈액순환이 잘 되게 해주는 효과가 있다. 그러나 계속해서 혈관이 확장되면 안 되므로 PDE-5라는 효소가 cGMP를 분해하는 작용을 한다. 비아그라는 PDE-5효소를 억제함으로써 cGMP의 혈관 확장 효과가 오래 가게 하는 제품이다.

⑥ 혈관을 튼튼하게 하는 섬유질인 글리코칼릭스를 보충하자. 글리코칼릭스란 다당류와 섬유질의 혼합이며 세포막 외부와 혈관내피에 섬모(털) 형태로 구성돼 있다. 즉 젊을 땐 글리코칼릭스가 많아서 혈류가 원활하고 혈관내피에 상처도 안 나고 침착물이 덜 붙는다. 그러다가 나이가 들수록 글리코칼릭스가 줄어들면 혈관내피에 상처도 더 날 수 있고 침착물도 더 잘 붙을 수 있다. 최근에는 글리코칼릭스를 생성해주는 제품도 출시됐다. 글리코칼릭스를 보충해주면 혈관이 매우 건강해진다.

⑦ 급하게 혈압을 내리는 응급요법을 알아두자. 혈압약을 먹어도 혈압이 잘 떨어지지 않으면 긴급히 혈압을 낮추는 방법으로 각탕법이 효과적이다. 어떤 사정으로 혈압이 매우 높을 땐 각탕법을 하면 매우 빨리 혈압이 내려간다.

각탕법이란 큰 물통에 더운물 44~45도를 받아서 팔다리를 10

혈관

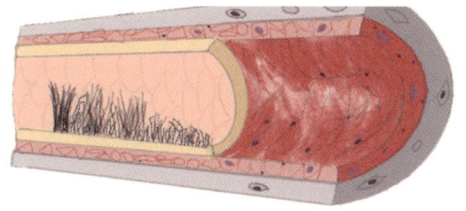

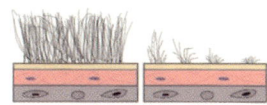

혈관: 외피(콜라겐 포함)
　　　중간층(평활근)
　　　내피(글리코칼릭스, 섬모)

젊거나 건강한
글리코칼릭스

노화됐거나
덜 건강한
글리코칼릭스

각탕법

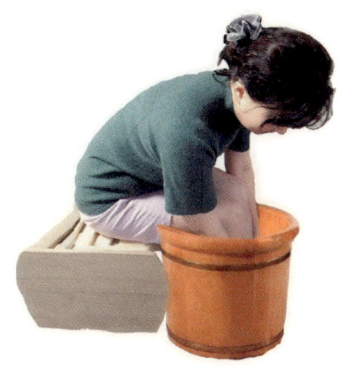

팔다리를 모두 담금이 가장 좋다. 수온은 44~45도에서 우수하다(나이가 많거나 허약한 사람은 전신 열탕 목욕을 피해야 한다. 전신의 혈관이 확장되면 뇌에 혈액이 적게 가서 어지럼증으로 위험할 수 있다).

분간 담그기만 하면 된다. 더운물로 인해 말초혈관이 확장돼서 혈액이 저항 없이 순환되고 심장의 혈압이 부드럽게 내려간다. 필요 시엔 우황청심원액을 같이 복용하면 더 효율적일 수도 있다. 그래서 혈압이 매우 높은 사람은 매일 10분씩 하면 좋다. 물의 온도가 45도가 넘어가면 저온 화상을 조심해야 하고 족욕은 손발만 담그니 효과가 크지 않다.

조상들의 지혜에서 파이토케미컬에 대한 실마리를 찾다

우리 조상들은 음식 외에도 우수한 파이토케미컬을 건강재료 또는 치료제로 주야장천 사용해왔다. 소위 말하는 생약이며 약초이다. 조상들은 대체로 약초를 탕제, 환제, 산제 형식으로 많이 만들어 먹었다. 동서고금을 막론하고 전 세계인들도 식물, 동물, 광물을 치료제와 건강재료로 사용해왔다. 1890년 이전에는 화학 신약이 존재하지 않았기 때문이다. 전 세계의 조상들은 우수한 파이토케미컬 역할로서 혈전을 녹이는 생약(약초)을 책으로 정리해놓았다. 그중에서 몇 가지만 추려보면 다음과 같다.

단삼 丹蔘

꿀풀과 식물의 단삼의 뿌리를 약재로 활용한다. 혈액이 뭉치거나 막힌 것을 풀어주며 생리불순과 무월경을 치료해준다. 혈전 녹이는 파이토케미컬로 우수하다. 특히 심장의 굵은 혈관엔 스텐트를 넣었지만, 간혹 심장의 모세혈관 막힘이 있어서 혈관확장제인 니트로글리세린을 사용할 경우가 있는데도 매우 효과적이다.

택란 澤蘭

꿀풀과 택란의 전초를 약재로 활용한다. 단삼과 효과가 비슷하고 특히 타박상으로 덩어리진 혈액을 녹여주는 효과가 우수하다.

도인 桃仁

장미과 복숭아 씨앗의 종자 부분을 약재로 활용한다. 어혈, 핏덩어리, 혈전 등을 신속히 녹이고 기름기가 많아 변비도 곧잘 해결한다.

홍화 紅花

국화과 잇꽃의 붉은 꽃잎을 약재로 활용한다. 혈전, 혈액 덩어리, 타박상, 굳은 혈액을 너무 신속히 녹이므로 많은 용량을 쓰면 안 된다. 너무 녹이면 용혈 작용(피가 파괴되는 현상)이 올 수도 있기 때문이다.

소목蘇木

콩과 소방목의 목재 부분을 약재로 활용한다. 목재의 색은 붉은데 혈전과 혈액 덩어리를 녹이고 생리불순과 무월경을 치료하며 심장혈관과 뇌혈관의 문제에도 응용할 수 있다. 그 외에도 강황, 울금, 유향, 몰약, 삼릉, 봉출, 우슬, 당귀, 천궁, 작약, 익모초, 오령지, 현호색, 조각자, 호장근, 왕불유행, 목단피 등으로써 혈전을 녹이는 우수한 생약제제가 너무나 많다.

혈압 문제에 대한 결론은 다음과 같다.
1. 채식, 단백질, 탄수화물 순으로 음식의 섭취량을 조절한다.
2. 혈관에 노폐물(당독소, 단백질독소, 지질독소) 침착이 일어나지 않게 과식, 야식, 후식을 자제한다.
3. 혈관의 노폐물(당독소, 단백질독소, 지질독소)을 줄여주는 식품, 디톡스, 생약, 파이토케미컬을 활용한다.
4. 적당한 운동은 필수이며 지나치게 무리하지 않는다.
5. 혈압이나 혈관침착물이 심한 경우엔 산화질소와 키토산 그리고 글리코칼릭스가 함유된 제품을 응용한다(혈압이 높거나 오래된 경우엔 혈압조절제를 겸해야 사고 예방에 도움이 된다).

3장
고지혈증은 부작용 없이 해결함이 좋다

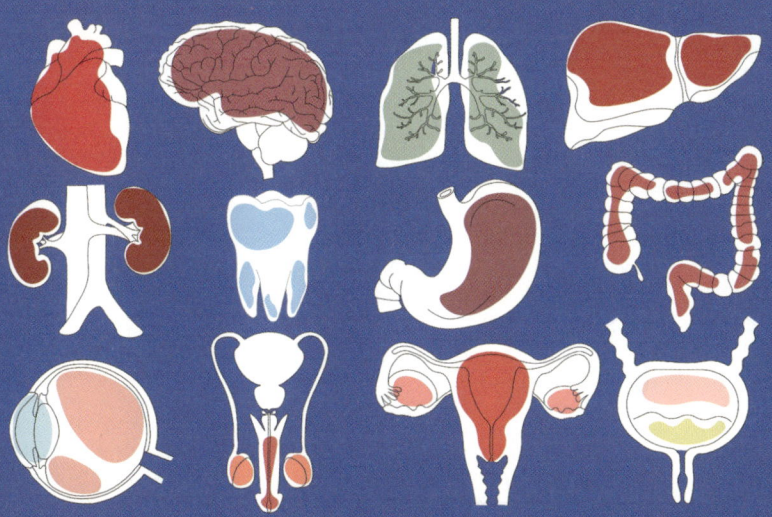

고지혈의 근본 원인이 무엇인지, 무엇을 가려 먹어야 하는지, 운동은 어떻게 해야 하는지도 챙기지 않고서 고지혈 조절약만 수십 년 먹은들 그 결과는 참담하기만 하다. 고지혈약 중에 스타틴 계열 약은 부작용을 일으켜 근육이나 콩팥이 상할 수도 있다. 부작용 없이 고지혈을 낮추는 방법이 훨씬 몸에 좋을 것이다. 당뇨든 고혈압이든 고지혈이든 초기증상이 나타날 때는 체중을 줄이고 운동만 적절히 해줘도 자동으로 해결된다. 그러나 식사조절도 체중조절도 운동도 하지 않고 약으로만 해결하려 한다면 선후가 뒤바뀐 상황이 아닐 수 없다.

고지혈증 개요

콜레스테롤이 언제부터인가 인간의 천적이 돼버렸다. 콜레스테롤은 인간에게 무조건 나쁜 것이기만 할까? 출생 후 성장하기까지 인체에는 엄청난 양의 지방과 콜레스테롤이 필요하다. 그래서 우리 몸은 자체적으로 콜레스테롤을 생성한다. 음식을 통해서 우리에게 필요한 콜레스테롤은 20%만 얻고 간에서 80%를 만들어준다.

그리고 무려 50조 개나 되는 세포막은 대부분 인지질로 구성돼 있다. 세포막은 콜레스테롤을 많이 필요로 한다. 콜레스테롤은 부신피질호르몬이나 성호르몬 등의 각종 호르몬 생산에도 꼭 필요한 재료이다. 거기다가 지방 소화에 필요한 담즙(쓸개즙)을 만드는 재료이기도 하다. 그래서 콜레스테롤은 없어서는 안 되는 중요한 성분이다. 그런데 언제부터인가 콜레스테롤이 혈관침착물의 대명사가 돼버렸다. 그래서 콜레스테롤은 고혈압, 심근경색, 뇌경색, 뇌출혈의 원흉으로 지목됐다. 콜레스테롤 수치는 무조건 낮추어야 한다는 강박관념이 전 세계인의 혼을 빼놓는 중이다.

일부 학자들은 콜레스테롤 수치가 어느 정도는 높은 쪽이 낮은 쪽보다 더 건강하고 장수한다는 주장을 펴고 있다. 이는 통상 말하는 적정치보다 콜레스테롤이 10~20% 높아도 건강에는 이상이 없으며 오히려 더 장수한다는 의미다. 하지만 이는 비주류의 주장이고 주류의 주장을 뒤집기엔 역부족이다. 콜레스테롤이 지나치게 높은 건 분명히 좋은 일이 아닐 것이다. 수치가 너무 낮아도 건강에 매우 불리하다. 인체에서는 항상성이 더 중요하기 때문이다. 너무 높으면 조금 낮추고 너무 낮으면 조금 올려줌이 당연하다. 문제는 콜레스테롤을 낮추려는 방법이 문제이다.

결론부터 말하면 화학약품을 통한 방식으로 간에서 생성하는 콜레스테롤을 못 만들게 하려는 게 문제다. 이러한 접근방식은 우리가 맹신하는 서구과학에 많은 부분을 기대고 있다. 우리 몸의 콜레스테롤을 적정량 만들면서 제대로 활용하는 게 중요하다. 콜레스테롤이 조금 높을 땐 약물치료 말고도 부작용을 일으키지 않는 방식이 많이 있다. 음식, 생약, 파이토케이컬, 운동 등을 활용하는 것이다. 이 방식들로 부작용을 막을 수 있다. 횡문근융해증이란 난해한 부작용을 일으키는데도 약에만 의존하는 것은 과유불급이라는 속담을 떠올리게 한다.

1
콜레스테롤이란 무엇이며 무슨 작용을 하는가

콜레스테롤은 인체에 꼭 필요한 지질이다

콜레스테롤은 오늘날 고혈압, 동맥경화, 뇌졸중, 심근경색 등의 원흉으로 알려져 있다. 그런데 과연 그런가? 조금 자세히 알아보자. 콜레스테롤Cholesterol은 담즙이란 뜻의 '콜레Chole'와 스테로이드 알코올이란 뜻의 '스테롤Sterol'의 합성어이다. 쉽게 설명하면 담즙(쓸개액)을 만드는 지질脂質, Lipid이란 말이다. 지질은 무엇이고 지방脂肪, Fat은 무엇이며 지방산脂肪酸, Fatty acid은 대체 무엇인가? 복잡하게 설명하면 끝이 없고 우리말에는 한 가지로 대신할 수 있는 좋은 단어가 있으니 '기름'이라 생각하면 간단하다. 기름은 석유, 휘발유, 디젤유 등을 모두 포함하는 단어이다. 여기서는 '먹는 기름'이라고 생각하자.

지방산에는 포화지방산과 불포화지방산이 있다. 포화지방산은 수소가 꽉 차서 탄소 간에 빈틈이 없다. 상온에서 굳어지는 소기름 돼지기름 등을 일컫는다. 불포화지방산은 수소가 한 개 이상 빠져서 탄소 간의 결합에 빈틈이 생긴 지방이다. 상온에서도 굳지 않기름으로 영어로는 오일Oil이라고 한다. 참기름, 들기름, 올리브유, 아보카도유, MCT유 등의 식물성기름이 많다.

포화지방산이 많이 뭉치거나 불포화지방산이 많이 뭉쳐도 지방이 될 수 있다. 또 지방에 글리세롤이 첨가된 것을 지질이라고 한다. 지질은 중성지방, 지방산, 인지질, 지용성비타민 등을 총칭하기도 하니 머리가 조금 복잡해진다. 어쨌거나 콜레스테롤은 사람과 동물에게 없어서는 안 될 필수영양소이다.

콜레스테롤은 세포막에 매우 중요한 성분이며 비타민D 같은 지용성비타민을 만들어준다. 스테로이드호르몬이나 성호르몬을 만드는 재료이기도 하다. 담즙을 만드는 재료로 아주 중요한 기름 성분이라고 생각하면 좋다. 피부에도 기름기가 촉촉해야 건성피부(건조피부)가 되지 않는 것이 당연하다. 피부, 위, 장, 눈, 코, 귀, 입, 목, 여성생식기 등에 발생하는 모든 건조증을 예방하기 위해서는 수분도 필요하지만 기름기가 없으면 소용이 없다. 지방과 섬유질의 골고루 분포가 매우 중요하다.

콜레스테롤이 인체에 해로운 물질이기만 한 건 아니다

음식을 통해 콜레스테롤을 섭취할 수 있는 양은 20% 내외이고 간에서 80% 정도가 만들어진다. 왜 콜레스테롤은 간에서 많이 만들어질까? 그만큼 꼭 필요하고 중요한 영양소이기 때문이다. 특히 청소년 시기를 거쳐 중년에 이르기까지 성장과 세포 생성에 콜레스테롤이 많이 필요하다. 담즙과 비타민D 같은 지용성비타민, 각종 스테로이드호르몬, 성호르몬 등의 생산에 없어서는 안 되는 재료이기 때문이다.

그런데 언제부터일까? 콜레스테롤이 고혈압의 원흉이며 동맥경화, 뇌졸중, 심근경색의 주범으로 지목되기 시작했다. 성인병을 없애려고 지방을 적게 먹고 콜레스테롤을 낮추는 약을 먹기 시작했다. 음식을 통해 지방을 적게 섭취할수록 몸에서는 콜레스테롤이 부족하다는 신호를 보낸다. 이러한 신호를 받은 간은 콜레스테롤을 계속 더 생산한다. 콜레스테롤이 만일 성인병의 원흉이라면 간에서 안 만들거나 덜 만들어야 한다. 그런데 간은 아랑곳하지 않고 콜레스테롤을 계속 만들어낸다. 그러면 사람들은 혈액 중에 콜레스테롤이 많다고 여기고 성인병의 위험을 의심한다. 콜레스테롤을 낮추는 약을 먹는다. 뭔가 맞는 것 같기도 하면서도 뭔가 안 맞는 것 같기도 하다.

사람의 콜레스테롤 표준치는 데시리터당 150~200밀리그램이다. 데시리터당 150밀리그램 이하는 건강이 나빠지거나 생명이 위험해지기도 한다는 것이 과학자들의 주장이다(최근엔 표준치를 100~200으로 표시하는 곳도 나타났다). 데시리터당 200~240밀리그램은 정상과 고지혈의 경계 구간이자 주의를 기울여야 할 구간이다. 데시리터당 240밀리그램 이상을 고지혈증으로 간주한다. 그러나 미국에서 100세 이상 된 노인들만 모아서 콜레스테롤 수치를 검사했더니 평균치가 데시리터당 220~240밀리그램이 나왔다는 기사를 본 적이 있다. 100세 이상 된 사람들의 콜레스테롤이 이 정도면 수치가 약간 높아야 오래 산다는 뜻이 아닌가? 또 어떤 학자는 마른 사람보다 약간 뚱뚱하고 콜레스테롤 수치가 조금 높은 사람이 더 장수했다고 주장하기도 했다.

아무리 그렇다고 할지라도 너무 높은 콜레스테롤 수치는 조심할 필요가 있다. 사람의 인체는 뭐든지 표준치를 유지하려는 항상성이 있다. 표준치를 심하게 벗어날 때는 그 이하의 경우건 그 이상의 경우건 주의해야 함이 틀림없다.

2
고지혈증을 낮추는 스타틴은 부작용을 일으킬 수 있다

스타틴의 부작용을 인지하지 못하고 계속 먹는 게 문제다

콜레스테롤 수치가 데시리터당 240밀리그램을 넘어가면 무조건 콜레스테롤 수치를 낮추는 약을 먹어야 할까? 부작용 없이 수치를 낮추는 방법은 없을까? 콜레스테롤 수치를 낮추는 약이 여러 가지가 있지만 가장 대표적인 약은 스타틴Statin 계열의 약이다. 스타틴 계열의 약으로는 아토르바스타틴, 로바스타틴, 피타바스타틴, 프라바스타틴, 로수바스타틴, 심바스타틴 등이 있다.

스타틴 계열의 약들은 간에서 콜레스테롤을 합성하는 일을 못하게끔 방해하는 역할을 한다. 간에서 콜레스테롤을 못 만들게 하니 혈중 콜레스테롤이 적어지는 게 당연하다. 과연 간이 스스로 하는 일을 방해하는 일은 잘하는 일일까? 부작용은 없을까? 스타틴 계열의 약 말고도 콜레스테롤을 자연스럽게 줄일 수는 없을까? 사실 스타틴 계열의 약에는 부작용이 제법 많이 있다. 모든 인공화학 약품은 다소간 부작용이 있어서 스타틴 계열의 약도 예외라고 할 수 없다. 응급처치에 최고인 화학약품은 필요시에 꼭 써야 하지만 장기간 사용하는 건 주의하고 관찰해야 한다.

스타틴 계열의 약 또한 고지혈 증세를 낮추는 효과는 분명히 있다. 젊거나 건강한 사람들은 부작용을 호소하는 경우가 매우 적다. 그러나 나이 든 사람이나 몸이 약한 사람 중에는 의외로 부작용을 호소하는 사람이 제법 많다. 또 환자 처지에선 스타틴 부작용인지 나이가 들어서 오는 문제인지 구분하기가 쉽지 않다. 대부분은 후자로 생각하면서 스타틴을 계속 먹는 경우가 많다. 약의 부작용은 설명서에 상세히 기재돼 있다. 설명서가 없을 시엔 인터넷 검색창에서 찾아볼 수 있다. 검색창의 내용도 약품의 설명서와 똑같다. 대부분 사람은 약 설명서를 잘 읽지 않는다. 전문용어가 많아서 읽어도 어렵거니와 부작용을 알아도 해결 방법을 모르니 어쩔 수가 없기 때문이다.

스타틴 계열 약의 부작용은 많지만 짧은 기간 복용은 별문제를 일으키지 않는다. 이 책에서는 가장 문제가 되는 부작용 문제를 몇 가지만 언급하겠다. 약을 장기간 먹었을 때 몸이 눈에 띄게 약해지거나 근감소증을 겪는 사람은 꼭 참고해야 한다. 참고로 독일 바이엘사의 '세리바스타틴Cerivastatin'은 횡문근융해증으로 52명의 사망자를 보고하고 2001년경에 시장에서 철수했다. 다른 스타틴 계열 약은 부작용이 덜하지만 횡문근융해증이 전혀 없지는 않다.

스타틴은 횡문근융해증이라는 부작용을 일으킬 수 있다

스타틴 계열 약의 대표적인 부작용은 바로 횡문근융해증橫紋筋融解症, Rhabdomyolysis이다. 횡문근橫紋筋은 우리말로 하면 '가로무늬근육'이다. 골격근(뼈에 붙은 근육)과 심장근육이 여기에 해당한다. 융해증融解症은 '녹는다.'라는 뜻이다. 그러니 횡문근융해증에 걸린다는 것은 뼈를 감싼 모든 근육과 심장근육이 녹을 수 있다는 것을 의미한다. 특히 팔다리 근육을 포함해 심장근육에 손상이 올 수 있다는 점에서 매우 위험하다.

참고로 스타틴 계열 약과 상관없이 이전에도 횡문근융해증이라는 질병이 있었다. 몸이 약하거나 근육이 약한 상태에서 심한 운동을 하거나, 심하게 다치거나, 열사병이나 고열병을 앓거나, 술이나 마약을 심하게 하면 횡문근융해증을 앓을 수 있다고 알려져 있다. 횡문근융해증이 심해지면 입원 치료까지 해야 할 수 있다. 초기에 발견하고 신속하게 치료해야 하며 몸을 잘 추슬러야 한다. 이러면 회복할 수 있지만 모르고 지나가거나 치료 시기를 놓치거나 하면 치명적일 수도 있다.

그러지 않아도 나이가 들면 50대 이후부터는 근감소증이 슬그머니 찾아온다. 스타틴을 복용해서 횡문근융해증으로 근육이 조금이라도 더 녹으면 문제가 커진다. 근육 통증이나 근육 부실이 더 심해지고 회복이 어렵다. 나이 든 사람 중에 횡문근융해증이 심해져서 "팔다리가 아프다." "몸살이 자주 난다." "팔다리가 저리다." "허리, 어깨, 무릎, 허벅지, 발목, 발바닥 등이 아프다."라고 호소하는 경우가 많다. 이때 환자 대부분은 "이제 내 몸이 늙어서 그런가 봐."라며 진통제로 해결하려 한다. 또 나이가 들면 누구나 노쇠해진다고 여겨서 "아픈 게 당연하지."라고 한다.

횡문근융해증으로 근육이 녹으면 근육 속의 미오글로빈이라는 성분이 분리돼 혈액으로 들어간다. 혈액으로 들어간 미오글로빈은 몸 전체를 떠돌아다니다가 신장으로 가게 된다. 미오글로빈 일부는 소변으로 빠져나가지만 일부는 신장의 사구체에 걸리기도 해 신부전증이 나타날 수도 있다. 신장 기능이 튼튼한 사람은 금방 표시가 나지 않는다. 하지만 몸이 약하거나 신장이 많이 약한 사람은

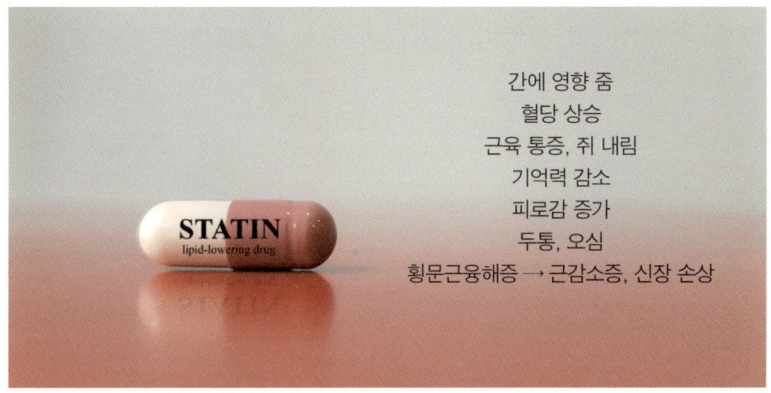

스타틴 계열 고지혈약은 부작용이 많다.

횡문근융해증으로 신장이 더 나빠질 가능성도 없지 않다.

건강한 사람의 경우 당장에는 스타틴 계열 약의 부작용이 안 나타나지만 수년간 복용하면 어떤 부작용이 나타날지도 모른다. 그래서 주의를 기울여야 한다. 그리고 드물긴 하지만 간의 염증이나 간 손상, 혈당 상승이나 당뇨병, 기억력감퇴나 인지장애 등이 생길 수도 있다. 간혹 스타틴 부작용으로 남성에게서 여성형 유방증, 성욕 감퇴, 성기능장애 등이 나타날 수도 있다.

물론 대부분의 화학약품은 다소간의 부작용을 가지고 있다. 이들 부작용을 미리 알고 적절히 대응하기 위해서 약을 개발하는 제약회사들은 수억 원에서 수십억 원을 들여서 임상 1상, 임상 2상, 임상 3상을 거치고 약의 효과와 부작용에 대해서 상세히 보고하고 미국식품의약국FDA이나 식약처와 같은 정부 기관의 허가를 받는다. 마지막으로 약에 관해 알아야 할 것들을 설명서에 빼곡히 기재한다. 그러므로 의료인이나 환자는 가능한 한 설명서를 잘 읽어야 하고 부작용 발생 시 적절한 대처를 해야 한다.

그렇다면 스타틴 계열의 약을 사용하지 않고 부작용 걱정 없이 콜레스테롤을 조절하는 방법은 없는 것일까? 그 방법이 바로 '바른 생활' 요법이다. 자세한 내용은 다음 장을 참고하자.

3

고지혈증에는 어떤 방법과 해결책이 필요한가

고지혈증 수치 체크가 해결의 실마리다

가장 먼저 알아야 할 사항은 검사를 통해서 나온 본인의 고지혈증 수치이다.

고지혈 검사를 하기 전엔 12시간 이상 공복인 경우가 좋다. 술을 안 먹은 상태에서 측정해야 하고 담배를 끊고 하면 더 좋다. 고지

고지혈증 수치

(기준: mg/dL)

지질종류	정상기준	주의/경계	고지혈 간주
총콜레스테롤	150~200	201~239	240 이상
중성지방	150 이하	151~199	200 이상
LDL	130 이하	131~159	160 이상
HDL	40~60(정상)		40 이하(부족)

(※HDL은 약간 높은 걸 우수하게 보며 70을 넘지 않는 게 좋다고 본다)

수치 기준은 학자마다 병원마다 조금씩 차이가 있으나 대동소이한 편이다.

혈 검사에 영향을 주는 질환으로는 고혈압, 당뇨, 갑상선 질환, 비만 등이 있다. 이 질환에 걸린 사람은 수치가 조금 더 높게 나올 수도 있다. 그러기에 정상 수치보다 10~20% 정도 높게 나온다고 해서 놀랄 필요는 없다. 자신의 현재 콜레스테롤 수치를 알면 그에 맞는 해결책을 실천할 수 있다. 네 가지로 상황별 해결책을 나눠서 제시할 수 있다. 첫째, 현재는 정상이지만 건강관리를 위해 예방하는 경우. 둘째, 콜레스테롤 수치가 데시리터당 200~240밀리그램으로 정상치보다 조금 높지만 약을 먹을 정도는 아닌 경우. 셋째, 데시리터당 240~260밀리그램으로 고지혈증 수치가 조금 높아서 약을 먹어야 하는 경우. 넷째, 데시리터당 260~300밀리그램으로 고지혈증 수치가 매우 높은 경우. 이 네 가지의 경우에 어떤 해결책을 제시해야 하는지 알아보도록 하자.

첫째, 정상인 경우와 정상치보다 조금 높은 경우이다. 현재는 정상이지만 부모나 형제 중에 고지혈이 있다면 좀 더 주의해야 한다. 문제가 되지는 않지만 정상치를 약간 웃돌 때도 주의해야 한다. 식이요법이나 운동요법이 좋고 이러한 방법의 실천을 통해 아주 쉽게 정상치로 돌아갈 수 있다. 콜레스테롤 수치가 약간 높은 건 많이 먹었거나 비만해졌거나 운동을 게을리했거나 일을 열심히 하지 않았을 때이다. 음주가 잦고 담배를 피우고 인스턴트식품을 많이 먹어서 그럴 수도 있다. 이런 경우엔 수치가 올라간 원인의 반대로 행동하면 저절로 해결된다. 즉 총식사량을 적게 먹는다. 특히 정제 탄수화물을 줄인다. 체중을 줄인다. 채소를 많이 먹는다. 운동을 늘린다. 일을 많이 한다. 그러면 콜레스테롤 수치가 내려간다. 더 적극적으로 실천할 만한 생활요법으로는 금주, 금연, 커피 마시지 않기 등이 있다.

탄수화물의 섭취를 줄이고 콜레스테롤의 소비를 증가시키는 방식이다. 일과 근력운동의 양을 증가시키고 담즙 생산량을 늘리면 콜레스테롤 소비량이 증가한다. 담즙 생산을 증가시키는 성분으로 대표적인 것은 카테킨(녹차), 커큐민(강황), 알리신(마늘) 등이다. 이러한 것들을 섭취해줌과 동시에 담즙 생산을 돕는 생약 제품을 추가로 복용하면 부작용 없이 정상 콜레스테롤 수치를 만들 수 있다. 그리고 체열이 많은 경우엔 체열을 감소시키면 매우 빨리 개선된다. 이에 대해서는 고혈압을 다룬 장에서 자세하게 언급했다.

둘째, 고지혈증 수치가 조금 높거나 수치가 많이 높은 경우이다. 이미 콜레스테롤 수치, 중성지방, 저밀도 지질이 높아서 고지혈 약제를 먹는 경우엔 더욱더 철저한 생활요법을 해야 한다. 고지혈약을 복용하면 콜레스테롤 수치는 내려가지만 복용을 중단하면 도로 올라가는 경우가 많다. 스타틴 약물이 간에서 억지로 콜레스테롤을 못 만들게 하였으니 스타틴을 중단하면 간에서 마음껏 콜레스테롤을 만들기 때문이다.

콜레스테롤은 음식 섭취(20%)와 간(80%)을 통해 만들어진다. 그런데 나이가 들면서 콜레스테롤 소비가 적어지면서 남아돌게 된다. 그래서 적게 먹고 콜레스테롤 소비량을 늘려줘야 한다. 일과 운동과 담즙 생산이 콜레스테롤 소비를 늘리는 데 좋다. 다만 이러한 생활요법이 잘되지 않는 사람은 보충제를 먹어줘야 한다. 1차 보충제는 담즙 생산 증진제다. 원래 콜레스테롤은 담즙의 재료로 쓰이므로 담즙 생산을 대폭 늘리면 혈액 속으로 가는 콜레스테롤이 줄어들게 된다. 또 담즙 생산이 증가하면 간의 부담이 줄어들고 혈압이 안정화되고 소장의 각종 소화 기능이 대폭 향상된다. 일거삼사득이 아닐 수 없다.

담즙 분비를 증가시키는 제품으로는 일반의약품과 건강식품이 있고 생약으로도 제법 여러 가지가 있다. 파이토케미컬이 들어 있는 식품 또한 담즙 생산을 촉진하는 역할이 있다. 담즙 분비를 증가시키는 파이토케미컬로는 대표적인 게 헤스페리딘과 커큐민이다. 헤스페리딘은 작은 탱자, 탱자껍질, 감귤껍질 등에 들어 있고 커큐민은 강황, 울금, 아출, 생강 등에 들어 있다. 마늘, 피망, 구아바에 들어 있는 미리세틴은 혈전 감소에 도움이 되며 오디, 포도껍질, 포도주, 견과류, 땅콩 등에 들어 있는 레스베라트롤은 뇌혈관에 좋다.

그 외에도 보충제 개발이 계속되고 있다. 식물성 보충제는 전문가와 의논하고 섭취하는 게 좋을 것이다. 특히 견과류가 식물성 지방이어서 콜레스테롤을 줄이는 데 도움이 되지만 많이 먹으면 되레 증가시킬 수도 있으므로 조심한다. 견과류는 하루 50~60그램 정도 섭취량이 무난하고 조금 많이 먹은 날은 2~3일 쉬어주었다가 다시 먹는 방법을 고려해야 한다.

단순히 콜레스테롤 수치만 높고 혈전, 혈관 좁아짐, 혈관막힘 등의 증상이 없다면 예방책만으로도 좋아진다. 그러나 나이가 들고 혈관의 침착물이 많고 그로 인한 동맥경화까지 있다면 고지혈 수치만 조절할 문제가 아니다. 혈관의 침착물을 줄여주는 방법을 겸할 필요가 있다고 본다.

2장의 고혈압 편에서 혈관의 침착물과 동맥경화에 대해서 상세하게 설명했다. 마치 콜레스테롤이 혈관 침착물의 전부인 양 생각하는 것은 오해라고 했다. 즉 혈관 침착물은 혈전(적혈구, 백혈구, 혈소판 등의 찌꺼기), 세포 찌꺼기, 당독소(음식 찌꺼기), 단백질 찌꺼기 등등이 모여 만들어진 복합물인데 그 안에 지질독소(지방 찌꺼기)가 일부 포함돼 있을 뿐이다. 혈전을 용해하는 방법과 혈관 침착물을 녹이는 방법을 상세히 다루었다. 고혈압 부분과 고지혈 부분을 연결해서 생각해보기를 권유한다.

부득이하게 스타틴을 복용하게 될 때는 콜레스테롤 수치를 정확히 알아야 할 필요가 있다. 정상 수치로 내려가면 쉬어가면서 복용해야 부작용을 줄일 수가 있기 때문이다. 그리고 생활요법으로 부작용 없이 고지혈을 낮추는 방법을 추천한다. 자기 콜레스테롤 수치를 전혀 모르고 정상 수치나 정상 이하의 수치인데도 불구하고 계속 스타틴을 복용하는 경우는 피해야 한다. 때에 따라서는 코엔자임큐텐CoQ10이 포함된 보충제가 스타틴의 부작용을 약간 줄여줄 수도 있다.

고지혈증이 있다면 무엇을 먹어야 하는가

고지혈에 도움 되는 식사요법과 식품을 요약하면 다음과 같다.

첫째, 채소(나물)를 많이 먹는다.

둘째, 단백질은 적당량을 섭취한다. 체중 1킬로그램당 1그램이 적당하다. 예를 들어 몸무게가 60킬로그램이 나가면 60그램의 단백질을 섭취해주는 게 적당하다. 단백질로는 식물 단백질과 동물 단백질이 있다. 이 둘을 골고루 섭취해주는 게 좋다. 식물 단백질은 대부분의 콩 종류와 두부 등에서 섭취할 수 있으며 동물 단백질은 달걀, 생선, 닭가슴살, 육류 등에서 섭취할 수 있다.

셋째, 건강에 좋은 기름을 섭취한다. 기름의 종류로는 참기름, 들기름, 올리브유, 아보카도유, MCT유 등이 좋다. 이 기름들을 섭취할 때도 품질이 좋은 것으로 먹어야 한다. 씨앗에서 추출하는 기름 중에도 건강에 좋은 것과 좋지 않은 기름이 있다. 예를 들면 압착으로 추출하는 기름(참기름, 들기름, 올리브유, 아보카도유, MCT유 등)이 좋은 기름으로 많이 추천된다. 반대로 고온과 고압 공정을 거치고 화학적 유기용매로 추출하는 기름(카놀라유, 유채 기름, 콩기름, 옥수수 기름, 땅콩기름, 해바라기씨 기름 등)은 화학적 성분이 가미돼서 건강에 오히려 좋지 않다는 의견이 지배적이다. 이 기름은 제2차 세계대전 전후로 등유나 공업용으로 가공했던 기름인데 값싸고 맛이 좋다는 이유로 식용으로 전환됐다고 한다.

넷째, 탄수화물은 많이 먹는 것보다 적당량을 먹는 게 좋고 정제 탄수화물(쌀밥, 분식)보다는 비정제 탄수화물(보리, 잡곡 등)을 먹는 게 좋다. 그래서 평소에 잡곡밥으로 반 공기만 먹는 생활 습관을 들이면 좋다.

다섯째, 과식, 야식, 후식, 인스턴트 음식을 자제한다.

고지혈증에 좋은 식품

고지혈증에 효과가 있으면서 부작용이 거의 없는 식품 종류를 알아두는 것도 도움이 된다. 크게 다섯 가지 종류가 나눌 수 있다.

① 식이섬유: 물에는 녹으나 소화가 안 되고 흡수가 안 되는 섬유질을 의미한다. 담즙뿐만 아니라 중금속, 발암물질, 화학물질 등도 흡착해 대변으로 내보내는 역할을 한다. 식이섬유에는 겉보리와 늘보리가 있다. 겉보리의 껍질을 벗기면 늘보리가 된다. 쌀보리는 식이섬유가 많이 함유된 식품은 아니다. 다시마에도 식이섬유가 많다. 미역, 곤피, 톳, 김 등의 해조류도 우수한 식품이다. 차전자피Psyllium husk 또한 식이섬유 식품으로 혈압, 고지혈, 변비에 도움이 된다.

② 견과류: 아보카도, 아몬드, 호두, 잣, 땅콩 등이다. 하지만 견과류를 과잉 섭취하는 건 조심해야 한다. 오히려 고지혈을 악화시킬 수도 있다.

③ 레시틴Lecithin: 콩, 생선, 밀싹, 달걀, 씨앗에 레시틴이 많다. 레시틴 또한 고지혈에 좋다.

④ 비타민 B3: 비타민 B3에는 나이아신Niacin, 나이아신아마이드Niacinamide, 나이아신아마이드리보사이드Niacinamide-riboside 세 종류가

있다. 나이아신은 혈관 확장 효과로 인해 열이 생기는 사람이 간혹 있으므로 나이아신아마이드가 무난하다.

⑤ 키토산Chitosan: 갑각류의 키틴을 분해해서 만든 제품으로 혈관 침착물을 녹여서 몸 밖으로 내보내서 고지혈증뿐 아니라 당뇨, 혈압, 암 등과 만성질환에도 효과가 좋다.

이쯤에서 고지혈증에 관한 이야기를 마무리하고 결론을 내려보자. 고지혈증이 가벼운 경우는 음식조절과 체중조절을 통해 자동으로 해결된다. 또 부작용이 없는 보충제(당독소 디톡스, 파이토케미컬, 생약)로 더 신속히 개선된다. 고지혈이 아주 높은 경우엔 처방약을 먹을 필요가 있다. 그렇게 복용하다가 정상 수치가 되면 앞의 방법으로 전환함으로써 부작용을 사전에 차단한다.

4장
골감소증은 슬그머니 찾아와서 더 무섭다

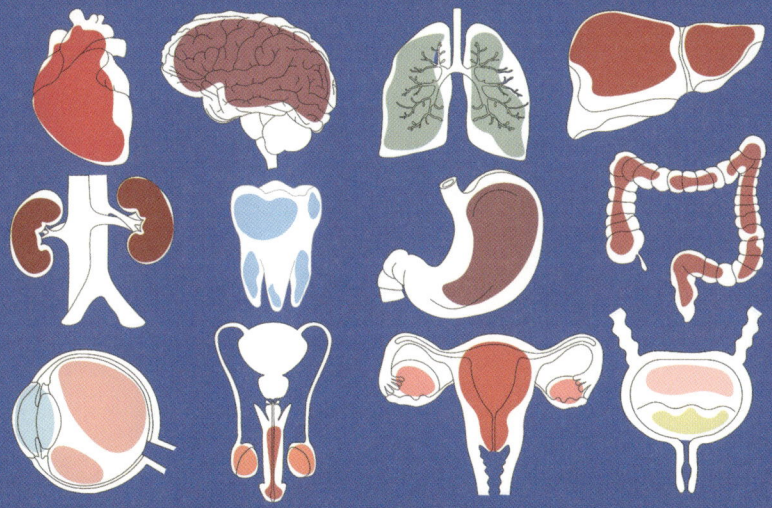

젊을 땐 조골세포라는 줄기세포가 활발하여 뼈를 잘 만들어주므로 골감소증 같은 건 걱정하지 않아도 된다. 하지만 나이가 들수록 자신도 모르게 뼈의 밀도나 강도가 줄면서 어느 날 키가 줄었음을 알게 된다. 이는 조골세포라는 줄기세포의 노화가 왔다는 증거이다. 골밀도를 높이는 약 중에는 일시적으로 골밀도가 높아지다가 나중엔 뼈가 더 잘 부러지는 부작용이 있는 약도 있다. 부작용 없이 뼈의 골밀도나 골 강도를 높이는 생활요법은 하지 않고 수치로만 골밀도를 높이려는 부작용 많은 약은 서구과학의 맹점 중의 맹점이다. 나무는 보고 숲을 보지 못하는 학술이다.

골감소증의 개요

골감소증은 50대 이후의 대부분 남녀에게 생기는 노화현상 중의 하나이다. 골감소증을 방치하면 골다공증으로 이어진다. 젊을 때는 밥 잘 먹고 일이나 운동만 적당히 해도 이런 증상이 나타나지 않는다. 여성은 폐경 이후에 여성호르몬 부족으로 인해 골감소증이 더 나타난다고 한다. 남성은 50대 초반부터 골감소증이 서서히 시작한다. 골감소증은 나이가 들면서 호르몬, 햇빛, 운동 등이 부족하면 시작되고 골감소증이 시작되면 다시 예전으로 돌아가기 쉽지 않다.

우선 50대 중반부터 키가 줄기 시작해 60~100세로 갈수록 계속 키가 준다. 이빨도 체질 따라 차이가 크지만 이른 사람은 40대에 이미 턱뼈(치조골)와 이빨이 약해진다. 거기다가 이뿌리 인대(치주인대)가 줄면 염증이 생기고 흔들리거나 빠지기 때문에 기존 치아를 임플란트 등으로 대체해야 한다. 50대부터 임플란트를 하는 사람의 수가 늘어나다가 70~80세에 이르러서 상태가 심해지면 틀니를 하기도 한다. 건강한 체질인 사람은 자기 이빨을 오래 쓰는 사람이 있기도 하다.

골감소증을 40세 이전부터 예방하면 더 좋으나 대부분은 미리 예방할 생각이 없다. 이뿌리에 염증이 생기거나 임플란트하거나 근골격계질환이 나타난 50~60대 이후에서나 골감소증에 관심을 가지는 사람들이 대부분이다. 이미 골감소증이 시작됐으나 큰 질환이 없으면 방심하는 것이 일반적이다. 그러나 고장이 많이 났을 땐 이미 치유가 오래 걸리고 비용이 증가하니 이러지도 저러지도 못하고 포기하는 사태도 더러 많다.

그런데 골감소증 또는 골다공증을 예방하거나 치유하는 인공화학약품 중에는 매우 부작용이 많은 약도 있다. 상세한 정보에 관심을 두지 않고 일반적인 정보에만 의존하다가 되레 더 탈이 나는 경우도 있다. 가능하면 일찌감치 예방하면 좋고 음식, 운동, 우수한 보충제 등으로 부작용 없이 골감소증이나 골다공증을 예방하거나 치유하면 더욱 낫지 않을까 싶기도 하다. 상세한 내용은 본문의 내용을 참고하기를 바란다.

1

골감소증과 골다공증은 무엇이며 어떻게 시작되는가

골감소증이 심해지면 골다공증이 된다
골밀도 검사라는 뼈 검사에서 T수치를 측정한다.

골밀도 검사

T수치= -1 이상	정상으로 간주	
T수치= -1~-2.5 사이	골감소증	골절위험
T수치= -2.5 이하	골다공증	골절위험

골감소증은 조금 가벼운 상태이고 골다공증은 조금 심한 상태라고 볼 수 있다. 필자는 오십보백보라고 보고 같은 질환으로 간주한다. 설혹 골감소증이 골다공증으로 진행하지 않는다고 해서 안심하거나 방심해서는 안 된다. 골감소증이든 골다공증이든 뼈가 약해지고 키가 줄고 골절이 올 수 있고 노화를 촉진할 수 있기 때문이다.

특히 70세가 넘은 사람이 골감소증에 걸렸을 때 미끄러지거나 침대에서 떨어져 골절이 오면 사망으로 이어질 수 있다는 걸 누구나 다 안다. 노인의 골절이 위험한 이유는 골절이 됐을 때 침대에서 전혀 움직일 수 없기 때문이다. 뼈 문제에 근감소증까지 겹치게 되면 이에 따라 사망하는 경우가 허다하다. 골감소증에 근감소증을 동반하면 에너지 생산이 대폭 줄면서 생존의 위협을 받게 된다. 이렇게 뼈를 다치면 뼈 보충제와 근육보충제를 신속히 공급해야 사망에 이르는 경우를 방지할 수 있다.

또 노인들이 골절 수술을 겪고 나면 체력 면역이 약해져서 허약과 감염의 우려가 크다. 폐렴과 욕창 등의 각종 합병증으로 활동에 제약받고 재활 운동을 못할 시엔 더더욱 삶의 질이 떨어지고 사망률이 높아지는 것이 일반적이다.

골감소증은 에너지 부족으로 인해 발생한다

아기나 청소년은 골감소증이 오지 않는다는 사실에 주목할 필요가 있다. 따로 뼈 영양제를 먹지 않아도 조골세포와 파골세포가 정상적으로 작동하기 때문이다. 다만 인스턴트 음식을 많이 먹게 될 때는 청소년들도 뼈가 약해질 수 있다. 실제로는 뼈를 구성하는 재료인 칼슘 등의 영양소도 중요하지만 더 중요한 건 줄기세포의 일종인 조골세포가 정상적으로 작동하게 하는 에너지가 꼭 필요하다. 어린이나 젊은이는 에너지가 충분하지만 나이가 들수록 줄어들어서 조골세포의 활동도 줄어들게 된다. 그래서 나이가 들면 골감소증이 서서히 나타난다.

특히 40~50대부터 골감소증이 서서히 시작한다. 특히 햇빛을 안 보아서 비타민D가 부족할 때, 여성 폐경으로 여성호르몬이 줄어들 때, 운동 부족으로 뼈 영양성분이 흡수가 안 될 때, 카페인 과잉섭취로 미네랄이 부족할 때, 과식으로 인한 비만으로 탄수화물과 단백질과 지방은 많은데 각종 미네랄이 부족할 때, 자신도 모르게 노화가 진행돼 몸에 에너지가 부족할 때, 동물 단백질을 과잉 섭취할 때 특히 골감소증이 나타난다. 그런데 동물 단백질은 골감소증과 무슨 상관이 있을까? 동물 단백질을 과다하게 섭취하면 혈액이 산성화되고 뼈에서 칼슘을 가져와 혈액을 중화시키기 때문이다.

또 근육운동이나 심장의 수축 운동에도 칼슘이 꼭 필요하다. 고혈압약 중에 칼슘채널차단제는 심장에 칼슘의 유입을 줄여서 심장 박동을 약하게 만들어 혈압을 내리게 만든다. 심장 세포에 칼슘이 덜 들어가면 심장 세포는 필요한 칼슘이 부족하다고 여기고 뼈에게 칼슘을 녹여내도록 요구할 수도 있다.

일반적으로 남녀 모두 40대 전후에 골밀도 감소를 시작하지만 정작 체감하는 시기는 50대부터이다. 50대 초반에서 중반에 들어서면 키가 조금씩 줄고 60대부터는 확실하게 줄어드는 게 보인다. 특히 여성들은 50대에 폐경이 오고 여성호르몬의 분비가 줄면서 골밀도 감소가 가속화된다. 남성보다 여성에게 골감소증이 조금 더 많이 찾아온다.

골감소증의 가장 큰 원인은 나이이다. 나이가 늘면 호르몬이 감소하고 칼슘이나 미네랄의 섭취가 줄어들고 비타민D가 감소한다. 운동 부족과 에너지 부족으로 인해 줄기세포인 조골세포의 활성이 줄어들면서 골밀도 감소가 촉진된다. 호르몬, 칼슘, 미네랄, 비타민D, 비타민K_2를 보충하고 운동 등을 열심히 하면 어느 정도 골밀도 감소를 예방할 수 있다. 그러나 나이가 60대 이상이면 아무리 음식을 잘 먹고 운동을 적당히 해도 골밀도 감소가 조금씩 진행하는 것을 막을 수 없다. 그래서 좀 더 적극적인 방법으로 예방할 필요가 있다.

2

뼈의 구조와 조골 원리를 이해해서 골감소증을 예방한다

칼슘, 수산화인회석, 섬유질 등이 중요하다

뼈를 이루는 구성 물질로는 칼슘$_{Ca}$이 가장 많기는 하나 마그네슘$_{Mg}$, 아연$_{Zn}$, 구리$_{Cu}$, 망간$_{Mn}$ 등의 미네랄을 포함하여 무기질이 약 45% 정도의 비중을 차지한다. 소위 말하는 골밀도$_{骨密度}$를 측정한다는 것은 칼슘과 미네랄의 양을 측정하는 것을 의미한다. 칼슘만 많이 먹는다고 뼈가 여물어지는 것이 아니다. 칼슘, 인, 산소, 수소의 결합으로 수산화인회석$_{Hydroxyapatite}$$(Ca_5(PO_4)_3OH)$ 형태로 만들어져야 뼈와 이빨이 단단해진다. 물론 여기에는 다른 미량의 미네랄도 당연히 필요하다.

뼈에는 무기질이 잘 붙어 있도록 시멘트 역할을 하는 구연산이 적당량 만들어져야 한다. 또 뼈가 탄력성이 있고 잘 부러지지 않게 하기 위해서는 섬유가 많을수록 좋다. 대표적인 것이 콜라겐과 히알루론산 등의 섬유질들이다. 뼛속의 콜라겐 같은 섬유질들은 건축물의 철근과 같은 역할을 하는 매우 중요한 유기물로서 뼈의 약

뼈의 색깔

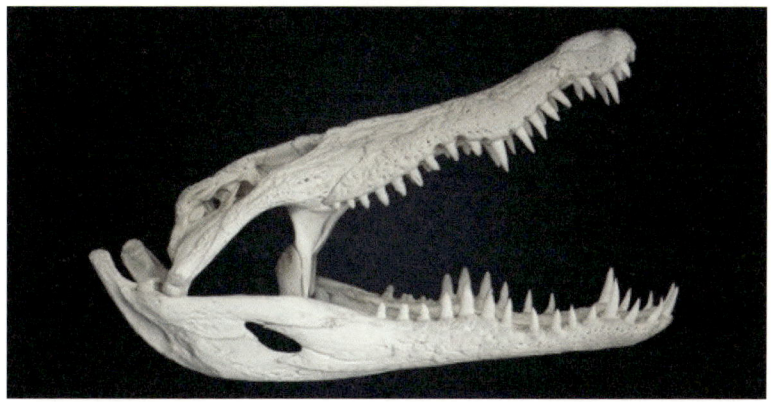

수산화인회석은 칼슘, 인, 산소, 수소의 구성으로 모든 뼈의 색깔을 모두 유사하게 만든다.

35% 정도를 차지하고 있다. 섬유가 튼튼할수록 골 강도骨剛度가 좋다고 한다. 뼈가 부러지지 않게 하는 데는 골밀도보다 골 강도가 더 중요하다. 그 외에도 세포와 수분과 혈액과 영양물질이 약 20% 정도 있다고 보면 된다.

뼈에도 동맥, 정맥, 혈관이 있고 신경도 있으며 골세포도 있다.

뼈의 구성

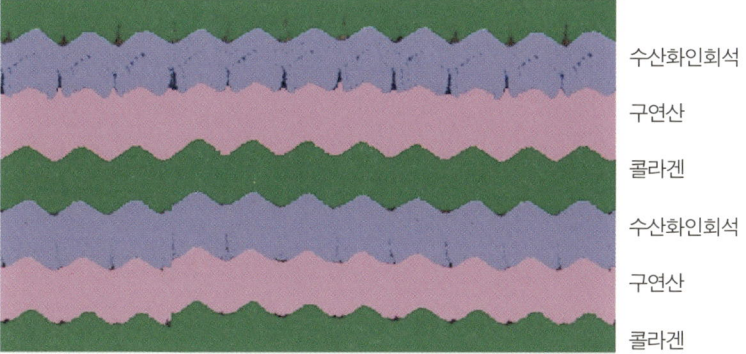

뼈의 구성은 접착제인 구연산과 철근 역할을 하는 콜라겐이 골 강도를 결정한다.

4장 골감소증은 슬그머니 찾아와서 더 무섭다

새로운 뼈를 만들기도 하고, 영양공급도 하고, 오래된 뼈는 녹아서 빠져나가기도 한다. 뼈는 인체의 칼슘을 99% 정도 보유한다. 칼슘은 혈액과 세포에 1% 정도 있다. 하지만 심장이나 세포에서 칼슘이 부족할 시엔 즉각 뼈에서 칼슘을 녹여서 가져온다.

조골세포는 뼈를 만들어주고 파골세포는 뼈를 녹인다

뼈를 생성하는 줄기세포를 조골세포造骨細胞, Osteoblast라고 한다. 오래된 뼈의 성분을 녹여서 혈액으로 빼내는 역할을 하는 세포를 파골세포破骨細胞, Osteoclast라고 말한다. 그러므로 건강한 뼈를 위해 조골세포는 쉬지 않고 뼈를 만들어주어야 하며 파골세포는 오래된 뼈를 녹여 재활용으로 내보내는 일을 쉬지 않고 해야 한다.

조골세포가 뼈를 만들 땐 칼슘$_{Ca}$, 인$_P$, 산소$_O$, 수소$_H$와 결합해 수산화인회석($Ca_5(PO_4)_3OH$)을 만든다. 여기에 추가로 마그네슘$_{Mg}$, 아연$_{Zn}$, 구리$_{Cu}$, 망간$_{Mn}$ 등의 무기질과 구연산과 콜라겐 등을 섞어서 더 단단하게 만들어준다. 그래야 진짜로 골 강도가 튼튼한 뼈가 된다.

뼈를 녹여내는 파골세포는 조골세포보다 10배 이상 크다고 보면 된다. 거기다가 여러 개의 세포가 융합된 것처럼 세포핵도 여러 개이고 미토콘드리아도 엄청 많이 보유하고 있다. 또 위장의 벽에서 위산$_{HCl}$을 만드는 것처럼 파골세포도 염산을 만들어낸다. 그러고는 손가락 비슷한 프릴이 뼈에 찰싹 들러붙어서 뼈를 핥는다. 이 과정에서 오래된 칼슘과 미네랄과 콜라겐 등을 염산으로 녹여내 칼슘과 미네랄은 재활용하고 유기질은 분해해버린다.

나이가 들면서 골감소증(골다공증)이 생기는 이유로 호르몬 부족, 칼슘 등의 미네랄 부족, 비타민D의 부족, 운동 부족 등을 꼽을 수 있다. 하지만 이런 성분을 갖추기 위해 아무리 먹고 운동해도 골감

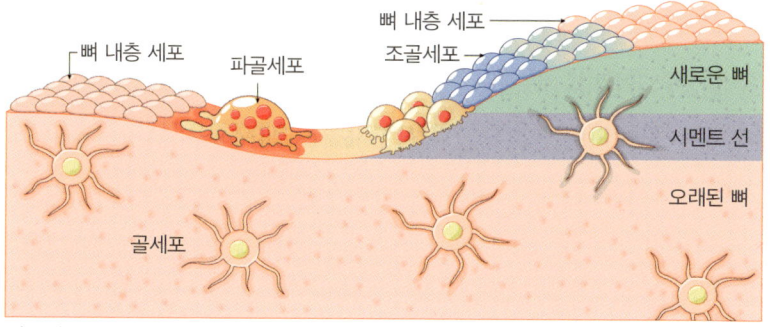

뼛속엔 골세포도 있다.

소증(골다공증)이 개선되지 않는 때도 있다. 뼈를 만들어주는 줄기세포인 조골세포의 노화가 큰 원인이다. 조골세포가 노화하면 조골세포의 개수가 줄어들기도 하고 줄기세포로서의 활동력이 대폭 떨어지기도 한다.

그러므로 뼈를 만들기 위한 재료는 충분히 보충하되 줄기세포인 조골세포의 건강을 잘 유지할 필요도 있다. 그렇게 하려면 젊어

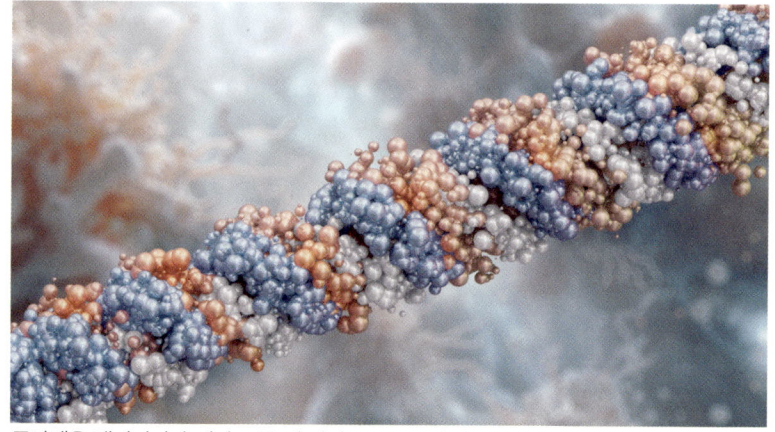

콜라겐은 댕기머리나 새끼 꼬듯 세 가닥으로 튼튼하게 꼰다.

4장 골감소증은 슬그머니 찾아와서 더 무섭다

서부터 건강에 관심을 가지는 것이 중요하다. 이미 노화가 찾아오고 난 후에 줄기세포의 수를 다시 늘리거나 활력을 되찾는 일은 쉽지 않기 때문이다. 그리고 줄기세포가 건강해지려면 에너지 생성이 매우 중요하다. 에너지 생성은 세포의 개수와 미토콘드리아 개수의 증가가 필수이다.

다시 강조하자면 각종 뼈의 재료도 갖추고 줄기세포인 조골세포를 활성화하는 게 중요하다. 조골세포의 활동을 위한 근육세포, 미토콘드리아, 에너지 생성 문제는 잠시 후 설명하겠다.

3
골감소증 치료제의 부작용과 해결책은 무엇인가

골감소증 치료제의 부작용을 주의하고 명심하자

골다공증 치료제에서 주의해야 할 부작용에 대해서 알아보자. 인체의 세포는 우리가 아는 것 이상으로 끊임없이 일하며 매우 빠른 속도로 쉬지 않고 일하는 조직이다. 예를 들어 조골세포는 열심히 뼈를 만들어주고 파골세포는 오래된 뼈 성분을 녹여서 빼내는 본연의 임무를 열심히 수행한다. 즉 만들고 빼내면서 순환이 이뤄져야 뼈가 더 건강해진다.

그런데 비스포스네이트 제제 중에 골파괴억제제라는 소분류의 약물들이 있다. 골파괴억제제로는 알렌드로산Alendronate, 에티드론산Etidronate, 이반드론산Ibandronate, 파미드론산Pamidronate, 리세드론산Risedronic acid, 졸레드로네이트Zoledronic acid가 있다. 이런 약들은 파골세포의 작동을 멈추게 하는 목표를 수행한다. 그런데 조골세포가 제 역할을 잘 수행하지 못하는 상태에서 파골세포의 작동을 멈추게 하면 오래된 뼈가 녹아서 빠져나가지 못한다. 당장은 골밀도가 높아져 보이지만 건강하지 못한 오래된 뼈를 가두어놓는 꼴이다. 이를 두고 "골밀도가 좋아졌다."라고 말하는 것은 매우 위험한 발상이다. 오래된 뼈는 구연산과 콜라겐 부족 시 더 부서지기 쉽기 때문이다. 또 파골세포 활동을 억누르면 조골세포의 활동도 억제될 수가 있다.

골파괴억제제를 복용한다고 해서 당장 탈이 나는 것은 아니다. 하지만 골파괴억제제를 복용한 지 3~5년이 지났을 때 갑자기 턱뼈가 괴사하거나 대퇴골이 부러지는 사태가 간혹 일어났다고 여러 논문에서 발표한 바 있다. 그래서 우리나라 치과에서도 임플란트 할 때 환자에게 골파괴억제제 복용을 중단할 것을 지도하고 있다. 선택적에스트로겐수용체조절제SERM에 속하는 라록시펜Raloxifene이나 다른 골파괴억제제 등도 유사한 부작용이 있다. 골다공증에 쓰는 비타민D나 칼슘 등의 보충제는 부작용이 매우 적은 편이지만 조골세포 활성에는 큰 효과를 보지 못하고 있다.

또 위장약 중에 PPIProton-pump inhibitors 종류가 있는데 위산분비억제제로서 위산을 적게 나오게 한다. 이 약을 저용량으로 단기간만 복용하는 것은 큰 위험이 없다. 하지만 고용량으로 장기간으로 복용하면 골절이 일어나는 부작용이 올 수도 있다. 위산이 부족해지면 철분, 칼슘, 마그네슘, 비타민B_{12} 흡수를 방해할 가능성이 있기 때문이다. 또 드물게 횡문근융해증을 포함한 근육질병 발생과 관련이 있을 수 있다.

골파괴억제제 외에 뼈를 단단하게 만드는 방법이 있다

골감소증(골다공증) 환자에게는 골파괴억제제를 복용하는 것 말고 어떠한 해결 방법이 있을 수 있을까?

첫째, 칼슘 성분이 든 식재료를 즐겨 먹자. 멸치, 꽁치, 뱅어, 고등어, 연어, 갈치 등의 생선 종류를 많이 먹거나 사골 곰국, 갈비탕 등의 육수를 우려내서 보충하면 가장 좋다. 뼛속의 칼슘은 단순히 칼슘의 집합만이 아니다. 칼슘, 인, 산소, 수소가 결합한 수산화인회석이라는 형태를 띠고 있다. 수산화인회석은 뼈를 더 단단하게 만들어주기 때문에 멸치 같은 작은 생선을 뼈째로 먹거나 뼈를 우려먹는 것이 조금 더 도움이 될 것이다. 그 외에도 시금치, 브로콜리, 케일, 깻잎, 무청, 근대, 두부, 자두, 크랜베리, 아보카도, 미역, 다시마 등을 통해 비타민D를 보충해주는 게 필요하다. 운동도 필수이다.

둘째, 단기간에 뼈를 단단하게 만드는 보충제를 먹자. 일반적으로 칼슘, 마그네슘, 아연 등의 뼈 성분이 되는 성분들이 보충제로 만들어져서 나온다. 똑같은 칼슘, 마그네슘, 아연 등의 미네랄 보충제를 먹었는데도 어떤 사람은 3~4개월이라는 이른 시일 안에 골밀도 감소가 개선된다. 반면에 어떤 사람은 6개월 이상 칼슘 등의 뼈 보충제를 먹고도 골밀도 감소가 여전하다고 한다. 전자의 경우엔 조골세포의 숫자가 줄지 않았거나 아직 활동적인 상태이고 후자의 경우엔 조골세포의 숫자가 줄었거나 활성도가 감소한 경우라고 추정할 수 있다.

후자의 경우에 속할수록 칼슘, 마그네슘, 아연 등의 미네랄 보충제를 먹어줌과 동시에 조골세포를 활성화하는 에너지 보충제인 밀배아 추출물과 효모추출물을 섭취해줘야 한다. 아예 미네랄 보충제와 에너지 보충제를 같이 먹는다고 생각하자. 그러면 훨씬 뼈가 잘 생성된다. 여기에 더해 비타민K$_2$, 섬유의 재료인 콜라겐, 히알루론산 등의 섬유질 재료도 보충해주면 골 강도도 더 높일 수 있다. 이렇게 건강한 방법으로 골밀도를 높여주면 노인이 돼서 미끄러지거나 넘어져도 웬만해선 골절이 잘 안 된다. 또 뼈가 튼튼해지면 잘 미끄러지거나 넘어지는 확률도 줄어들게 된다.

섬유를 보충할 때는 콜라겐과 히알루론산 등의 섬유질 재료만 보충해주기보다는 섬유질을 만들어주는 섬유아세포Fibroblast를 활성화해야 효율이 높다. 자세한 내용은 5장 근감소증을 참고한다.

나이가 들어 이빨을 뽑는 것도 골밀도 감소 때문이다

40~50세부터 턱뼈와 이빨의 골감소증이 시작되면 턱뼈와 이빨 사이에 미세한 틈이 생기고 그 틈으로 세균이 들어와서 염증이 생긴다. 일명 치주염이라고도 한다. 염증이 반복되면 틈이 점점 더 벌어진다. 그러다가 결국 흔들리게 되면 뽑고 임플란트해야 한다.

그러므로 자기의 이빨을 오래 보존하고 임플란트를 적게 하려면 30대 후반이나 40대 초반부터 턱뼈와 이빨의 골감소증을 미리 예방해야 한다. 턱뼈와 이뿌리에 염증이 나타나면 이미 턱뼈의 골감소증이 시작됐다는 뜻이다. 처음엔 이빨이 흔들리지 않으나 염증이 3~4회 이상으로 재발하게 되면 틈이 점점 넓어져서 많이 흔들리게 된다. 결국은 이빨을 살리지 못하고 뽑는 수밖에 도리가 없다. 일찌감치 골감소증을 예방해서 자기 이빨을 보존하고 임플란트를 적게 하면 그야말로 일거다득이다. 경제적으로 시간상으로 심리적으로 육체적으로 손실을 막을 수 있다.

사람들은 통상 "잇몸염증! 잇몸염증!"이라고 말하는데 잇몸 안쪽의 염증도 있지만 치주인대에 염증(치주염)이 같이 오는 경우가 많다. 잇몸 안쪽과 치주인대에 염증이 심해지면 고름(농)이 채여서 잇몸을 볼록하게 하는 경우가 있다. 그러므로 턱뼈(치조골)와 이빨(치아)의 건강뿐만 아니라 잇몸과 치주인대까지 건강하게 하려면 콜라겐 같은 섬유질을 많이 보강해줘야 한다. 그래야 자기 이빨을 오래 보존하고 잘 사용할 수 있다. 치주인대 자체가 이뿌리와 턱뼈 사이에서 양쪽을 단단하게 붙여주는 질긴 섬유질이다. 잇몸과 치

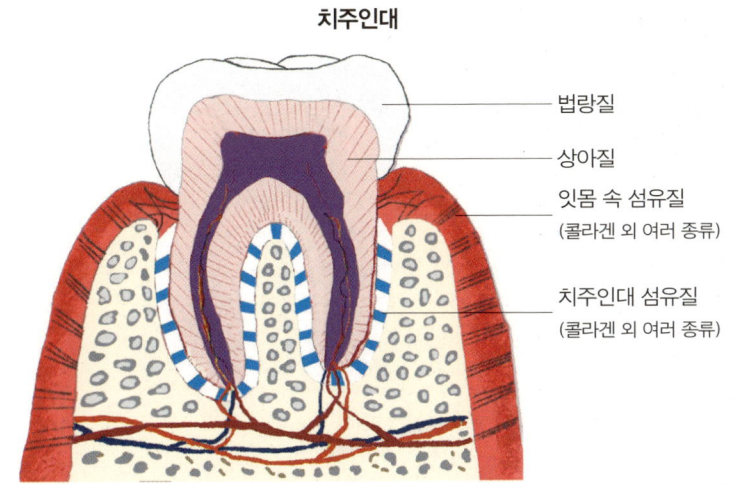

치주인대는 턱뼈와 이뿌리를 단단하게 연결한다. 잇몸 속에도 콜라겐 외 다양한 섬유질이 여러 가지 있어서 잇몸을 튼튼하게 한다.

주인대가 뼈는 아니지만 둘 다 섬유질이 많아야 단단해지고 튼튼해지며 이빨과 턱뼈 사이에 염증이 잘 안 생긴다. 염증이 안 생겨야 이빨이 잘 흔들리지 않고 뽑는 확률이 줄어든다.

잇몸은 뼈도 근육도 아니지만 섬유질이 여러 종류가 들어 있다. 그래서 잇몸에도 섬유질이 많아야 단단해지고 튼튼한 피부가 돼 잘 줄지 않는다. 틀니를 오래한 사람들은 잇몸이 줄어들면서 통증을 호소하는데 섬유질 섭취로 잇몸이 줄기 전에 예방할 수 있다. 또 이미 잇몸이 줄어들면 재빨리 고급 섬유질을 보충해야 한다. 잇몸이 많이 줄어들면 회복하기가 매우 어렵기 때문이다.

틀니를 하는 분들의 경우 턱뼈가 많이 줄어들면 틀니를 제대로 걸지 못하는 경우도 생긴다. 틀니를 한 사람들은 골감소증을 미리 예방해야 한다.

5장
―
근감소증과 근골격계 문제를
해결해 활력을 되찾자

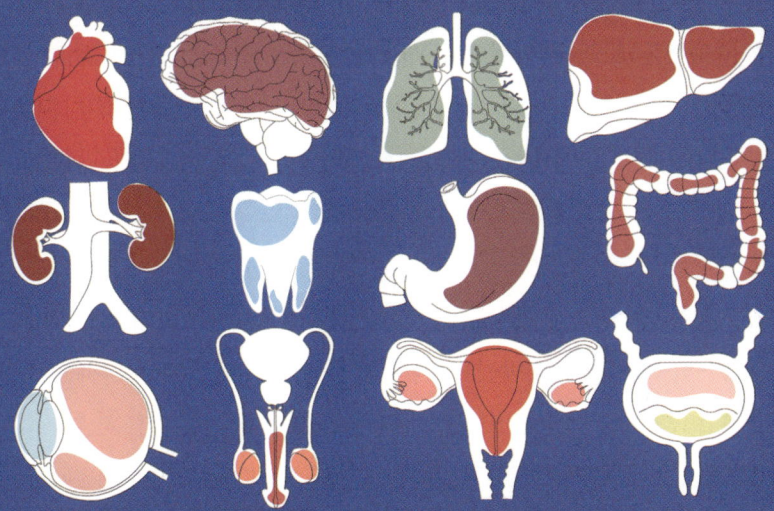

근감소증은 비교적 최근에 연구돼온 학문이다. 이론적으로는 많이 연구됐으나 치료제로는 신통한 제품이 나와 있지 않은 분야이다. 그럼에도 부작용 없이 근감소증을 예방하고 근육을 보강해주는 건강요법이 활발히 연구되고 있다. 근감소증이 심하게 오면 다시 회복하기가 힘들다. 가능하면 40~50대 이전부터 관심을 두고 단백질, 섬유질, 운동, 에너지 보강 등으로 근육감소를 사전에 방비하도록 힘쓰는 것이 지혜롭다.
근육은 세포를 보존해주고 미토콘드리아를 확보하는 임무를 수행한다. 이는 곧바로 에너지 생산으로 직결된다. 다행히도 최근에는 인대, 힘줄, 근육을 보강하는 보충제가 나와서 매우 희망적인 일이다. 근골격계질환은 인대, 힘줄, 근육의 약화나 감소와 관련이 많다. 그러나 대부분 사람은 소염진통제나 근이완제를 먹거나 염증으로 치부해버린다. 나이가 많을수록 인대, 힘줄, 근육을 보충하지 않으면 잘 낫지 않거나 재발하는 경우가 많다.

근감소증의 개요

근감소증은 노화의 가장 결정적인 지표라고 말할 수 있다. 심각한 근감소증을 겪는 노인들은 걸음 걷기가 불편하므로 보행 보조기를 밀고 다니기도 한다. 최종적으로는 요양병원에 입원하게 되면 화장실도 갈 수 없게 되는 경우도 생긴다. 근감소증이 왔을 때의 가장 큰 문제는 에너지(힘)를 생산할 수 없다는 것이다.

모든 세포 속의 미토콘드리아는 에너지를 만들어낸다. 마치 자동차의 엔진이 휘발유를 태워서 에너지를 만들어내는 것처럼 미토콘드리아는 포도당을 재료로 해 에너지를 만든다. 즉 근육이 줄면 세포가 줄고 세포가 줄면 미토콘드리아가 줄기 때문에 에너지를 생산할 기반을 잃게 되는 것이다.

보통 일반 세포 하나에 미토콘드리아가 100~400개 정도가 들어 있지만 간세포나 근육세포 등에는 미토콘드리아가 1,000~3,000개 이상 들어 있다. 난자엔 배아줄기세포를 성장시키는 에너지가 많이 필요하니 10만 개 이상이 들어 있다. 참고로 정자 하나엔 50~100여 개만 있다. 아마도 난자를 찾아갈 2~3일 정도의 에너지만 필요하기 때문일지도 모른다. 그것도 꼬리 쪽에 있어서 난자와 수정할 때 꼬리가 떨어져 나간다. 그래서 미토콘드리아는 여성의 난자로만 유전된다고 한다.

노인이 될수록 근육 보존의 중요성은 더 커진다. 이를 올바르게 인식하는 사람은 많지 않다. 골감소증과 근감소증이 와서 힘도 못 쓰고 여기저기 아프기 시작하면 "늙어서 그러는 거지." "노화는 어쩔 수 없는 거야."라고 말하며 자포자기하는 사람들이 많다. 운동이 부족하거나 영양균형이 맞지 않아도 근골격계질환이 나타날 수 있다. 하지만 아무래도 나이가 들수록 근골격계질환의 근본 문제인 근 감소가 대부분 숨어 있다.

  그러므로 근감소증이 오기 전인 40대 이전부터 근육운동을 꾸준히 해주고 근육 보전을 위한 음식과 보충제를 먹어줘야 한다. 이 점을 인식하는 것과 무관심한 것의 차이는 무시할 수 없다. 무관심하게 되면 노인이 됐을 때 더 심각한 상황을 초래할 수도 있다. 이르면 이를수록 좋겠지만, 나이가 많이 들었어도 골밀도 감소와 근감소 예방을 꾸준히 해주면 치유에도 크게 도움이 된다. 이 책에서 제시하는 근감소 예방책이 중장년이나 노후의 삶의 질에 크게 이바지하리라 믿는다.

1

근감소증이 나도 모르게 슬그머니 시작되다

2014년 분당서울대학교병원의 연구결과에 따르면 근육이 없는 노인은 근육이 있는 노인보다 사망률이 3배나 높다고 한다. 인체에서 근육은 대단히 중요하다. 근육질의 몸매는 외모를 근사하게 하는 데도 필요하다. 하지만 근육이 정말 중요한 까닭은 에너지를 생산하는 본부가 모든 세포 속의 미토콘드리아에 있다. 미토콘드리아가 만든 에너지를 통해서 인체가 작동하기 때문이다. 우리가 힘도 쓰고 각종 컨디션도 조절하는 건 다 이 때문이다. 젊을 때 운동으로 근육을 많이 만들어놓고 관리를 잘해주면 노년의 건강에 크게 보탬이 된다.

근감소증을 유발하는 안 좋은 습관을 규명하다

근감소증Sarcopenia은 무엇 때문에 생길까? 근감소증은 당연히 노화현상의 한 형태이다. 근감소증은 술, 담배, 커피, 인스턴트식품을 많이 섭취할수록 더 나타나는 경향이 있다. 나이가 들어 힘들다고 운동을 안 할수록 근감소증이 점점 더 심해진다. 중장년 이후로 가면서 혈관이 좁아지고 혈관이 막혀도 근감소증이 나타난다. 단백질 섭취나 미네랄 섭취가 부족해도 근감소증이 빨라질 수 있다. 수십 년 먹은 음식 노폐물인 당독소, 단백질독소, 지질독소에 의해서도 근감소증이 빨라진다. 그리고 근감소증은 고지혈증약 중에서 스타틴 계열 약물의 부작용으로도 발생할 수 있다.

실제로 고지혈증약 설명서에 '횡문근융해증Rhabdomyolysis이 올 수 있다.'라고 쓰여 있다. 근감소증이 없는 사람들은 고지혈증에 대한 처방으로 받은 스타틴 계열 약을 먹어도 몇 년간 부작용이 안 나타난다. 그러나 근감소증이 있거나 근육량이 적은 사람들의 경우에는 부작용으로 '근육통증' '쥐' '근감소증' '여성형 유방(남성)' '유방 낭종' '성기능 이상' '신장 손상' 등이 있을 수 있으므로 매우 주의해야 한다. 많은 사람이 고지혈증약을 안 먹으면 혈관이 막히지는 않을까 걱정하지만 부작용이 적거나 없는 방법으로도 콜레스테롤 관리가 가능하다. 이에 관해서는 3장 고지혈증에서 이미 언급했다.

근감소증은 다양한 고통을 안기고 몸을 초토화시킨다

또 젊을 때 근육을 많이 만들어놓지 못하고 또 나이 들어서도 딱히 근육에 관심 두지 않다가 근감소증이 오고 나면 다시 근육을 회복하기가 몹시 어렵다. 근육이 감소하면 주름도 증가하고 체중도 줄어드는 게 보통이다. 무엇보다도 에너지 생산도 부족해지니 각종 근골격계 노인성 질환이 생긴다. 노인성 근감소증으로 요통, 견통, 팔꿈치통, 팔목통, 손가락통, 다리통, 무릎통, 발목통, 발바닥통이 생기는 수가 많으며 때로는 저리거나 떨리거나 쥐를 동반한 경련도 다반사이다.

나이가 많을수록 골감소증과 근감소증이 같이 찾아오는 일이 많아서 키가 줄고, 체중도 줄고, 심지어는 왜소해진다. 등이 구부정하거나 허리가 구부러지는 경우도 있을 수 있다. 예전의 노인들은 허리가 'ㄱ자'로 굽어서 지팡이를 짚는 경우도 허다했다. 요즘은 'ㄱ자'로 굽는 경우는 거의 없다. 할머니들은 보행 보조기나 실버카와 같이 유모차 비슷한 걸 밀고 다니거나 지팡이를 짚고도 힘겹게 다니기도 한다.

근감소증으로 인해 노인성 질병이 여러 가지가 생기는데도, 대부분 근본적인 원인은 제쳐놓고 당장 아픈 것만 먼저 해결하려 한다. 그러나 그럴수록 해결은커녕 시간만 자꾸 흘러가고 몸은 더 쇠약해지는 경우가 너무나 많다.

근감소증이 찾아와도 바로 인지하기가 쉽지 않다

근감소증은 몸 관리를 하지 않고 운동을 안 하면 20~30대부터도 시작된다. 디스크가 오거나 근육 관련 질병이 생기기도 한다. 단백질을 잘 섭취해주고 운동을 통해 평소에 관리를 잘했다면 근감소증이 늦게 오는 건 분명하지만, 60대 이후부터는 자기도 모르게 근감소증이 슬그머니 찾아오는 경우도 많다. 또 근감소증이 오면서 근육은 줄고 그 자리에 지방이 들어차는 경우가 있다. 그럴 때는 체중이 줄지 않아서 근감소를 눈치채지 못하는 경우도 더러 있을 수 있다.

그러면 대부분 사람은 "멀쩡했는데……." "무거운 물건을 들어서." "힘든 일을 했더니." "운동을 심하게 해서." "잠을 잘못 잤거나 베개를 잘못 베서."라고 말하면서 진짜 원인인 근감소증은 생각지도 못한다. 당장 가장 최근에 일어난 일에만 신경을 집중하는 경우가 다반사이다.

2
근육구조의 특징을 알면 근감소증의 해결책을 찾을 수 있다

신체 근육은 골격근, 평활근, 심근으로 나뉜다

인체에는 여러 가지 근육들이 있다. 크게 골격근, 평활근, 심근으로 나눌 수 있다.

첫째, 골격근骨格筋은 뼈에 붙어 있는 근육을 의미한다. 근육에 가로무늬가 있다고 횡문근橫紋筋이라고도 하며, 자신의 의지대로 움직일 수 있으므로 수의근隨意筋이라고도 한다. 횡문근橫紋筋에서 횡문橫紋은 '가로무늬'라는 뜻이며 근육에 무늬가 있다는 뜻이다. 팔다리 근육, 어깨 근육, 등판 근육, 가슴 근육, 복부 근육, 허리 근육, 얼굴 근육 등 골격근은 피부 안쪽에 거의 전신을 덮고 있다. 대부분 뼈와 함께 움직이며 에너지생산량도 근육세포 중에서 가장 많다.

둘째, 평활근平滑筋은 근육에 가로무늬가 없어서 '민무늬근'이라고 하기도 한다. 자신의 의지와 상관없이 움직이므로 불수의근不隨意筋이라고 한다.

근육

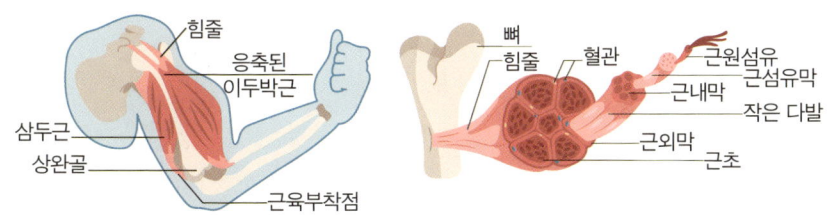

근육은 근육세포가 근섬유다발 형태로 구성돼 있다.

전신을 덮고 있는 골격근

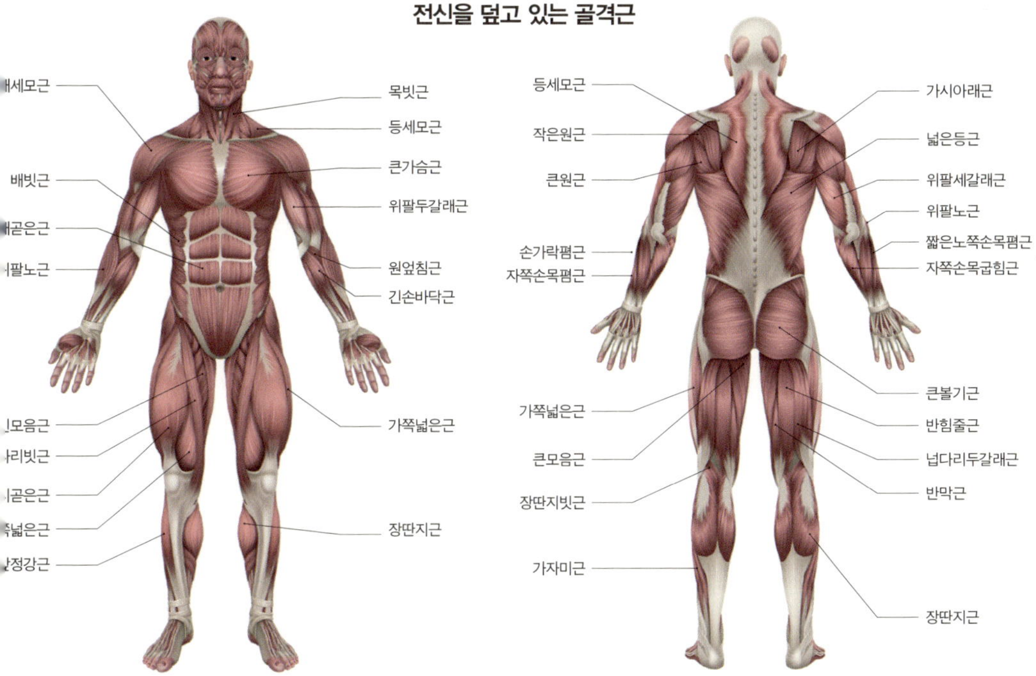

골격근의 앞면과 뒷면을 나타낸 그림이다. 내장근을 제외하곤 전신에 골격근으로 덮여 있고 에너지를 생산하는 세포가 많다.

내장의 근육은 모두 평활근에 해당하나 오장오부五臟五腑에서 심장을 제외한 폐, 간, 신장, 비장과 위장, 췌장, 소장, 대장, 방광, 쓸개,

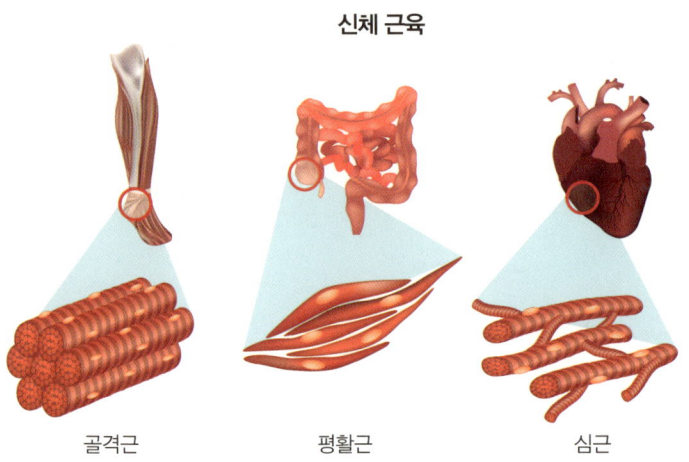

신체 근육

골격근 평활근 심근

근육에는 골격근, 평활근, 심근이 있다(심장은 평활근이 아니고 횡문근이다).

자궁, 난소 등의 내장 장기가 여기에 해당한다. 또 식도, 기관지, 문맥, 담도, 췌도, 림프관, 요관, 요도, 혈관도 평활근에 해당된다.

셋째, 심근心筋은 심장의 근육을 의미한다. 심장은 내장에 속하지만 골격근처럼 횡문근橫紋筋을 가졌다. 그리고 평활근처럼 자신의 의지와 상관없는 불수의근이다. 모든 근육이 중요하지만 심장근육은 일평생 휴식 없는 일을 해내니 더욱 중요하다.

참고로 인대Ligament와 힘줄Tendon은 근육이 아니고 콜라겐이나 엘라스틴 등의 질긴 섬유질이다. 하지만 근육과 밀접한 관계가 있다. 즉 인대는 뼈와 뼈를 이어주는 섬유질로 된 강한 끈이며 힘줄은 뼈와 근육을 이어주는 섬유질로 된 강한 끈이다. 아킬레스건腱은 아주 유명한 힘줄이다. 인대, 힘줄, 근육은 매우 밀접한 관계에 있는 세 가지 요소이다.

세포핵이 여러 개 들어 있는 근육은 어떻게 만들어질까

근육세포를 만드는 줄기세포를 근위성세포Myosatellite cell라고 말한

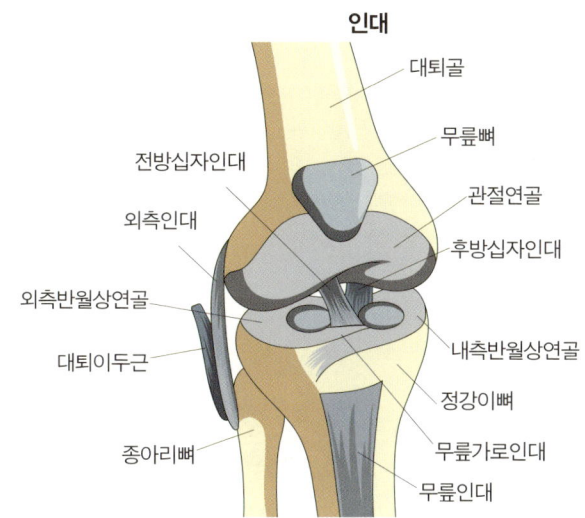

무릎의 십자인대와 모든 인대는 뼈와 뼈를 연결하는 질긴 섬유질이다.

다. 나이가 젊을 땐 근위성세포가 건강하므로 적당한 단백질을 보충하고 운동을 적절히 해주면 근육세포를 잘 만들어주고 근육질의 몸매도 만들어준다. 그러나 나이가 들수록 근위성세포의 활력이 떨어지므로 단백질을 적당히 먹고 운동을 적당히 하더라도 근육생성이 안 되거나 제자리걸음을 하는 경우가 많다. 근육세포는 한 살이라도 젊어서 만들어두고 계속 보충함이 좋고 나이가 들어서는 더 줄지 않기 위해서라도 꾸준히 노력해야 한다.

다음의 그림처럼 줄기세포에서 근육세포를 만들면 여러 개가 합쳐져서 융합된 근섬유다발로 만들어진다. 보통 세포에는 세포당 세포핵이 하나씩 있다. 근육세포는 여러 세포가 융합됐으므로 세포핵이 여러 개 들어 있다. 일종의 큰 세포인 셈이다. 물론 파골세포에도 세포핵이 여러 개가 있고 심근세포에도 세포핵이 두 개가 있기도 하다. 즉 인체에도 예외적인 상황이 더러 있기도 하다.

근육의 발육 성장

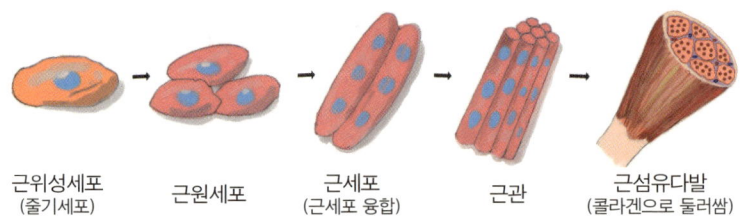

근육줄기세포(근위성세포)에서 근육세포를 만들고 근섬유다발로 변형된다.

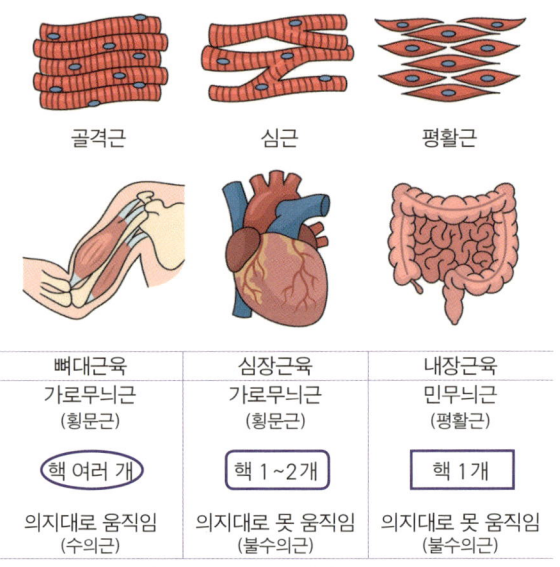

근육마다 세포핵의 개수가 다를 수 있다.

3

근감소증의 해결에는 어떤 운동과 어떤 영양소가 필요한가

근감소증 해결 약물은 아직 존재하지 않는다. 과거엔 단백질 섭취와 운동으로 근육을 단련하라고 했다. 젊을 때는 당연히 잘된다. 하지만 나이가 들거나 운동을 하지 않을수록 근육이 늘지 않고 줄어드는 경향을 보인다. 이에 최근에는 약은 아니지만 '근육 섬유질을 보충하는 제품'과 '근육 줄기세포를 활성화하는 제품'이 근육을 생성하는 데 쓰이고 있으며 도움이 많이 된다.

60대부터는 근감소증이 생기면 여간해서 근육 늘리기가 쉽지 않다. 단백질을 섭취하고 운동을 해서 현상 유지만 해도 다행이다. 조금만 게을러져도 근감소증이 서서히 찾아온다. 그러므로 젊었을 때부터 근육 강화에 신경을 쓰면 더 좋다. 이미 나이가 들었더라도 꾸준히 노력함으로써 조금씩 개선될 수는 있겠다.

보충해야 하는 단백질 음식으로는 각종 콩류, 씨앗류, 치즈류, 동물성 식품 등이 있다. 콩류로는 검정콩, 강낭콩, 병아리콩, 렌틸콩, 녹두 등이 있으며 이것들을 번갈아 가며 먹어주면 좋다. 두부는 기본이다. 씨앗류는 대마씨, 호박씨, 해바라기씨 등이 있다. 여기에는 단백질과 지방이 함께 있어서 좋다. 치즈류로는 고급 치즈와 땅콩버터 등을 추천할 만하다. 동물성 식품으로는 삶은 달걀, 닭가슴살, 오리고기, 각종 생선, 소고기, 돼지고기 등이 있다. 그 외 기타 식품으로는 파인애플, 오트밀, 통밀빵, 퀴노아 등을 추천할 만하다. 참고로 퀴노아는 우리에게는 좀 생소하다. 퀴노아는 비름과 명아주 속의 작물로 남미의 안데스산맥이 원산지이고 볼리비아와 페루에서 주로 재배한다. 글루텐이 함유되지 않고 단백질이 풍부하다.

주의 사항으로는 인공감미료나 방부제 등이 포함된 제품은 가능한 한 피하는 게 좋다. 유제품에는 영양이 풍부하게 들어 있으나 축산과정에서 항생제나 성장호르몬제 등을 쓰는 경우가 많다. 그래서 득도 있지만 실이 있기도 하니 꼭 필요한 경우에 적당 기간만 사용하는 게 좋다. 성장기의 어린이들이 채소, 단백질, 지방, 탄수화물을 골고루 먹지 않으며 불규칙한 식사를 하고 탄산음료, 과일주스, 과자, 라면 등을 자주 먹으면 성인이 되기 전에 질병에 걸릴 수 있다. 또한 성인이 됐을 때 근감소증이 더 빨리 올 수 있으므로 주의해야 한다.

또 노후가 돼서 경제적 문제, 가족과의 이별, 사회적 고립, 치아 문제 등의 이유로 다양한 음식을 챙겨 먹지 못하고 대충 간소하게 끼니를 때우는 경우가 더러 있다. 달걀, 생선, 육류와 같은 단백질 없이 밥, 김치, 나물 정도만 먹거나 분식으로 끼니를 해결하면 그러잖아도 근감소증이 오는 나이에 근감소증이 더 생겨서 각종 통증이나 질병이 증가하게 된다. 좀 늦었다고 생각될지라도 단백질을 포함한 식단을 골고루 챙기고 적당한 운동을 하면서 근육섬유를 늘리는 섬유질 보충제를 추가하면 노후의 질병을 대폭 줄일 수 있게 된다.

섬유질 보충이 디스크와 척추관협착증 해결에도 도움이 된다

섬유질 보충제로 가장 보편적인 것은 콜라겐이다. 동물 콜라겐을 먹는다고 곧바로 사람의 콜라겐이 되지 않는다. 인체에 유효한 콜라겐으로 만들어주려면 섬유질을 만드는 섬유아세포가 건강하고 활발해야 한다. 그러면 섬유질 생성이 더욱 활성화된다. 그래서 섬유아세포에 에너지를 보충해 주는 물질인 밀배아 추출물과 효모 추출물이 포함된 제품이면 더 효율적이라고 볼 수 있다.

섬유질의 중요성은 아무리 강조해도 지나치지 않다. 인체에서 세포와 '세포외조직$_{ECM}$'은 대략 50대 50의 비율이다. 세포외조직인 뼈와 섬유질은 몸의 형태와 틀을 굳건하게 받쳐주기 때문에 세포가 그 속에서 건강을 유지한다. 그리고 섬유질에는 콜라겐, 엘라스틴, 콘드로이틴 등이 있어서 그 수십 가지의 섬유질 성분이 뼈, 연골, 인대, 힘줄, 근육, 이빨, 잇몸, 피부, 모발, 손톱, 발톱 등을 강하게 만든다. 그야말로 섬유질은 기초건강에 이바지하고 있다고 보면 좋다. 섬유질에 문제가 생겨서 발생하는 대표적인 경우로서 추간판탈출증(허리디스크), 척추관협착증, 전방전위증을 살펴보자면 다음과 같다.

척추의 추간판(디스크)은 두터운 섬유질로 된 주머니이다. 그 속엔 젤리 형태의 수핵이 들어 있다. 추간판탈출증은 결국 섬유질 주머니가 약해져서 늘어나거나 터지게 되는 결과 때문에 발생한다. 섬유질을 보충하고 튼튼하게 만들어주는 게 치유에 최우선으로 해야 할 순서다. 그래야 치유도 빨라지고 재발도 예방되고 다른 추간판의 고장도 예방된다. 그런 다음에 수술이나 시술해야 회복도 빠르다.

디스크 수핵

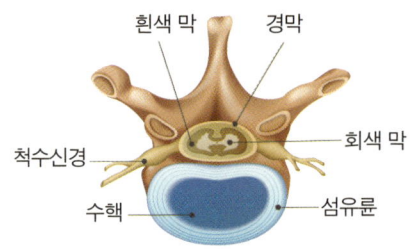

디스크 수핵은 디스크의 탄력을 위해 젤리 형태로 이루어져 있다. 섬유륜이란 디스크 외막의 질긴 섬유질 주머니이다. 척수는 척추관 속의 내용물을 말한다. 뇌에서 전신의 신경이 척추관 속으로 내려오는데, 척수에서 내장신경과 팔다리 신경으로 뻗어나간다.
흔히 팔의 신경은 목의 척추(척수)에서 나가고 다리 신경은 허리 척추(척수)의 L4, L5, L6번에서 뻗어나간다.

추간판

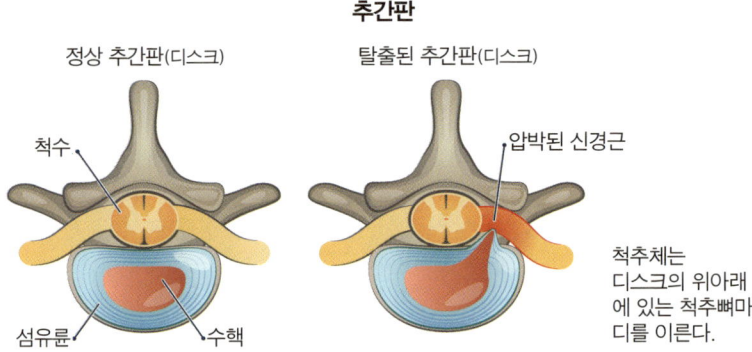

추간판탈출증(허리디스크)은 결국은 디스크의 막인 섬유질이 약해져서 터지거나 밀려나서, 신경을 압박하는 것이다. 콜라겐 외 각종 섬유질 보강이 최우선임을 인식해야 한다. 그런 다음에 시술이나 운동이 필요한 것이다. 가벼운 파열은 섬유질 보강으로 자연적인 회복도 가능하나 심한 파열은 오랜 시간이 걸린다.

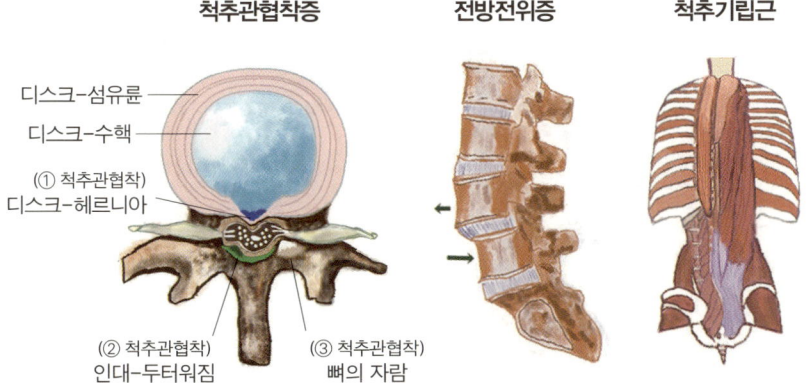

척추관협착증은 그림에서처럼 ①디스크가 터지거나 부풀어서 척추관을 압박하기도 하고 ②인대가 비대해져서 척추관을 압박해 통증을 유발하는 경우가 많다. 또 ③뼈가 점점 두꺼워져서 척추관이나 신경을 압박하는 일도 있다. 결국 ①과 ②는 디스크와 인대의 섬유질이 건강하지 못해서 디스크탈출증이나 척추관협착증이 생기는 경우다. 섬유질 건강이 매우 중요함을 보여주는 대목이다.

③과 같이 뼈가 자라나는 경우는 예외적이다. 실제로 건강한 사람이라면 정상적인 뼈가 자라나는 곳 외에 엉뚱한 곳에 뼈가 자라날 수가 없다. 그러나 당독소, 단백질독소, 지질독소를 비롯한 기타 원인으로 인해 세포의 잘못된 분화가 일어나면 '일반 세포의 조골세포화'가 발생하는 경우가 있다. 즉 조골세포도 아닌 세포가 비정상 분화로 어깨뼈나 척추나 근육이나 혈관 등에 칼슘과 같은 뼈 성분이 만들어져 칼슘 증가 현상으로 뼈가 자란 경우다(세포의 비정상 분화의 대표적인 예로는 야마나카 신야의 '유도다능성줄기세포iPs'를 예로 들 수 있다. 야마나카 신야는 '야마나카 인자'라는 4가지 유전자를 이용해서 성체세포를 줄기세포로 만들어서 노벨상을 받은 바가 있다).

결론적으로 디스크나 척추관협착증이나 전방전위증이나 모두 근본 원인은 뼈를 튼튼하게 붙들고 있어야 할 인대, 힘줄, 근육의 약화가 핵심이다. 초기나 중기에 인대, 힘줄, 근육을 튼튼하게 하면 스스로 자연 치유가 되기도 한다. 심한 통증으로 시술이나 수술을 받을지라도 시술 전과 시술 후에도 인대, 힘줄, 근육을 보강해주면 회복도 빠르고 후유증이나 재발의 위험도 대폭 줄어든다. 그러므로 척추 주위에는 척추기립근의 역할이 아주 중요하다.

단백질과 섬유질을 보충해 근감소증을 예방한다

고품질의 단백질 섭취는 기본이다. 체중 1킬로그램당 1그램이 적당하다고 하니 체중이 60킬로그램 나가면 하루 60그램의 단백질을 세 끼에 나눠 먹어야 한다. 달걀에는 약 13~15%의 단백질이 함유돼 있고 생선, 닭고기, 육류 등에는 10% 내외의 단백질이 함유돼 있다. 고단백식품이라도 함유량이 20% 이상을 넘어가는 경우는 별로 없다. 그러므로 단백질을 하루 60그램 섭취하려면 단백질 식품 600그램 정도를 하루 2~3끼에 나누어서 먹으면 된다. 근감소증이 있는 노인의 경우에는 체중 1킬로그램당 1그램이 아닌 1.2~1.5그램의 단백질 섭취도 단기간 가능하다.

그러나 단백질을 너무 과다하게 섭취하면 간과 신장에 부담을 주게 된다. 지나치게 많은 양의 단백질은 독성이 많은 암모니아$_{NH3}$를 생성하게 된다. 젊거나 건강할 땐 간에서 암모니아를 독성이 적은 요소$_{Urea}$로 빠르게 전환해 신장으로 배설한다. 또 고단백 섭취 시 퓨린의 일부는 요산$_{Uric\ acid}$으로 바뀌어 배출된다. 신장이 약하거나 건강에 문제가 있으면 요산이 혈액에 남아서 관절에 침착된다. 그러면 통풍$_{Gout}$이 되기도 한다. 건강이 몹시 나쁜 사람은 암모니아 과다 탓에 사망할 수도 있다. 그러므로 단백질을 넉넉하게 먹은 날엔 운동을 더 많이 해서 근육을 더 열심히 만들어줘야 한다.

청소년 시기부터 50대까지는 단백질을 적당히 먹고 근육을 단련하는 운동을 많이 하면 근육이 증가한다. 근육을 확보하면 근육 속의 세포가 증가하고 세포 속의 미토콘드리아가 증가한다. 그렇게 되면 에너지 생성에 유리해지고 노화성 질병을 예방하는 데도 크게 도움이 된다. 그러나 60대 이후 운동에 방심하는 사이 자기도 모르게 근감소증이 슬그머니 찾아온다. 견통, 요통, 디스크, 척추관 협착 통증, 팔꿈치 통증, 손목 통증, 고관절 통증, 무릎 통증, 발목 통증, 발바닥 통증 등이 나타나고 저림을 동반한다. 이럴 때 대부분의 사람은 근감소증을 눈치채지 못하고 그냥 일시적으로 '담이 붙었나?' '염증이 왔나?'라고 생각하고 만다.

그래서 단백질과 운동만으로 근감소증이 해결이 잘되지 않는 경우가 많다. 이런 경우는 섬유질 생산을 돕는 보충제를 신속히 보충

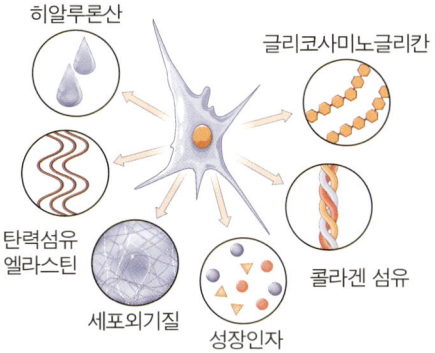

섬유아세포는 콜라겐 외 각종 섬유질 생성에 주도적 역할을 한다.

하면 좋다. 뼛속의 섬유질이 시멘트 건축물의 철근 역할을 하듯이 근육 다발의 섬유질과 피부 속의 섬유질이 증가할수록 근육과 피부의 탄력성이 증대된다. 좋은 섬유질은 나이가 들어도 근육과 피부를 건강하게 보존한다.

인체의 섬유질 종류는 다음과 같다. 콜라겐, 엘라스틴, 케라틴, 피브로인, 히알루론산, 콘드로이틴, 더마탄, 케라탄, 헤파란, 헤파린, 피브로넥틴, 라미닌, 글리코칼릭스 등등이다. 섬유질에는 여러 종류가 있으며 우리 몸에 매우 중요하다. 그러나 이런 섬유질 재료를 먹어준다고 해서 바로 근육 속에 섬유질이 생기는 것은 아니다. 근육세포를 만들 때는 근육을 만드는 줄기세포인 근위성세포Myosatellite cell가 활발해야 하듯이 마찬가지로 인체의 섬유질도 섬유질을 만드는 섬유아세포가 건강해야 잘 생성된다.

청소년 시기나 젊을 때는 근육 줄기세포와 섬유아세포가 정상이거나 왕성하게 활동하기 때문에 음식을 잘 먹고 운동을 적절히 하면 자동으로 근육과 섬유질이 잘 생성된다. 하지만 나이가 들면 들수록 근육 줄기세포와 섬유아세포가 줄어들거나 힘이 떨어지므로 재료를 마구 먹고 운동을 해도 좀체 근육이 증가하지 않는다. 이럴수록 단백질과 운동을 기본으로 해주면서 섬유아세포를 건강하게 만들면 아주 좋다. 섬유아세포를 활성화해주는 보충제인 밀배아 추출물과 효모추출물을 섭취하면 의외로 근육생성이 빨라질 수가 있다. 근육생성이 빨라지면 각종 통증, 저림, 쥐 등이 신속히 해결된다.

이뿐만 아니라 섬유아세포를 활성화해주면 방광괄약근과 항문 조임근에 힘이 생기면서 절박뇨, 요실금, 변실금 등도 개선된다. 섬유아세포 활성화를 통해 폐 근육과 기관지 근육이 좋아지면 천식이나 숨이 가빠지는 현상도 줄어들게 마련이다. 심지어 노인들은 치조골과 잇몸이 줄어서 틀니를 끼우면 아파서 식사를 못 하는 경우가 많다. 뼈 보충제, 섬유질 보충제, 섬유아세포 활성화 보충제를 제대로 먹어주면 이 증상이 서서히 개선된다. 물론 잇몸은 근육이 아니고 피부이지만 잇몸 피부 속에도 섬유질이 넉넉해야 탄력이 생기기 때문이다. 또 이빨과 턱뼈 사이에 있는 잇몸인대(치주인대)도 질긴 섬유질이므로 튼튼할수록 이빨이 흔들리지 않게 꽉 잡아주는 역할을 잘 수행할 수 있다.

근감소증은 젊을 때 느끼기가 쉽지 않기 때문에 예방에 소홀히 하는 경우가 많다. 비록 나이가 들었더라도 가능한 한 이른 시기부터 섬유아세포를 활성화하고 섬유질 재료를 보충하면 할수록 더 유리한 건 말할 필요도 없다. 노후에 안 아프거나 덜 아프면서 삶의 질을 향상하는 것이야말로 건강한 노후가 되리라고 믿어 의심치 않는다.

올바른 근육운동을 통해 근육증가에 도움을 준다

근감소증을 해결하기 위해 운동을 해야 한다고 하면 대부분은

"운동하고 있다."라고 말한다. 그래서 무슨 운동을 하냐고 물어보면 걷기, 달리기, 스트레칭 등을 한다고 한다. 대부분이 유산소운동이다. 유산소운동은 산소를 더 보충하는 운동이다. 근육운동은 아니기 때문에 근감소증에 맞는 운동인지는 의문이다. 근육을 단련하기 위해서는 무산소운동을 해야 한다. 근육을 강하게 쓰는 운동을 무산소운동이라고 하며 운동 후에도 일정 시간 동안 지방이나 에너지 소모가 계속해서 일어나는 현상을 애프터번 효과Afterburn Effect라고 말한다. 근육을 단련하는 데는 헬스장에서 돈을 지급하고 퍼스널 트레이닝을 받는 것도 좋은 방법이다. 헬스장 말고 집에서 하는 운동으로는 아령 등의 근육 강화 운동을 하거나 코어 운동을 추천한다.

코어 운동이란 평소에 잘 쓰지 않는 근육을 단련시켜 주는 것을 말한다. 이때 강화해주는 코어 근육이란 몸의 중심부인 척추, 골반, 복부를 지지하는 근육을 말한다. 엎드려 기지개, 근육 기지개, 앞가슴 세우기, 반브릿지, 사이드브릿지, 플랭크, 버드독, 스위밍, 데드벅, 발가락 부딪치기, 뒤구르기 등등이 근육 강화에 도움이 된다. 또 혼자서 할 수 있는 좋은 운동이다. 보기보다 매우 힘이 들기 때문에 체력이 되면 종목당 60초를 하되 체력이 약한 사람은 10~20초만 해도 된다. 다만 10~20초를 하더라도 매일 잊지 않고 해주면 근력 운동에 크게 도움이 된다. 특히 불면증이 있는 사람은 초저녁과 자기 전에 코어 운동을 체력에 맞게 해주면 깊이 자는 경우가 많다.

헬스장 운동이든 집에서 하는 코어 운동이든 근육에 상당히 힘이 들어가기 때문에 나이를 잊고 의욕적으로 무리하지 않도록 주의해야 한다. 무리해서 하다가 되레 몸이 고장 나면 안 된다. 처음엔 조금씩 시작해 차츰 횟수를 늘려나가거나 꾸준히 하는 것이 중요하다.

코어운동

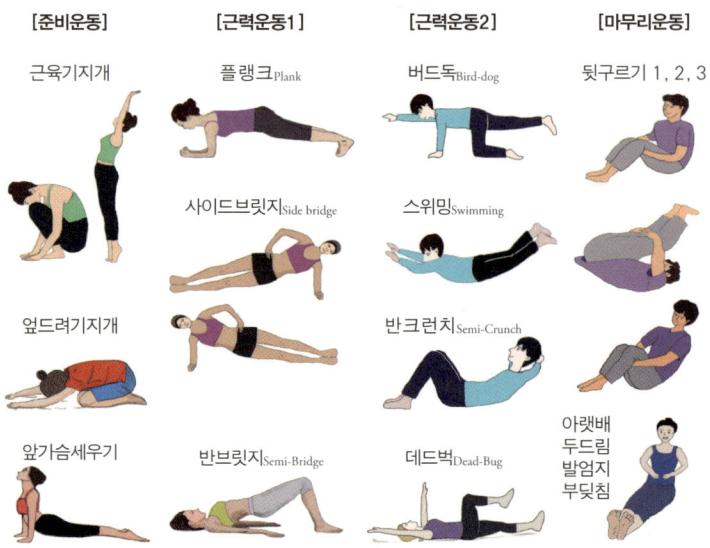

6장
만성변비는 나이가 들수록 심해진다

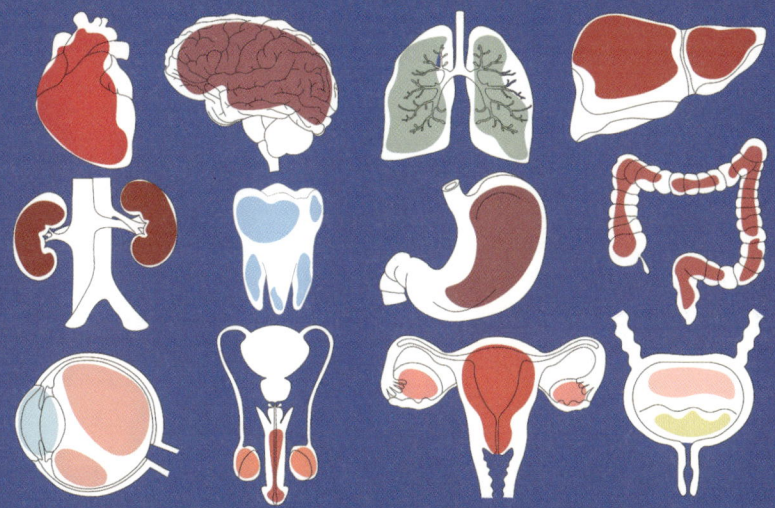

변비에 걸려보지 않은 사람이라면 변비로 고통받는 사람의 심정을 다 헤아리지 못할 것이다. 변비가 당장에는 병 같지도 않아 보이고 생명에도 큰 지장을 주지 않는다. 하지만 만성변비가 되면 수년에서 평생 배변으로 고생한다. 그래서 변비는 삶의 질을 떨어뜨리기도 한다. 변비가 남의 일 같기만 하다가 60세가 넘으면 의외로 많은 분이 생각지도 않게 변비로 고생한다. 그럴 때 설마 하다가 만성변비로 굳어지는 경우가 너무 허다하다.

모든 질병은 초기에 제압할수록 좋다. "변비 정도 그까짓 것!"이라고 무시하다가 시기를 놓치는 우를 범하지 않기를 노파심에서 강조해본다.

만성변비의 개요

  변비는 전 연령대에서 출현할 수 있지만 가벼운 경우와 아주 심한 경우 등 정도에 따라 사례가 다양하다. 대부분은 시중에서 파는 일반변비약으로 응급처치에 무리가 없다. 하지만 재발 가능성이 매우 높고 나이가 들수록 만성화가 돼가는 일이 매우 흔하다. 가능하면 식이요법이나 식물성 보충제 등으로 해결하면 좋겠지만 만성변비나 악성 변비의 경우엔 이 방법들로 역부족인 경우가 적지 않다.
  특히 거의 매일 대변을 자기 손가락으로 파내어야 할 정도이거나 병원에서 관장해도 해결이 되지 않아서 대장의 일부를 잘라내는 수술을 받을 정도로 심할 때도 있다. 그럴지라도 올바른 식이요법, 운동요법, 생약요법을 통해서 치유할 수 있다. 무엇보다도 변비의 원인을 잘 찾아내서 원인을 해결하는 걸 가장 권한다. 사전에 방비를 잘하면 더 좋고 변비가 생겼을 땐 너무 오래 지체해 만성화되는 걸 막아야 한다. 초기에 없애고자 하는 의지가 중요하다고 본다.

1

만성변비를 분류하고 증상을 개선하는 약물을 알아보다

만성변비를 다양한 기준으로 분류하다

장이 건강해 변비로 고생해보지 않은 사람은 변비 환자의 고역을 잘 모를 것이다. 만성변비가 오지 않도록 음식과 보충제를 잘 먹어주고 운동을 꾸준히 해서 미리미리 예방하는 게 최고다. 하지만 살다 보면 마음대로 되지 않고 의외로 고생하는 경우가 많다. 다른 질병과는 달리 대변과 항문의 문제이다 보니 널리 공개하거나 의논하기도 쉽지 않고 의논해도 딱히 훌륭한 해결책이 나오지 않는 경우가 수두룩하다. 가능하다면 이 책에서 좋은 해결책을 발견해 덜 고생하고 건강한 삶을 살 수 있기를 바란다. 만성변비의 종류는 생각 외로 다양하다고 볼 수 있다.

나이별 변비 분류

	나이별 변비	대략적인 나이	비고
1	유·소아 변비	젖먹이 변비(돌 전 유아)와 소아 변비(돌 후~7세)	경증~악성

2	청장년 변비	초등학생~29세의 변비	경증~악성
3	중장년 변비	30~50대의 변비	경증~악성
4	노년성 변비	60대 이후의 변비	경증~악성

거의 전 연령대에서 변비를 호소하는 경우가 있다.

만성변비 증세별 종류

	변비의 증세 및 상태	비고
1	대변이 굵고 단단하거나 염소 똥처럼 똥글똥글하고 여문 경우	
2	단단한 변비이면서 며칠 만에 한 번씩 보는 경우	
3	변이 단단하진 않아도 쉽게 나오지 않아서 애를 먹는 경우	
4	단단하지 않지만 일주일이나 열흘에 한 번씩 보는 경우	
5	관장약을 넣어야만 변을 볼 수 있는 경우	
6	변비약을 먹어야만 변을 볼 수 있는 경우	
7	관장약, 변비약으로도 안 되어 스스로 손가락으로 파내는 경우	악성 변비
8	나이가 많으면서 병원에서 관장요법을 해야 하는 경우	악성 변비
9	병원 관장으로 안 되어 늘어난 대장을 잘라내는 수술하는 경우	악성 변비

변비의 형태도 매우 다양하다.

악성 변비는 어떤 방법으로도 해결되지 않는 심한 경우를 이른다. 젊은 사람도 악성 변비에 걸리기는 하지만 노인들이 악성 변비에 걸리는 경우가 더 많다.

만성변비 원인별 종류

	변비의 원인	연령대·질병
1	식이섬유의 부족증	소아, 청소년, 성인
2	예민한 성격이나 스트레스성	체질적 또는 성격
3	장내 유해균 증가와 유익균 부족증	유아 또는 성인
4	장점막의 허약증이나 장누수증후군	청소년, 성인
5	장운동의 부실증	성인, 노인

6	장근육의 감소증	성인, 노인
7	수분의 편중	다양한 연령대
8	담즙 분비의 부족증	체질적 경향 다수
9	간열과 장열 등의 체질적인 열증 현상	열 많은 체질, 건강관리부실
10	장 메마름증(장건조증)	진액 부족, 건강관리부실
11	두세 가지 이상의 복합적인 원인이 겹친 경우	건강관리부실
12	장 마비증이나 장폐색이 있는 경우	특수한 질병

변비를 일으키는 다양한 원인이 있다.

변비는 젖먹이 유아 때부터 노년기에 이르기까지 참으로 다양한 연령대에서 발생할 수 있다. 변비의 증세도 여러 형태로 나타나며 변비의 원인 또한 다양하다. 만성화된 악성 변비는 복합적인 원인 때문에 발생하며 치유 또한 매우 어려운 경우가 많다.

젊을 때 전혀 변비가 없던 사람도 나이가 들면서 변비로 고생하는 경우가 흔하다. 가벼운 변비뿐만 아니라 악성 변비 또한 남에게 드러내고 얘기하기가 민망하다. 또 들어주는 사람 역시 뚜렷한 해결책을 제시하지 못하니 이래저래 답답한 고역이다.

만성변비를 개선하는 약물은 매우 다양하다

만성변비를 위한 제품은 관장약, 일반의약품, 생약(약초)제제, 식품 종류 보충제로 나눌 수 있다. 관장약은 일반적으로 약국에서 판매하는 일반의약품으로서 글리세린을 함유하며 20밀리리터와 30밀리리터 두 가지가 일반적이다. 심하지 않으면 관장약을 항문에 넣은 지 몇 초 만에 변이 나온다. 하지만 심한 경우 변이 잘 나오지 않으면 5~10분을 누워서 기다려야 한다. 직장과 대변이 제대로 매끄러워지기까지 기다리는 것이다. 한 개를 넣고 10분 이상 돼도 나오지 않으면 두 번째 관장약을 주입하기도 한다.

집에서 관장해도 도저히 변이 나오지 않으면 병원으로 가서 관장기로 관장액을 주입해 변을 보는 방법도 있다. 하지만 비용과 절차가 번거로운 편이다. 관장약으로 안 되는 경우 또는 관장약이 없으면 병원에 가지 않고 해결하는 방법으로 본인 손가락에 비누칠을 많이 해서 스스로 변을 파내는 방법도 있다(일명 손가락관장 또는 용수관장Finger enema이라고도 한다). 가장 쉽고 좋으나 남에게 얘기하기는 매우 민망하다. 때로는 병원에서도 기구로 파내거나 용수관장을 하는 경우가 있지만 웬만해서는 안 하는 경향이 있다.

액상 관장약이 아닌 항문에 넣는 변비 좌약도 있다. 이 변비 좌약은 일반의약품으로 비사코딜 10밀리그램 성분이 포함돼 있다. 통상 20분 이내에 효과를 보는 경우가 많다. 먹는 변비약으론 일반의약품으로서 TV 광고에도 자주 나오는 편이다. 단일성분은 거의 없고 기본으로 두세 가지 성분이 포함돼 있다. 가끔 세 가지 이상의 성분이 포함된 것도 있다. 가장 많이 쓰이는 성분은 비사코딜과 도큐세이트나트륨이다. 이 두 성분에 더해 센나엽가루, 센나열매가루, 알로에 등을 첨가하기도 한다.

단일성분으로 가장 많이 사용되는 변비약은 수산화마그네슘 $Mg(OH)_2$이다. 원래는 위장약인 제산제로도 쓰였는데 대장의 수분흡수를 방해함으로써 대변에 수분이 넉넉해지게 하는 원리에 기반한다. 그러다 보니 보통 1~3정을 쓰는데 변비가 심하지 않은 사람들은 설사하기도 해서 먹는 양을 조절해야 한다. 장기간 사용할 때 철$_{Fe}$과 칼륨$_K$의 흡수를 방해한다.

변비에 효과가 좋은 일반의약품으로 생약(약초)제제가 의외로 많다. 이 제품은 부작용이 적고 효과가 우수하지만 신약 일반의약품보다는 조금 비싼 편이다. 그러나 신약 변비약으로 해결이 안 되면 생약 변비약을 찾는 사람도 많다. 생약 변비약에는 대황, 지실,

센나엽, 센나열매, 노회(알로에), 질경이씨껍질(차전자피), 작약 등이 주된 성분으로 쓰이며 보조제로서 육계, 감초, 생강 등이 추가되는 경우가 많다. 생약 중에 환丸 제제로는 마자인환이 노인성 변비에 효과적이다.

   때로는 변비약을 매우 주의해야 할 상황도 있다. 특히 위와 장관의 염증(크론병, 만성대장염, 과민성대장염)이 있거나 장마비증, 장폐색, 위장관협착증, 원인불명의 복통, 충수염(맹장염), 장출혈을 앓거나 기타 대변이 너무 축적된 환자 등은 의사와 상의하는 것이 바람직하다.

2
만성변비의 해결책을 12가지로 제시한다

위와 장관에 심한 염증이나 특별한 질병이 없으면서 일반변비약으로 해결되지 않는 만성변비일 때 해결 방법을 살펴보자. 일반의 약품인 변비약(하제)으로도 웬만하면 대변이 잘 나온다. 그러나 만성인 경우엔 수년간 반복해서 재발하는 경향을 보인다. 게다가 젊을 땐 변비약(하제)만으로 그런대로 해결을 잘해냈는데 나이가 들면서 만성화되고 심해져서 악성 변비로 고생하는 경우가 흔하게 나타난다. 그래서 "변비 정도쯤이야."라고 예삿일로 넘길 게 아니다. 변비를 젊어서부터 완전히 해결해놓으면 노후에 질병 없이 건강한 삶을 이어갈 가능성이 매우 크다.

변비약이나 관장기로도 해결할 수 없는 노인이 병원에 가면 대장이나 결장이 이완된 경우로 보고 창자의 일부를 잘라내는 수술방법을 취하기도 한다. 때로는 수술하고도 변을 보지 못하는 사태가 벌어지기도 한다. 변비의 원인이 하도 다양하므로 근본적인 원인을 찾지 못하고 엉뚱한 원인을 지목해서 벌어지는 일이다.

만성변비의 원인별로 적절한 해결책을 제시한다

만성변비를 치료하는 데는 각 원인에 따른 원인별 해결책이 필요하다.

첫째, 만성변비는 식이섬유가 부족해서 생기기도 한다. 식이섬유가 부족해서 생기는 만성변비는 10대와 20대가 가장 많이 걸리지만 중장년이나 노인층에서도 얼마든지 있을 수 있다. 특히 채소를 먹지 않거나 적게 먹게 되면 대변 속의 식이섬유가 부족해져 변이 굳어지거나 쉽게 나오지 않는다. 젊은 세대는 채소만 많이 먹어도 해결되는 경우가 많다. 채소는 일정 기간만 먹는 게 아니라 평생을 열심히 먹어야 한다. 다시마와 해조류도 매우 좋다.

도저히 채소를 꾸준히 먹을 수 없다면 식이섬유 보충제를 먹어 줘야 한다. 식이섬유 보충제는 액제, 환제, 분말 등으로 다양하게 나오고 있으니 채소를 먹지 못하는 사람에게 추천한다. 채소를 구하는 가격보다 훨씬 저렴하게 구할 수 있으면서 효과는 더 좋은 게 많다. 또한 차전자피Psyllium Husk도 분말, 정제, 환제가 있다. 우리나라 차전자와 조금 다른 인도산 차전자피가 좋다. 국산 질경이는 씨앗을 차전자라는 약초로 쓰지만 차전자피가 나오지 않는다.

식이섬유 보충제는 변비가 심한 경우엔 여러 가지 채소를 먹기보다 싸게 먹힐 수도 있다. 식이섬유 보충제를 두세 가지 먹으면 변비와 장 건강에는 크게 도움이 된다. 그리고 인스턴트식품의 섭취를 줄여야 한다. 인스턴트식품에는 섬유질이 거의 없다고 보아도 무방하다.

둘째, 운동이 부족해도 만성변비에 걸릴 수 있다. 특히 걷기나 다리운동 부족 시 장운동도 부족해진다. 즉 한 가지 원인보다는 적어도 두어 가지 이상의 원인과 영향으로 변비라는 불편을 감수하게 되기 때문에 본인의 원인을 최대한 잘 찾아서 제거할수록 더욱 좋

차전자와 차전자피

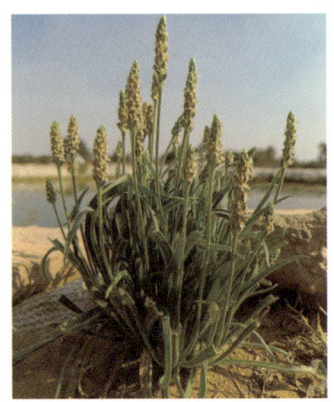
질경이 씨앗을 차전자라고 한다.

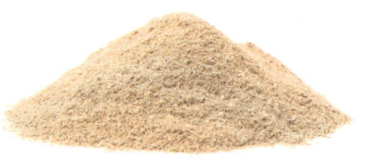
차전자피는 인도차전자 껍질이다.

은 결과를 맞이할 수 있다.

셋째, 예민한 성격이나 스트레스를 잘 받아도 만성변비가 올 수 있다. 천성적으로 완벽주의를 추구하거나 스트레스를 잘 받는 성격의 예민한 경우에는 교감신경이 곧잘 흥분해서 위나 장에 영향을 줄 수 있다. 예민한 사람은 여행을 가거나 남의 집을 방문할 때 긴장하는 버릇이 있다. 그러다 보니 화장실을 못 가는 경우가 제법 많다. 급할 때는 변비약(하제)을 먹어서 응급처치가 가능하나 평소에 수양을 통해 교감신경을 진정시켜주는 훈련하는 게 좋다. 스스로 훈련하는 게 쉽지 않기 때문에 음악, 문학, 종교의 도움이나 전문가의 도움도 필요하다. 완벽주의를 추구하는 성격이나 스트레스를 잘 받는 유형이라 할지라도 식이섬유와 견과류를 섭취해주고 운동 등을 해주면 좋아진다. 하지만 때로는 생약(약초)제제를 써야만 해결이 되기도 한다.

넷째, 장내 유해균이 증가하고 유익균이 부족해져서 만성변비가 올 수 있다. 사람의 몸에는 곳곳에 세균이 공존하고 있다. 피부는 물론이며 눈, 코, 귀, 입안, 위, 소장, 대장, 방광, 여성생식기 등에도 많은 세균이 살고 있다. 대부분 해가 없는 유익균인 경우가 많고 약간 해로운 대장균이나 칸디다균 등이 같이 있으나 유익균이 많을 땐 전혀 문제를 일으키지 않는다.

다만 항생제를 오래 쓰거나 매운 음식을 자주 먹거나 건강관리를 못 하면 유익균이 감소하기도 한다. 그럴 때 유해균이 대폭 늘어나면 문제를 일으키기도 한다. 이런 현상을 소장내세균과다증식 SIBO, Small Intestinal Bacterial Overgrowth이라고 한다. 소장내세균과다증식은 소장 내의 세균 불균형을 일컫는 말이다. 인체의 곳곳에 유익균이 줄고 유해균이 늘어나는 현상을 '균교대증후군'이라고 일컫기도 한다. 즉 균교대증후군의 경우 유익균이 줄어들수록 유해균이 증가한다. 이럴 땐 유해균을 줄이고 유익균을 증가시켜야 한다. 그런데 유해균을 줄이기 위해 항생제를 과다하게 쓰면 유익균도 같이 감소하므로 오히려 문제가 더욱 커지기도 한다.

요즘 소장내세균과다증식의 개선제로서 유익균은 남기고 유해균만 줄이는 보충제가 나왔다고 하니 전문가와 상의할 필요가 있겠다. 특히 모유나 분유만 먹는 유아의 변비는 대부분 유익균의 부족 현상이 많은 편이다. 문제는 어떤 유산균이 그 아기에게 적당한지를 찾는 일이 쉽지 않다. 수많은 유산균이 나와 있으므로 유산균 선택에 실패를 겪는 경우가 허다하다. 고로 경험이 많은 전문가의 도움이 필요하다고 보겠다. 성인의 유산균 선택은 더더욱 복잡한 편이다. 왜냐하면 대부분의 유산균이 설사를 멈추는 유산균이 많고 변비를 고치는 유산균이 매우 적은 편이므로 경험이 많은 전문가와 상의하기를 추천한다.

다섯째, 장 점막의 허약증이나 장누수증후군으로 인해 만성변비가 생길 수 있다. 장 점막이 타고나면서 튼튼한 사람이 있는가 하면 약한 사람도 있다. 장 점막이 약한 사람은 장벽의 조직이 허술해 장누수증후군을 일으키기도 하며 불필요한 물질이 장벽을 뚫고 몸 안으로 침투하기도 한다. 장 점막이 약한 사람은 젊을 때 대부분 배탈이나 설사를 빈번하게 하는 경향이 있다. 특히 찬 음식, 날것, 매운 음식, 우유, 차가운 과일이나 간식 등은 장에 부담을 준다. 그러다가 나이가 들면 반대로 변비 쪽으로 기울어지는 경향이 있다. 그러므로 젊어서부터 장점막을 튼튼하게 만들어주면 나이가 들어서도 훨씬 유리하다. 이럴 때는 고급 유산균이 필요하며 장점막의 재생을 돕는 보충제로서 글루타민이라는 아미노산이나 히알루론산 등이 포함된 보충제를 추천한다. 이러한 성분을 보충하면 장점막을 보강하는 데 크게 도움이 된다.

여섯째, 장운동이 부실한 결과로 만성변비가 생길 수 있다. 장운동이 부실해지는 데는 여러 원인이 있다. 식이섬유 부족, 유해균 증가, 유익균 부족, 다리운동 부족, 인스턴트식품 과다섭취, 장점막 허약증, 장근육 부실 등등의 원인이 있다. 장의 운동을 촉진하는 처방약품이 여러 종류가 있으나 장운동 부실이 만성화된 경우엔 치료에 시간이 오래 걸린다. 채소와 식이섬유를 많이 섭취하고 담즙 분비 증진제, 유해균 제거제, 유익균 증진제 등을 보충하면서 근력 운동량을 적절히 늘려주는 것이 매우 유익한 요법이다. 때로는 식이섬유 보충제와 생약(약초)요법이 우수할 때도 있다.

일곱째, 장근육의 감소증으로 인해 만성변비가 올 수도 있다. 피부가 두꺼운 사람과 얇은 사람이 있듯이 위벽과 장벽의 근육이나 점막도 두꺼운 사람과 얇은 사람이 있다. 특히 위벽과 장벽이 두꺼운 사람은 신약을 여러 가지 먹고도 불편을 모르는 사람이 많고 위벽과 장벽이 얇은 사람은 신약을 먹었을 때 위통이나 장 불편을 자주 호소한다. 위벽과 장벽도 내부는 점막이고 중간과 외부는 근육에 해당한다. 따라서 점막과 근육을 강화하면 도움이 많이 된다.

점막과 근육을 보강하는 제품으로는 글루타민 같은 아미노산과 콜라겐과 엘라스틴 등의 단백질섬유질이 좋다. 또한 히알루론산, 글리코칼릭스, 헤파란, 헤파린 등등의 다당류와 섬유질 혼합도 크게 도움이 된다. 위벽과 장벽의 근육뿐 아니라 모든 근육에도 도움이 되니 일거다득이다.

여덟째, 수분의 편중으로 인해 만성변비가 발생할 수 있다. 소장은 영양분 흡수가 주목적이고 대장에선 수분을 흡수한다. 대장이 물을 잘 흡수하지 못하면 설사가 생길 수 있다. 반대로 물을 너무 많이 흡수하면 변비가 생길 수 있다. 변비 문제는 수분 문제도 있지만 음식 속의 지방질 함유도 크게 작용한다. 물도 적절히 잘 마셔야 하고 식물성기름(견과류 포함)과 동물성기름도 적당히 먹어줌이 좋다.

그래도 신통찮으면 우유가 도움이 되기도 하고 요구르트 중에 변비 전용 요구르트도 도움이 된다. 견과류 중에서 브라질너트 등이 잘 맞는 사람도 있으나 장이 약한 사람은 되려 조심해야 한다. 수분의 편중은 간열과 장열이 많아서 발생하는 경우가 있다. 열이 많은 사람은 별도의 보충제를 사용해야 한다. 대장에서 수분을 덜 흡수하게 하는 약제로 산화마그네슘과 수산화마그네슘이 있다. 일반의약품이지만 부작용이 적고 대변에 수분을 함유하게끔 해서 변을 무르게 보게 하거나 설사를 유도할 수도 있다. 다만 응급처치로는 좋지만 오래 쓰면 내성이 생길 수가 있고 철과 칼륨의 흡수를 방해하는 작용도 있으니 단기간 쓰고 근본 원인을 해결함이 좋다.

장이나 피부에 수분을 많이 머금게 하는 보충제로는 히알루론산이 도움이 된다. 히알루론산은 피부는 물론이고 눈, 연골, 장점막, 질점막 등에 수분을 오래 머금게 하므로 각종 건조증을 해결하는 데도 도움이 많이 된다.

아홉째, 담즙 분비가 부족해서 만성변비를 일으키기도 한다. 담즙은 소화에 아주 큰 영향을 미친다. 담즙이 부족하면 소화 문제는 물론이고 변비까지 생기는 경우가 종종 있다. 담즙은 간에서 콜레스테롤을 재료로 해 만들어진다. 담즙 생산을 늘리면 콜레스테롤도 줄어들고 혈압도 줄어드는 경우가 많다. 또 급성 열증일 때도 담즙을 내보내면 간의 압력이 줄어서 열이 내리기도 하고, 간의 부담이 대폭 줄어든다. 담즙을 늘이는 식품으로는 마늘, 강황, 울금, 지실(탱자) 등이 있고 음식으로 마땅찮으면 담즙 분비가 우수한 생약 보충제를 추가해서 신속한 효과를 볼 수가 있다.

열째, 간열과 장열 등의 열증 현상으로 인해 만성변비가 생기기도 한다. 체질적으로 간열과 장열을 가지고 태어나는 사람 중에는 소화력이 우수해 잘 먹고 잘 소화하는 사람이 있다. 그래서 젊을 때 건장한 체격이나 비만이 되기도 한다. 또는 당독소가 많으면 열이 발생하기도 한다. 체질적으로 열이 많은데 당독소까지 겹치면 너무 높은 체열 때문에 고생하기도 하고 변비로 고생하기도 한다.

간열과 장열을 가졌다고 해서 모두 변비가 오는 건 아니다. 하지만 변비를 일으키는 여러 조건에 간열과 장열이 겹치면 만성변비나 악성 변비가 되기도 한다. 이런 경우엔 변비에 쓰이는 일반의약품으로 응급처치가 되긴 하지만 장기간 고생하는 경우가 많고 노년에 접어들었을 때 더욱 힘들어지는 경우가 많다. 이럴 땐 음식으로 간열과 장열을 끄는 방법이 없으므로 열을 끄는 생약(약초)제제나 보충제를 사용할 수밖에 없다.

생약에서 열 끄는 약초로는 대황, 황금, 황련, 황백, 노근(갈대뿌리), 결명자, 생지황, 목단피, 치자, 석고 등등 많은 종류가 있으며 약성이 대체로 강한 편이어서 일반인이 사용하기 까다롭다. 전문가의 도움을 받는 것이 좋다.

열한째, 장건조증으로 인해 만성변비가 생기기도 한다. 장건조증은 젊은 사람이나 노년이나 다 겪을 수 있으며 노인의 경우가 더 심각하다. 특히 살이 안 찌고 마른 체질의 경우 피부나 외모가 마르면서 장벽도 같이 메마를 수 있다는 사실을 잘 기억해야 한다. 이런 경우엔 피부나 내장에 지방이 부족한 경우도 더러 있는 편이다.

장건조증에 간열과 장열이 겹치거나 다른 변비의 원인까지 있다면 매우 심한 악성 변비로 고생할 수 있다. 심할 때는 장을 일부 잘라내는 수술을 받기도 한다. 하지만 장의 운동력이 떨어지거나 장 전체가 메마르면 일부분을 잘라내도 큰 효과를 못 보게 되기 때문에 가능하면 생약(약초)제제, 섬유질 보충제, 변비 요구르트 등을 같이 쓰는 게 좋다. 그러면 크게 개선되는 효과를 볼 것이다.

장건조증에도 수산화마그네슘과 히알루론산이 도움이 되는데, 심한 경우엔 장건조증을 해결하는 생약을 겸해야 하는 때도 있다. 장건조증을 해결하는 데는 간열과 장열로 유발되는 변비에 쓰이는 열 내려주는 생약이 쓰일 수 있다. 여기에 추가로 맥문동, 천문동, 구기자, 백합(참나리 뿌리), 사삼(더덕, 잔대 뿌리), 귀판(거북과 남생이의 등판), 별갑(자라의 등판), 지모, 괄루인(하늘타리 씨앗), 마자인(대마 씨앗), 당귀, 작약, 하수오 등의 생약 종류가 장건조증을 해결해줄 수 있다. 이 생약 종류를 사용할 때도 전문가의 도움을 받는 게 좋다. 악성 변비일수록 두 가지 이상의 원인이 겹쳐 있을 수 있고 또 심한 정도에 따라 쉽게 해결되는 경우가 있는가 하면 상당한 시일이 필요할 때도 있기 때문이다.

열두째, 위의 모든 방법을 동원해도 안 될 때는 어떻게 할까? 이러한 상황을 최악의 악성 변비라고 한다. 변을 배출하기 위해 항문을 손가락으로 파내기도 하며 병원에서 관장을 받아도 쉽게 해결이 안 된다. 이 경우엔 대장이 늘어났다고 보고 대장의 일부를 잘라내는 수술을 받기도 한다. 대부분 연세가 많은 어르신의 경우에 가끔 생긴다.

  그러나 대장의 일부를 잘라내고도 변을 시원하게 보지 못하는 경우도 종종 있다. 이럴 때 체질에 정확하게 맞는 한약 탕제나 과립제를 체질에 맞게 복용하면 의외로 좋은 효과를 보는 경우가 많다. 때로는 장건조증 해결제, 장열증 해결제, 장운동 해결제, 장근육 보강제, 변비 전용 유산균 등을 복합적으로 써야 해결되는 때도 있다. 수술하기 전에 자신의 체질에 잘 맞는 방법을 전문가와 상의해 고려해볼 필요도 있다.

7장

질병을 물리치는 건강한 다이어트를 하자

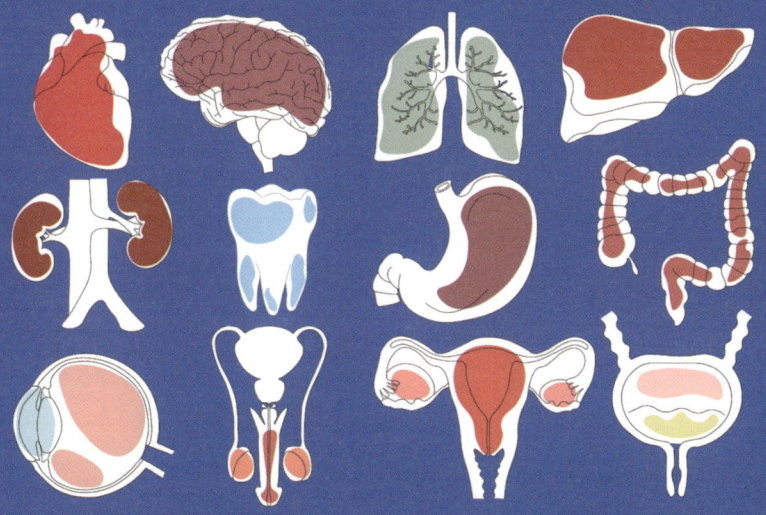

체중감량은 단순히 살을 빼는 문제만 중요한 것이 아니다. 자칫 잘못된 다이어트로 건강을 해치는 큰 일이 생길 수도 있다. 건강하기 위한 다이어트를 해야 하고 건강한 다이어트 방법을 아는 것이 중요하다. 건강한 다이어트만이 당뇨, 혈압, 고지혈, 암 등의 만성질환을 예방하고 물리칠 수 있다.

체질학과는 크게 상관이 없는 서구과학은 '살이 잘 찌는 체질'과 '살이 전혀 찌지 않는 체질' 자체를 구별할 줄 모른다. 나무를 보고 숲은 보지 못하는 서구과학이 가진 맹점 중의 하나이다.

'살이 잘 찌는 체질'은 거기에 맞는 방법의 다이어트를 해야 하며 부작용이 많은 약제보다는 부작용이 적거나 거의 없는 방법을 도입할 줄 아는 지혜가 필요하다. '살이 전혀 찌지 않는 체질'이라고 할지라도 아랫배가 나오는 문제를 해결하기 위해 내장지방이 생기지 않도록 하는 생활요법에 대해 알고 있어야 한다.

과체중 다이어트의 개요

체중조절은 미용을 위한 다이어트를 위해서도 매우 중요하지만, 진정한 건강을 위해서도 중요하다. 전 연령대 모두가 체중조절을 해야 한다. 특히 젊었을 때 기회를 놓치거나 방법을 모르면 세월이 무상하게 흐른 뒤에 비만한 노인이 된다.

나이가 몇 살이든 적정한 체중을 유지하는 일은 미용 목적 외에도 노화성 질병을 예방하는 데 필수라고 볼 수 있다. 문제는 적은 비용으로 큰 효과를 볼 수 있는 방법이 무엇인지 알기가 쉽지 않다는 데 있다. 또 치열한 노력과 악착같은 의지가 필요한 일이다.

또 서구과학에 없는 체질학을 통해 '살찌는 체질'과 '살 안 찌는 체질'을 알아두면 더욱 도움이 된다. 특히 '살찌는 체질'은 젊어서부터 예방을 잘하면 노년의 건강에도 크게 도움이 된다. '살 안 찌는 체질'이라고 해서 방심하면 내장지방이 쌓여 아랫배만 볼록해지는 문제가 발생하기도 한다. 소위 '마른 비만'이라는 모순적인 용어가 탄생한 배경이기도 하다.

어쨌거나 미용이든 건강이든 올바른 관심과 노력을 기울여야 한다. 이 책을 참고해서 소기의 성과를 거두기를 바란다.

1
적절한 체중의 기준을 알아보다

체질량지수만으로는 건강 문제를 판단할 수 없다

체질량지수BMI는 벨기에의 수학자이자 천문학자이자 통계학자인 아돌프 케틀레Adolphe Quetelet가 개발했다. 오늘날 체중을 측정하는 표준적인 방법으로 전 세계인이 사용하고 있으나 건강까지 판정해주지는 못한다. 건강까지 알려주는 완벽한 판정법은 아니고 일반적으로 알기 쉬운 체중에 관한 기준이라고 볼 수 있겠다. 키와 몸무게의 비율에 따라서 일정한 수치를 반영하며 최근에는 체질량지수에 더해 체지방량이나 근육의 양을 퍼센티지로 계산해내는 기구도 등장했다.

체질량지수BMI 계산 공식

$BMI = \dfrac{체중(kg)}{(키(m))^2}$	사용예 = $\dfrac{60(kg)}{(1.70(m))^2}$ = 20.76
	(* 키170cm이면, 1.7을 넣는다.)

체질량지수 수치에 따른 판정은 국가마다 학자마다 조금씩 다르긴 하나 대부분 큰 차이가 없으므로 아래 표를 참고로 한다.

체질량지수BMI에 따른 비만 분류

범주	체질량지수 kg/(m)²
저체중(심한 야윔)	< 16.0
저체중(적당 야윔)	16.0 ~ 16.9
저체중(적당 날씬)	17.0 ~ 18.4
정상범위	18.5 ~ 24.9
과체중(비만 전 단계)	25.0 ~ 29.9
비만(Class I)	30 ~ 34.9
고도비만(Class II)	35 ~ 39.9
초고도비만(Class III)	≥ 40.0

(출처: 위키피디아)

위의 체질량지수에 따르면 체질량지수가 18.5~24.9면 정상치로 간주하는 편이다. 하지만 모델이나 배우가 아닌 다음에야 체질량지수 20 이하는 날씬하게 보인다. 또 운동선수나 체격이 좋은 사람은 체질량지수가 25~29 정도이면 건장하고 튼튼해 보인다. 그래서 남성이라면 대단히 건강한 몸으로 보이기도 한다. 하지만 정상범위 이하의 저체중도 건강에 주의를 해야 하며 체질량지수 30을 넘기는 과체중은 당연히 비만으로 보이면서 젊을 때는 몰라도 나이 들수록 건강에 이상이 생길 가능성이 매우 농후하다. 그러므로 저체중자는 근본 원인을 잘 파악해 기초건강을 잘 다져주는 것이 필요하다. 이 책에서는 과체중자를 중점적으로 다룬다.

특히 과체중자는 체질량지수가 높을수록 외모에 변화가 올 뿐만 아니라 운동성과 활동성이 떨어지는 경우가 많다. 나이가 중년을 넘어가면 각종 성인병이 나타날 가능성도 매우 높아진다. 몸속의 지방 비율이 높을수록 체열이 발생하거나 혈액의 점도가 높아짐으로써 당뇨, 혈압, 고지혈 등이 나타날 경우가 많다. 실제로 그렇게 되면 심장, 콩팥, 뇌 등의 혈관이 좁아지거나 막힐 경우도 생길 수 있다. 그럼에도 충분한 대처를 하지 않을 때는 중병으로 진행되는 경우도 많다. 예방은 어쨌거나 중요하다고 본다. 간혹 노인 중에 "오래 사는 거 원치 않는다."라고 하는 사람도 있는데 오래 살기보다 아프지 않고 사는 것이 더 좋은 것은 새삼 말할 필요가 없다고 본다.

체질량지수는 키에 대한 체중의 비율만 단순히 알려줄 뿐이므로 세밀한 건강 문제는 좀 더 깊이 있게 연구해야 한다. 예를 들면 같은 체질량지수 수치를 가졌더라도 허리둘레가 날씬한 경우와 허리둘레가 큼직한 경우엔 건강한 정도에 차이가 있다. 즉 체질량지수 외에도 체지방률과 근육량에 따라서 세밀한 건강지표는 얼마든지 달라질 수가 있다는 사실을 유의해야 한다.

예를 들어 체질량지수는 정상범위인데 남성의 허리둘레가 90센티미터(36인치)를 초과하고 여성은 85센티미터(34인치)를 초과한다면 내장지방이 증가한 결과로 볼 수 있으며 복부비만에 해당한다. 같은 체질량지수에서도 키가 작은 남성과 여성의 경우 허리둘레 85센티미터와 80센티미터를 초과할 때도 복부비만으로 간주할 수 있다고 본다.

허리둘레가 크게 측정될수록 내장지방이 많을 것이다. 이러한 복부비만의 경우 대장암, 건선, 당뇨병, 고혈압증, 고지혈증의 발생률이 높아진다는 연구 결과가 있다. 소위 말하는 성인병(대사질환)이 증가하는 것은 물론이다. 노화가 빨리 오거나, 기타 질병의 발생 가능성이 커진다.

실제 통계를 통해서도 비만이 심해지면 노인성 질병에 더 취약해진다는 사실을 알 수 있다. 심지어는 심한 저체중자가 복부비만일 때 사망률이 가장 높다고 한다. 비만이 심해지면 당연히 평균수명이 짧아진다. 수명을 늘리고 줄이는 문제 이전에 비만이 노년의 질병과 직접적인 연관이 있다는 점을 고려하면 더욱더 바람직하지 못하다고도 볼 수 있겠다.

체질량지수 외에 체지방률과 근육량을 측정하는 기구가 시중에 나와 있다. 일명 체성분 측정기(체성분 검사기)라고 말한다. 약한 전류를 이용해 몸무게를 비롯해 체내의 무기질, 수분, 단백질, 지방 등을 측정해 체지방률과 근육량을 산출해내는 기구이다.

마른 비만을 피하려면 지방을 줄이고 근육을 키우자

체지방률의 대략적 평균치는 남성이 14~20%이고 여성이 18~28%이다. 이 범위에 들어가는 체지방률을 적정치로 보고 있다. 통상적으로 남성은 내장 쪽의 지방분포가 높고 여성은 피하 쪽의 지방이 높다고 한다. 개인의 운동량과 식사량이 비만의 정도에 따라 다소 편차가 있는 것은 당연하다. 때로는 마른 체형인데도 체지방이 높게 측정되는 경우가 있다. 소위 말하는 마른 비만이라는 모순된 용어가 발생한 배경이다. 마른 비만은 체질량지수는 정상이거나 조금 낮은 편인데 체지방 양은 체중에 비해서 높게 나오는 경우이다. '마른 비만'인 사람은 근육량은 적고 내장지방이 많아서 아랫배가 나온 경우가 많다. '마른 비만'인 사람은 외형적으로 비만이 아니더라도 당뇨, 고혈압, 고지혈 등이 생길 수도 있다.

체질량지수$_{BMI}$가 정상 수치인 남성이 체지방률이 25% 이상이고 허리둘레가 90센티미터 이상이면 남성 마른 비만이다. 체질량지수$_{BMI}$가 정상인 여성도 체지방률이 30% 이상이고 허리둘레가

85센티미터 이상이면 여성 마른 비만이다. 이러한 마른 비만은 복부지방과 내장지방이 많은 경우다. 이럴 때는 건강에 나쁜 영향이 나타날 수 있으므로 적극적으로 개선하려고 노력해야 한다. 즉 고도비만이든 마른 비만이든 모두 불필요한 지방은 줄이고 근육을 단련해야 한다. 지방을 빨리 줄이기 힘든 경우에는 근육을 먼저 단련하면서 지방을 서서히 줄여나가야 한다. 근육량을 증가시키기 위해서는 적정량의 단백질 섭취와 꾸준한 운동이 기본이 돼야 한다. 근육의 본질을 이루는 콜라겐 같은 섬유질 종류를 섭취하고 늘려주는 방법도 동원하면 더 빨리 근육을 증가시킬 수 있다.

하지만 나이가 들면 운동하고 콜라겐을 많이 먹어도 근육이 많이 증가하지 않는다. 나이가 들면 줄기세포가 활성화되지 않기 때문이다. 근육을 만드는 데는 두 가지 세포가 작동해야 한다. 근육세포를 만드는 근위성세포와 섬유질을 만드는 섬유아세포가 동시에 활발해야 한다. 하지만 나이가 많으면 줄기세포도 노화해져서 활성화가 떨어진다. 그래서 줄기세포의 활성을 돕는 밀배아 추출물과 효모추출물 등이 포함된 제품으로 근육을 만들기 위한 적극적인 노력을 기울여야 한다. 그렇게 하면 근육세포도 증가하고 근육을 둘러싸고 있는 콜라겐 같은 섬유질이 증가해서 근육이 어느 정도는 튼튼해진다.

근섬유질과 근육세포가 증가하게 되면 세포 속의 미토콘드리아가 포도당을 원료로 해 아데노신삼인산이라는 에너지 재료를 잘 만들어준다. 그러면 혈당도 감소하고 힘과 컨디션이 좋아지고 운동량도 늘어나고 지방도 줄어들게 된다.

2
살이 찌는 체질과 살이 찌지 않는 체질이 있다

사람의 체질에는 목, 화, 토, 금, 수가 있다

체질학에서는 이제마 선생의 '사상체질학'이 가장 유명하다. 소위 태양인, 소양인, 태음인, 소음인의 네 가지 체질 분류를 말한다. 이는 오장 중에서 폐대肺大, 비대脾大, 간대肝大, 신대腎大를 기준으로 만들었고 세계 최초로 장기의 대소로 체질을 분류하였기에 매우 위대하다. 하지만 심장心臟은 장기의 중심이며 마음이며 군주와 같아 폐, 비, 간, 신을 다스린다고 하면서 체질 분류에서 제외해버렸다. 무언가 조금 부족한 느낌이 들 수밖에 없다. 이에 고창학 박사께서 주창한 '오체사성체질학'은 오행의 목木, 화火, 토土, 금金, 수水를 오장인 간肝, 심心, 비脾, 폐肺, 신腎에 안배하고 목체질, 화체질, 토체질, 금체질, 수체질의 다섯 체질을 동등한 자격으로 만들었다.

각 체질은 장단점을 가지고 있다. 체질이 다르면 외형과 성품의 차이가 생긴다. 모든 사람은 이 다섯 가지 카테고리 중의 하나에 소속된다. 아주 간단하게 '오체사성체질학'의 특징을 요약해보자.

목체질

간肝과 담膽이 좋다. 담즙 분비가 우수하여 영양 흡수가 좋고 뼈대가 굵고 체격이 단단하다. 단 말과 행동이 빠르지 않고 듬직하고 느긋하며 무슨 일에나 한 우물을 파는 꾸준함이 있는 체질이다.

화체질

심心과 소장小腸이 좋다. 소장의 영양 흡수 기능이 좋아서 살이 가장 많이 찌는 체질이다. 성격이 화통하고 말을 즐겨하고 잘하며 순발력도 뛰어나고 재치도 많으나 불같은 다혈질이 많은 체질이다.

토체질

비脾와 위胃가 좋다. 비위는 소화기관이긴 하지만 영양 흡수 기관은 아니다. 오히려 "비위가 좋다. 비위가 안 좋다."라는 말이 있듯이 생각과 감성이 예민한 편이다. 즉 완벽주의를 추구하고 긴장을 잘하는 체질이다.

금체질

폐肺와 대장大腸이 좋다. 폐는 호흡기관이긴 하지만 기氣를 주관한다. 기는 형체도 없고 무게도 없으나 무언가를 작동하는 에너지와 유사하다. 그래서 성품이 가만히 있기보다는 무언가 끊임없이 생각하고 추구하는 경향이 짙어서 생각이 매우 많고 뇌와 신경의 활동이 활발한 체질이다.

수체질

신腎과 방광膀胱이 좋다. 신腎은 골骨을 주관하므로 뼈와 이빨이 굵지는 않아도 다른 체질에 비하여 오래 유지되는 경우가 꽤 많다. 성품은 돌다리도 두들겨 보고 건너는 안전 제일주의 성격에 불필요한 모험이나 위험은 회피하는 체질이다.

너무 짧게 간단히 다섯 체질을 요약하여서 이해에 다소 어려움

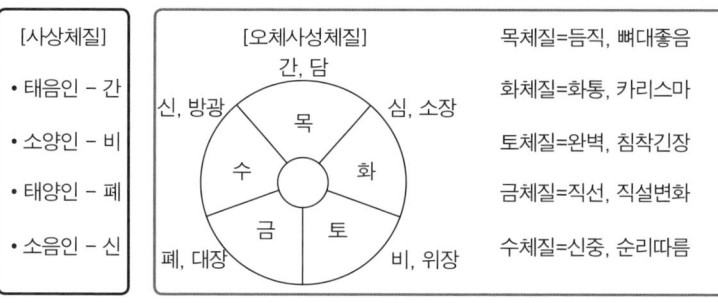

※ 비만체질: (사상체질학=태음인/소양인) (오체사성체질학=목체질/화체질)

사상체질학에선 살이 찌는 체질이 태음인과 소양인이며 오체사성체질학에선 살이 찌는 체질이 목체질과 화체질이다. 두 개가 같다고 보아도 된다. 즉 태음인과 목체질이 동격이며 소양인과 화체질이 동격이다.

이 있을 수 있다. '사상체질학'과 '오체사성체질학'의 비교표를 보면 위와 같다.

그리고 체질마다 약간씩 예외도 있다. 이것까지 알고자 하면 좀 더 깊이 공부해야 하므로 간단하게 다음의 그림표로서 예외 사항을 대신하고자 한다.

실제로 똑같은 얼굴이 하나도 없듯이 같은 체질 안에서도 개개인의 차이는 있게 마련이다. 그렇더라도 큰 범주인 목화토금수 다섯 카테고리엔 소속이 된다. 오른쪽 그림에서 실증은 부채꼴을 조금 길게 표시했고 허증은 부채꼴을 조금 짧게 표시했다. 또 각 체질 속에서도 개개인의 다양한 차이를 점의 크기를 대소로 표시했다. 같은 체질 내에서도 키가 크고 작거나 체격의 크고 작음과 같이 개인마다 다양한 모습이 있다는 것을 의미한다.

체질마다 그림의 중심에 있는 사람은 쉽게 체질 감별이 가능하나 각 체질의 경계에 있는 사람은 이쪽인지 저쪽인지 애매하게 보이는 경우도 허다하다. 다만 여러 번 감별훈련을 거치면 웬만해선

오체사성체질학 기본 5체질의 실증과 허증

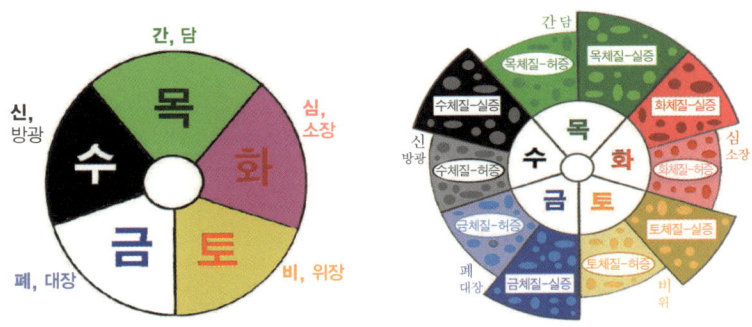

오체사성체질학의 기본 5체질에는 '실증과 허증'을 포함해 다양한 개인 차가 있다.

위의 '실증과 허증' 그림은 첫 입문자의 이해를 돕기 위해 쉽게 쓴 것이며 원래의 용어는 아래와 같다. 즉 원래의 용어와 필자가 쉽게 풀어 쓴 용어는 다음과 같이 정리할 수 있다.

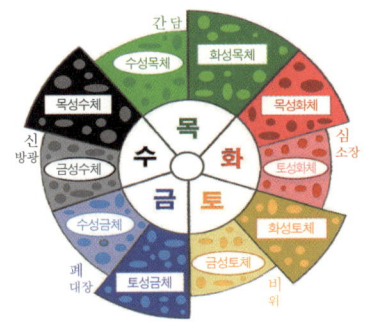

*목체질: '화성목체(양증)' → '목체질 실증' | '수성목체(음증)' → '목체질 허증'
*화체질: '목성화체(양증)' → '화체질 실증' | '토성화체(음증)' → '화체질 허증'
*토체질: '화성토체(양증)' → '토체질 실증' | '금성토체(음증)' → '토체질 허증'
*금체질: '토성금체(양증)' → '금체질 실증' | '수성금체(음증)' → '금체질 허증'
*수체질: '목성수체(양증)' → '수체질 실증' | '금성수체'(음증) → '수체질 허증'

정확한 체질 구별이 가능해진다.

이상으로 '오체사성체질학'의 기본이론은 요점만 간단히 끝내고 체격과 비만과 관련해서 살펴보자. 목체질과 화체질에서 큰 체격과 비만자가 많이 나온다. 예외적으로 평범한 체격이 어느 정도는 있긴 하다. 토체질에선 비만자도 없거니와 성인이 된 후엔 체중 변동이 거의 없고 일정한 체중을 유지하는 사람이 꽤 많다. 금체질은 가장 살이 안 찌는 체질이며 과로나 무리하는 경우엔 체중이 잘 빠지고 평소에도 마른 체형이 가장 많다. 살이 오르더라도 약간 보기 좋을 정도이지 비만은 없는 편이다. 수체질은 금체질 다음으로 살이 안 찌거나 마른 경향이 있지만 피하지방은 금체질보다 조금 낫다.

다시 요약하자면 목체질과 화체질에서 식욕, 소화력, 영양흡수력이 우수하여 비만이 많다. 토체질, 금체질, 수체질에선 상대적으로 목체질과 화체질에 비하여 식욕, 소화력, 영양 흡수력이 우수하지 못한 편이다. 따라서 식탐이 적고 많이 먹지 못해서 비만자가 전혀 없다고 보아도 무방할 정도이다. 다만 토체질, 금체질, 수체질에선 젊어서 비만이 없을지라도 조심해야 한다. 나이 들면서 먹는 것에 비하여 에너지 소모가 적을 때는 내장지방이 증가하여 아랫배만 나오는 '마른 비만'이 생길 수 있음을 미리 알고 주의하는 게 좋다.

비만체질인 목체질과 화체질의 특징을 알아야 한다

목체질의 특징은 성품이 듬직하고 좀 느린 편이며 뼈대가 굵고 얼굴이 크고 사각형이 많으며 비만하지 않아도 큰 체격이 많다. 간혹 비만자가 나타나면 큰 체격에 살집까지 많으면 고도비만의 우려가 있다. 목체질 중에 허약할 시엔 작은 체격이 있기도 하다.

화체질의 특징은 불같은 성격이 많고 말을 즐겨하고 주장이 매우 강한 경향도 많다. 반면에 화통하고 포용하고 리드하는 성품이 많다. 물론 간혹 예외적인 성품도 있다. 대부분 얼굴이 둥근 모습에 얼굴 살집이 많은 편이다. 체격은 어린 시절부터 큰 체격이 있기도 하고 반대로 어릴 땐 날씬하거나 보통 체격이었는데 성인이 되어서 비만이 되는 경우가 많다. 여성의 경우에는 출산한 후 비만해진다. 체중이 안 빠져서 고생하는 화체질이 있는가 하면 살을 왕창 뺐다가 다시 왕창 찌우기도 하는 체중 변화가 많은 화체질도 있다. 운동을 즐겨하는 화체질이 있는가 하면 운동을 싫어하는 화체질도 있다.

　결론적으로 목체질과 화체질에서 큰 체격과 비만자가 많이 나오므로 일찌감치 자신의 체질을 알고 거기에 맞는 식이요법, 운동요법, 디톡스를 한다면 나이가 들어서 큰 고생하지 않고 건강관리에 많은 도움을 얻게 될 것이다.

3

먹는 음식을 에너지로 소비해야 한다

세포로 들어가지 못한 포도당이 살을 찌운다

비만의 원인은 크게 두 가지다. 첫 번째는 식탐이 강해서 먹는 걸 자제할 수가 없는 데 있다. 두 번째는 식욕도 많지 않고 많이 먹지도 않는데 늘어난 체중이 줄지 않는 데 있다. 이 둘의 원인은 각각 다르지만 결과적으론 먹은 음식이 모두 에너지로 소비되지 아니하고 지방으로 적체돼 있다는 것이 문제이다.

첫 번째의 경우, 식탐으로 인해 먹으면 먹을수록 혈중 포도당 농도는 빨리 올라가고 인슐린도 급격히 나오게 된다. 하지만 인슐린이 세포 속으로 포도당을 제대로 밀어 넣어주질 못한다. 즉 포도당이 많고 인슐린도 많다고 해서 인슐린이 포도당을 억지로 세포 속으로 밀어 넣을 수 없다. 예를 들면 자동차가 빨리 달리지 않는데 휘발유를 엔진 속으로 마구 뿜어댈 수 없는 것과 같다. 이를 인슐린 저항성이 높다고 말한다. 이 경우 우리 몸은 세포 속으로 밀어 넣지 못한 포도당을 모두 지방으로 변환해 저축한다. 이럴 때 포도당이라는 연료는 많지만 지방으로 변해서 저축되기 때문에 세포의 미토콘드리아는 에너지 만드는 원료인 포도당이 모자란다고 여긴다. 그래서 식욕 촉진 호르몬인 그렐린을 위장에서 만들어 뇌에 신호를 보내길 "포도당을 더 보내라."라고 아우성을 친다. 식탐이 멈추어지지 않는 원리다.

많이 먹으면 췌장에서는 인슐린을 많이 내보낸다. 하지만 췌장은 인슐린을 무한정 생산해내는 화수분이 절대 아니다. 급히 인슐린을 많이 내보낸 후엔 다시 인슐린을 만드는 데 시간이 걸린다. 또는 췌장의 에너지가 부족하면 지쳐서 인슐린을 제대로 만들어내지도 못한다. 그래서 미토콘드리아는 에너지 만드는 원료가 부족하다고 늘 아우성을 치는 것이다.

이럴 때일수록 탄수화물을 대폭 줄이고 지방을 에너지로 바꾸도록 인내심을 키워나가야 한다. 그게 쉽지 않으면 쌀밥이나 분식같이 탄수화물을 포도당으로 빠르게 분해해서 흡수되는 정제 탄수화물을 섭취하기보다는 잡곡밥을 소량 먹거나 밥을 24시간 냉장시켰다가 데워서 먹는 방법을 추천한다. 이를 '베타전분' 전략이라고 한다. 이렇게 포도당을 천천히 흡수해서 췌장이 인슐린을 급히 만드는 일을 피해야 식탐도 개선이 된다. 그 결과 체중감소와 당뇨병까지도 예방할 수 있다.

쌀밥이나 분식처럼 소장에서 포도당으로 빠르게 분해돼 혈관 속으로 신속히 흡수되는 정제 탄수화물을 '알파전분'이라고 하고 잡곡밥이나 24시간 냉장시킨 밥은 소장에서 포도당으로 분해되는 시간이 오래 걸리므로 '베타전분'이라 한다. 베타전분을 먹으면 혈액에 포도당이 서서히 흡수되기 때문에 인슐린이 포도당을 세포로 밀어 넣는 데 부담이 적고 췌장도 인슐린을 억지로 서둘러 짜내지 않아도 된다. 후자가 일거양득이 아닐 수 없다.

만일에 이러한 베타전분 전략도 맘대로 잘되지 않는다면 인슐린 저항성을 개선하는 디톡스를 해줌과 동시에 탄수화물은 먹지 않는 전략이 있다. 탄수화물이 부족하면 사람의 몸은 지방을 에너지로 전환하는 방법을 쓴다. 이를 위해 나온 제품이 '5일 소식'이라는 제품이다. 경증 비만이거나 중간 정도로 비만한 사람은 '5일 소식'을 두세 번만 해도 식탐이 감소하고 체중도 줄고 체력과 피부도 더 좋아지는 놀라운 체험을 하게 된다. 그러나 고도비만의 경우엔 식탐이나 체중감소 속도가 늦을 수도 있으므로 인내심을 가지고 세 번 이상해야 한다. 그러면 상당한 효과를 체험하게 된다.

식욕이 왕성하지도 않고 많이 먹지도 않는데 체중이 줄지 않을 때는 어떻게 해야 할까? 비록 식탐이 없으므로 많이 먹지 않는다고 할지라도 인슐린 저항성이 있다는 점은 첫 번째의 경우와 같다. 결국 둘 다 포도당을 세포 속으로 제대로 밀어 넣지 못해서 발생한다는 점은 같다. 두 번째 경우에도 포도당을 에너지로 만들지 않고 지방으로 저장하기 때문에 앞서 제시했던 것과 같은 방법으로 지방을 케톤체로 만든 뒤 에너지 만드는 원료로 사용하도록 설계하고 실천하면 된다. 탄수화물이 부족할 때는 간에서 지방을 케톤체로 바꾸어주는 작업을 진행한다. 즉 탄수화물을 줄여야 우리 몸이 지방을 에너지로 변환해주는 작업을 진행한다. 그래도 에너지가 부족하면 단백질과 아미노산을 포도당으로 만들어주기도 한다. 이를 포도당신생작업Glyconeogenesis이라고 말한다.

운동이나 한 끼 식사가 체중 감량에 큰 도움이 된다

첫 번째의 경우나 두 번째의 경우나 알아두어야 할 중요한 사실이 있다. 인슐린이 포도당을 세포 속으로 밀어 넣어주고 미토콘드리아에서 에너지 화폐인 아데노신삼인산을 만드는 것 이상으로 꼭

해야 할 일이 있다. 바로 만드는 에너지를 계속 소비해야 하는 일이다. 세포와 미토콘드리아는 에너지를 계속 만들어주는데 일도 적게 하고 운동도 적게 한다면 만들어진 에너지가 적체돼 세포는 포도당을 받아들이지 않는다. 그렇게 되면 결과적으로 다시 원점으로 돌아가서 많이 먹든 적게 먹든 포도당을 지방으로 저축하는 악순환을 반복하게 된다. 그래서 먹은 만큼의 에너지를 생산하고 만든 에너지를 일이나 운동으로 쓰고 소비해야 한다. 그래야 계속해서 건강한 에너지를 만드는 공장이 잘 돌아가는 선순환이 일어나게 된다.

  만일 여러 사정으로 일이나 운동을 못 하게 된다면 어찌해야 할까? 일이나 운동을 못 한 만큼 먹지 않으면 간단하게 해결이 된다. 일이나 운동을 못 한 사람이라면 하루 두 끼만 먹든지 한 끼만 먹어도 아무 문제가 없다. 그러다가 일과 운동을 많이 하게 돼서 다시 하루 세 끼를 먹으면 체중조절과 에너지 관리 측면에서 매우 유리한 고지를 점하게 된다. 그 결과 당뇨뿐만 아니라 고혈압, 고지혈, 암까지도 예방할 수 있다. 다시 한번 더 강조하겠다. 적게 먹는데도 체중이 줄지 않는다면 대부분 에너지소비도 적게 하는 경우일 것이다. 이럴 때 일이나 운동으로 에너지소비를 좀 더 늘려보기를 바란다. 보통 사람은 소비한 에너지만큼 배고픔이 밀려오게 된다. 과체중자는 배고픔을 참거나 더 소식함으로써 지방을 태우고 지방을 에너지로 만들 기회를 놓치지 않아야 한다. 그래야 체중조절이 가능하다.

4
비만 치료와 노화 문제의 해결은 따로 떼어놓을 수 없다

비만은 활동이 활발한 젊은 나이에 해결할수록 좋다

비만은 많은 지방도 문제지만 음식물의 노폐물인 당독소가 만들어지고 누적되는 것도 문제다. 결과적으로 당독소는 당뇨, 고혈압, 고지혈, 암, 치매, 파킨슨 등과 같은 각종 성인병을 일으키며 노화를 앞당겨서 삶의 질을 하락시킨다. 노화로 인한 질병은 종류가 매우 많다. 심혈관, 뇌혈관, 말초혈관에 노폐물이 침착됨으로써 생기는 심근경색, 뇌경색, 뇌출혈, 파킨슨, 알츠하이머, 치매 등의 극단적인 결과가 아니라 할지라도 골감소증이나 근감소증과 근골격계 질환이 있다. 골감소증이나 근감소증은 에너지 생성을 감소시켜 노인의 활동을 부자연스럽게 만든다.

비만은 활동을 활발하게 할 수 있는 젊은 나이에 해결하는 게 가장 좋다. 하지만 어느 정도 나이가 들었더라도 꾸준한 인내심, 올바른 식이요법, 소식, 디톡스, 운동요법을 최대한 동원해 자기관리에 큰 노력을 쏟아야 한다. 기본적인 해결책은 앞에서 이미 다 설명했다. 비만, 에너지 생산, 에너지소비의 원리를 알고 예방책을 잘 실천하면 대부분 사람은 좋은 건강을 잘 유지할 수 있다. 그러나 직장 문제, 환경 문제, 정신적 문제 등으로 인해 예방책을 실천에 옮기기는 쉽지 않다. 원리를 잘 알려고 노력하고 실천할 각오와 시간을 만들어야 언젠가는 좋은 결과를 얻게 된다.

특히 알아둬야 할 점은 무엇이든지 한방에 기적을 바라서는 안 된다는 사실이다. 우리가 100세까지 산다고 가정했을 때 시간은 많다. 한두 달 만에 건강 문제가 완전히 해결되면 좋겠지만 세상일이 그리 간단하지만은 않다는 것도 기억해야 한다. 과체중이 어느 정도 심하지 않고 결심과 노력이 강하면 강할수록 짧은 시간에 큰 효과를 볼 것이다. 과체중이 심하거나 오래됐다면 꾸준한 결심과 인내심을 갖고 수개월 이상 노력해야 한다. 그래야 노후에 더 건강하고 질병 없는 삶이 보장된다.

소식과 디톡스를 추천한다

일반적으로 물만 먹는 단식요법만으로도 때론 상당한 효과를 거둘 수 있다. 이 요법은 단기간에 여러 차례에 걸쳐 진행하는 게 무난하다. 나이가 많거나 체력이 부족한 경우엔 뜻밖의 역효과가 일어날 수 있다는 사실도 주의해야 한다. 즉 요요현상과 근육감소 등을 조심해야 하고 체력과 면역력이 감소해서 다른 질병을 불러올 가능성을 경계해야 한다. 비만하지만 무른 체질은 특히 조심해야 한다. 그나마 단단한 체질은 잘 견디긴 하나 너무 길게 하면 위험할 수도 있으니 주의한다.

또 타고난 가족력으로 인해 좀 더 많이 신경쓰고 노력해야 하는 때도 있다. 목체질과 화체질이 특히 그렇다. 이 경우엔 다른 체질과 달리 내장에 열이 많다. 내장의 열이 많으면 식욕, 소화력, 영양

흡수력 또한 함께 많아지는 것이 보편적 현상이다. 이런 경우엔 일반적인 방법으론 실패하거나 시간이 오래 걸리는 경우가 많으므로 보다 전문적인 방법으로 살을 뺄 필요가 있다고 본다.

체질적으로 내부 열이 많은 경우엔 생약(약초)을 섭취하는 게 도움이 된다. 폐열을 끄는 약초로는 지모, 석고, 천화분(하늘타리) 등이 있고, 심장열을 끄는 약초로는 황련과 치자 등이 있고, 간열을 끄는 약초로는 황금, 시호, 하고초(꿀풀) 등이 있고, 위열을 끄는 약초로는 갈근(칡뿌리), 석고, 노근(갈대 뿌리) 등이 있고, 대장열을 끄는 약초로는 대황, 황백, 결명자, 활석 등이 있다. 이 사례들은 몇 가지 참고 사항만 말해 주는 것이다. 하나의 약초가 두세 곳의 장기조직에 적용되는 예가 허다하다. 그 외에도 인체의 열을 끄는 약초는 더 많이 있다. 예를 들면 죽엽, 생지황, 현삼, 목단피, 용담, 포공영, 패장, 백선피, 사간, 청대, 백미, 지골피, 서과, 하엽, 망초 등이 인체의 열을 내려준다. 대체로 약효가 센 편이어서 용량과 기간을 제대로 알고 쓰려면 전문가의 도움이 필요하다.

열 체질자들은 내장의 열을 식혀주면 식욕이 줄어드는 경우가 종종 나타난다. 하지만 지방과 살을 줄이려면 '5일 소식'이라는 디톡스를 겸하기를 추천한다. 아주 확실하게 체중 감량을 체험할 수 있다. 5일 소식의 큰 장점은 식사 대신 소식 가루와 같은 디톡스 제품을 먹으면서도 배가 고프거나 기운 빠지는 일이 별로 없다는 점이다. 지방은 줄어들지만 근육은 감소하지 않고, 체중이 감소하면서 식탐은 없어지고 컨디션이 개선되는 현상도 나타난다. 즉 지방을 에너지로 바꾸어주게 되면 적당한 운동을 해도 지치지 않고 상쾌한 컨디션을 유지하게 된다.

보통은 '5일 소식'을 하고 이어서 '7일 소식' '15일 소식'을 연속으로 하면 체중이 감소할뿐더러 당독소가 제거된다. 당뇨, 고혈압,

고지혈의 수치도 좋아지고 적당한 운동으로 근육도 늘어난다. 전체적인 체력과 면역이 향상돼 암 예방에도 매우 우수한 결과를 가져온다.

8장

암은 걸리기 전에 예방하는 것이 최고다

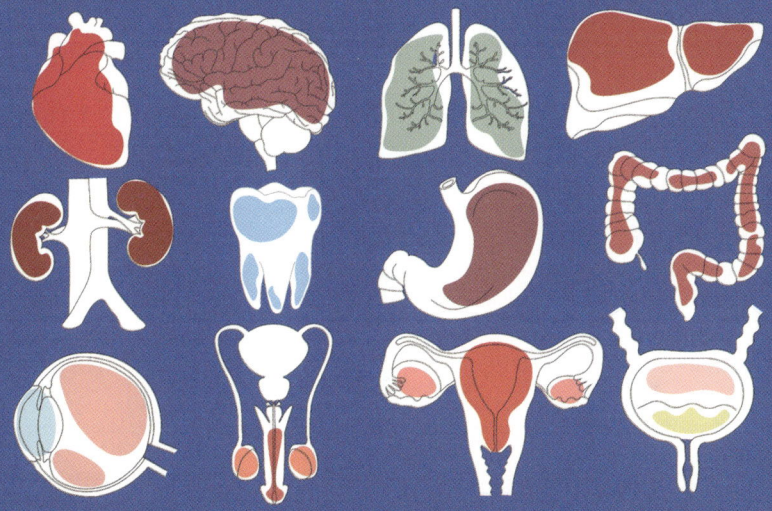

암은 두려워해야 할 대상이 아니다. '바른 생활'을 잘하지 못해 생긴 것이기 때문에 자신의 삶을 반성하고 회개해야 할 대상일 뿐이다. 잘못된 환경이 문제라면 신속히 환경을 탈피해야 한다. 먹거리와 생활 습관이 잘못됐다면 주저하지 말고 '바른 생활'로 돌아가면 된다. 문제는 자신이 무얼 잘못했는지를 모른다는 사실이다. 잘못을 빨리 자각하고 빠르게 수정하는 것만이 최선이다. 그렇게 하지 않고 자신의 발암 조건을 그대로 둔 채 표준 3대 요법에만 의지해서는 안 된다. 표준 3대 요법에만 의지한다면 결국 암이 재현할 가능성이 커지게 된다.

암에 대한 기본 개요

암에 대한 역사는 꽤 오래됐다. 많은 연구가 있었고 수백만 편의 논문도 발표됐다. 그 결과 암에 관한 연구는 크게 진전됐다. 하지만 지금까지도 암에 대한 완전하고 확실한 정의는 내려지지 않았다. 그만큼 암이란 다양한 원인에 의해 발생하고 다양한 모습을 띠고 있으며 다양하게 변형되는 존재다. 또 완전한 치료법도 확립되지 않았다.

그래서인지 암이란 사람들에겐 막연한 공포심을 안겨준다. 나쁜 환경 때문에 암이 발생하기도 하지만 대부분은 스스로 건강관리를 잘못해서 생긴다. 즉 암은 잘못된 대사로 인해 생기는 대사질환*의 일종이다. 게다가 자신이 뭘 잘못했는지 모르니 더 두려워한다. 만약 자신의 잘못된 생활 습관 중 무엇이 암을 생기게 한 건지 알고 바로 고친다면 의외로 쉽게 암을 물리칠 수도 있다. 암 치료를 받더라도 암 면역 인자인 종양억제유전자의 회복을 꾀한 다음에 표준 3대 요법을 실천에 옮기면 치료율을 높이고 재발률과 전이율을 크게 떨어뜨릴 수 있다.

실제로 암을 '별거 아니다.'라고 생각하면 정말로 별거 아니다. 스스로 이겨낼 수도 있고 설혹 암으로 사망한다고 해서 크게 불행

---

* 대사代謝, Metabolism는 체온과 에너지와 면역을 만드는 등의 모든 생명 활동을 말한다. 자동차에서 휘발유를 활용해 열과 에너지와 전기를 만들 듯이 인체도 음식을 먹고 그 영양분으로 각종 조직을 만들고 생명 활동을 한다. 그러므로 대사가 건강하면 방사선이나 화학물질이 과다할지라도 암에 걸리지 않을 수도 있다. 설혹 암에 걸린다고 하더라도 대사가 건강하면 스스로 자연치유력을 통해 암을 이겨낼 수 있다. 반대로 과식이나 불섭생으로 몸 안의 대사가 매우 나쁘다면 암이나 만성질병에 걸릴 확률이 매우 높고 자연치유력도 바닥을 치게 될 것이다.

한 것도 아니다. 당뇨병으로도, 고혈압증으로도, 노후 질병이나 기타 질병으로 생을 마감하는 사람이 수두룩하기 때문이다. 언젠가는 누구나 다 죽기 때문에 마음의 준비만 돼 있으면 큰 문제는 없다고 본다.

그렇다고 해서 방심해서 암에 걸리는 행위도 지혜롭지 못하다. 가능하면 지혜로운 예방법으로 큰 질환 없이 지내다가 경쾌한 기분으로 세상을 떠나면 좋지 않을까 싶다. 그런 의미에서 사람들이 암을 잘 예방하기를 바란다. 설혹 암에 걸리더라도 지혜롭게 반성하고 극복해 큰 고생 아니하고 이겨내기를 바라는 간절한 마음으로 이번 장을 진행하고자 한다.

1

암이란 도대체 무엇인가

서구권에서 암을 일컫는 말은 모두 게를 연상시킨다

대한민국에선 암癌을 '덩어리'나 '딱딱한 것'이라고 표현한다. 바위를 의미하는 암巖, 岩, 嵓, 嵒과 발음이 같고 비슷한 이미지도 떠오른다. 중국과 일본도 우리나라와 같이 암癌이라는 한자를 쓴다. 하지만 서양에서는 암을 표현할 때 바다에 사는 '게'를 연상해 '게'라고 이름 붙였다.

히포크라테스가 활동하던 그리스에서는 암을 일컬을 때 게를 뜻하는 카르키노스Karkinos라는 그리스어 단어를 썼다. 그리스 신화의 카르키누스Carcinus가 헤라클레스와 싸우다 죽임을 당해 별자리 중의 하나인 '게 자리'가 됐다고 한다. 신화의 별자리에서 죽음의 게 자리를 카르키누스Carcinus라고 한다.

그러다가 로마 시대에는 암을 부를 때 게를 뜻하는 라틴어인 칸케Cancer라는 단어를 썼다. 오늘날 독일어로는 암을 크렙스Krebs라고 하며 이 또한 게라는 뜻이다. 암을 뜻하는 영어단어 캔서Cancer 역시

라틴어에서 온 말이며 게라는 뜻이 있다. 서구에서 암을 일컬을 때 쓰는 말들은 모두 게를 연상하게끔 한다. 아마도 암의 혈관이 뻗어 나가는 형상이 게의 다리가 뻗어나가는 모습과 유사하므로 그렇게 됐는지도 모른다.

암을 맞이하는 올바른 자세는 대범해지는 것이다

많은 분이 암을 두고 "아주 몹쓸 병!" "무시무시한 병!" "고치기 힘든 병!" "사망률이 매우 높은 병!"이라고 생각한다. 또 사람들은 "누가 암에 걸렸다!" 하면 꽤 놀라며 자신이 암에 걸리면 패닉상태에 빠지는데 이는 모두 선입견에서 비롯됐다.

암에 걸리면 왜 그렇게 놀라고 정신 놓고 호들갑을 떨고 우왕좌왕하고 병원에 빨리 가지 않으면 당장 죽을 것처럼 서두르는가? 암이 정말 빠른 속도로 커지고 온몸에 퍼지게 될까? 그래서 생명 줄이 급속도로 단축이 될까? 실제로 그런 사람들이 있긴 하지만 생각보다 소수이다. 암 대부분은 아주 천천히 커지거나 때론 가만히 있거나 서서히 작아진다. 고통이나 생명을 금방 단축하는 경우는 생각만큼 그리 많지 않다. 그래서 놀라기보다는 암의 상태를 차분히 살펴보는 편이 지혜로운 대처다.

위장통증, 설사, 혈변, 기침, 복통 등 때문에 검사해보니 위암, 대장암, 폐암, 췌장암 등을 발견하는 경우가 있다. 하지만 아무런 증세도 없는데 암세포를 발견하는 때도 많다. 통증과 불편한 증세가 있는 경우엔 암세포를 빨리 제거하는 편이 생명 보존에 도움이 된다. 하지만 아무런 증세가 없을 땐 너무 서두를 필요가 없다. 암이 아주 서서히 진행되거나 성장을 멈춘 경우도 종종 있기 때문이다.

노후 질병으로 생을 마감하는 사람 중에는 사망 전후로 검사를 통해 암을 발견하는 경우가 종종 있다. 즉 암이 있어도 오랫동안 모르는 상태인데다가 암으로가 아닌 노화로 사망하는 경우를 보면 모든 암이 사망을 촉진하는 것이 아님을 알 수 있다. 오히려 놀라고 서두르고 빨리 고치려고 하는 사람들이 의도치 않게 자신의 생명을 단축한다. 생명을 잘 부지하더라도 매년 또는 더 자주 재발 여부를 검사함으로써 삶의 질이 많이 떨어지는 경우도 허다하다.

반대로 "사람 목숨 한 번 죽지 두 번 죽나?"라고 하면서 태연자약한 태도를 보이는 사람도 있다. 이런 사람들은 '어떻게 하면 스스로 암을 이겨낼 수 있을까?'라고 생각하면서 다양한 방법을 궁구한다. 이런 사람들이 의외로 가볍게 암을 이겨내는 경우도 더러 볼 수 있다. 비록 완치되지 않았을 때도 우아하게 삶을 마감할 수 있다. 또는 자연스레 암을 이기고 나머지 삶의 여유를 되찾아 정상적인 생활을 영위할 수도 있다. 그리고 암을 어느 정도 알고 나면 두려움도 감소하고 대범한 마음도 생긴다. 그러기 위해 암에 대해서 어느 정도 공부도 해야 하고 마음의 준비를 할 필요가 있다.

암은 세포가 삐져 돌연변이를 일으킨 상태다

암이란 쉽게 말하면 '혹'이다. 한자로는 종양腫瘍이라고도 하는데 착한(?) 혹을 양성종양 Benign Tumor이라 하고 나쁜(?) 혹을 악성종양 Malignant Tumor이라고도 한다. 양성종양은 세포가 자라서 생기기보다는 지방의 뭉침, 단백질의 뭉침, 혈관막힘 등으로 인해 노폐물이 덩어리가 돼서 생기는 경우가 많다. 즉 노폐물을 비롯한 여러 가지의 결합인 경우가 많다. 그리고 주로 피부 쪽, 몸속, 간에 위치하며 어느 정도 자라면 더 커지지도 않는다. 수술로 깨끗이 제거되기도 하며 그냥 두어도 생명에 위협을 주는 경우가 거의 없다.

악성종양은 세포의 유전자 데옥시리보핵산의 돌연변이로 인해 생기는 경우가 많고 뇌에서나 세포에서 내리는 세포자살Apoptosis 명령을 모른 척하거나 거부하면서 제 마음대로 성장하는 경향이 있다. 또 통증을 일으키거나 생명에 위협을 줄 때면 방심할 수 없는 건 사실이다. 그렇다고 해서 모든 암이 빨리 자라거나 모든 암이 생명을 단축하는 건 아니다. 하지만 다른 질병에 비해서 치료가 쉽지 않기 때문에 어느 정도는 두려운 게 맞기는 맞다.

흔히들 "암과 싸워서 이겨내야 한다."라고 말한다. 암과 싸움을 일으키면 암에 지게 될 가능성이 크다. 암은 싸움의 대상이 아닐뿐더러 미움의 대상도 아니다. 암이란 놈은 세균이나 바이러스같이 외부에서 들어온 것이 아니다. 암은 원래부터 내 몸의 일부이며 내 몸 자체였다. 나의 정상세포였던 것이 나의 불찰과 관리부실로 인한 면역력 저하나 대사 이상으로 돌연변이가 된 것일 뿐이다. 바로 내 몸과 내 세포에서 변형을 일으킨 것이니 어쨌든 내 몸이다.

내 몸의 일부인 혹을 도려내고 방사선 쪼이고 독한 약으로 죽일 것인가? 아니면 비뚤어진 내 몸을 "너 왜 그러니? 내가 뭘 잘못했니?"라고 말하며 달래줄 것인가? 침착하게 원인을 생각하고 반성하고 습관과 생활을 교정해서 암을 정상세포로 교체할지 말지는 오로지 개인의 결정에 달린 문제이다. 어쨌든 미우나 고우나 암 덩어리도 내 몸의 일부이다. 내가 뭔가 잘못해서 세포가 크게 삐져서 돌연변이를 일으킨 상태라고 할 수 있다. 마치 가족에게 불만을 품고 가출하거나 말썽을 피우는 자식과 비슷하다고나 할까? 암세포이든 비뚤어진 자식이든 무조건 때려잡는 것만이 능사가 아니라고 본다.

자식을 키우는 방법이 순전히 부모인 나 자신에게 달렸다는 사실을 뼈저리게 느끼지 못하면 그게 더 문제다. 암세포를 대할 때 때로는 채찍으로 때로는 당근으로 대해야 한다. 그렇게 해서 암세포를 정상세포로 만들거나 암세포가 스스로 물러가준다면 좋다.

그렇다면 정상세포를 기형적인 암세포로 변하게 하는 나쁜 조건이란 도대체 무엇인가?

　암의 발생기전을 살피기 이전에 정상인의 세포 활동을 간략히 살펴보면 다음과 같다. 자연계의 모든 세포는 일정한 수명이 있다. 위점막의 경우 4일, 정자는 3~10일, 난자는 10~24시간, 자궁내막은 30일, 두피는 60일, 모발은 4~6년, 적혈구는 120일, 백혈구는 3~9일, 혈소판은 4~10일, 손톱과 발톱은 6개월, 간은 12~18개월, 피부는 14~28일, 뼈는 2~10년, 신경은 7년, 골수세포는 10년, 근육은 15년, 뇌세포는 60년이 주어진 수명이다. 세포의 수명은 개인마다 약간의 차이는 있다. 세포의 수명이 다하면 오래된 세포는 스스로 죽고 분해된다. 분해된 세포 일부는 재활용되고 일부는 몸 밖으로 배출된다.

　그런데 때로는 수명을 다한 노화 세포가 죽지 않아서 염증을 일으키는 경우가 있다. 세포가 고장이 나서 기형 세포가 되거나 세포분열 시 돌연변이 세포가 생기면 인체 내 수리반(단백질)이 출동해 몸을 수리한다. 수리가 어려운 경우에는 퇴출반(단백질, 사이토크롬C, 카스파아제 효소 등)이 있어서 수리가 안 되는 놈을 없애버린다. 데옥시리보핵산을 잘라서 죽이거나 세포를 분해해버리는 식이다. 정상인의 건강 상태라면 암세포는 절대로 생성될 수가 없다. 경찰처럼 살피는 정탐면역세포, 119처럼 수리하고 구조하는 팀, 군대처럼 공격하고 살상하는 팀이 제대로 가동된다면 말이다. 그러므로 암이 생겼다는 것은 정상 치안이 제대로 작동되지 않았다는 증거다. 치안이 부실하면 도적과 강도가 출몰하고 민란이 일어나기도 하고 심지어 반정이 일어나서 왕을 몰아내기도 하는 것이다.

　이렇듯 암세포가 생겨나면 암부터 제거하려는 것이 서양식 암치료 개념이다. 마치 민란이 일어났는데 공중에서 폭탄을 퍼붓고 화생방 독가스를 뿌려대니 폭도들은 땅속으로 숨고 민간인은 제대로 피하지도 못하고 더 많이 희생되는 꼴이다. 순서가 바뀌었다. 폭도를 죽이기 이전에 부실한 치안을 먼저 회복해야 한다. 경찰을 모집하고 군대를 모집하고 월급을 올려준 다음 민간인을 먼저 보호하는 정책 아래서 폭도들을 소탕해야 완벽한 질서 회복이 되는 것이다.

암세포가 발견된 상황에서도 마찬가지이다. 부실한 기초건강을 먼저 회복한 다음에 암세포를 공격해도 늦지 않다. 대부분 사람은 자신이 무얼 잘못해서 암이 생겼는지 생각지도 아니하고 반성도 하지 않는다. 암이 생긴 원인이나 습관은 고치지 않고 면역 부족 상태나 대사의 이상 등 암 발생 환경은 그대로 둔 채로 암세포부터 죽이겠다고 큰 병원으로 달려가는 게 보통이다. 그렇게 해 암세포를 죽이더라도 자신의 잘못된 생활 습관이 그대로 있으면 회복이 매우 더딜 뿐만 아니라 암이 재발한다. 몸속의 발암 환경을 그대로 둔 채로 암세포만 공격하게 되면 전이와 재발로 인해 고생만 하다가 삶을 일찍 끝내는 일도 있다.

암세포를 제거하고 다시 씩씩한 삶을 찾으려 한다면 잘못된 생활 습관으로 생긴 발암 환경을 먼저 교정해야 한다. 그다음 암세포 제거 작업을 하는 것이 회복도 빠르고 전이나 재발률도 적을 것이며 삶의 활력도 빨리 되찾을 수 있다.

2

암은 도대체 왜 생기는가

암 유발인자 1순위는 엑스선과 방사선이다

암을 일으키는 원인은 그 숫자가 너무 많아서 다 언급하기도 힘들다. 대충 중요한 몇 가지만 나열하겠다. 빠진 것은 미루어 짐작하기를 바란다.

첫째, 가장 확실하게 암을 유발하는 원인은 엑스선과 방사선이다. 엑스선은 독일의 물리학자 빌헬름 뢴트겐이 1895년에 최초로 발견했다. 그 공로로 뢴트겐은 1901년 제1회 노벨물리학상을 받았다. 엑스선은 과학과 의학의 발전에 엄청나게 공헌했다. 엑스선으로 벽 속에 숨겨놓은 것을 보거나 사람의 몸속을 들여다볼 수 있다. 아주 미세한 물질도 엑스선으로 사진을 찍어 확대하여 볼 수 있다.

생물학에서 초파리의 돌연변이를 만들 때도 엑스선을 이용한다. 엑스선을 적당히 쬐면 각종 돌연변이를 만들어낸다. 1900년대 초기에는 과학자들이 엑스선으로 인간의 뼈나 인간의 내부를 들여다

보기 위해 수많은 실험을 했다. 그 결과 암이나 악성 질병에 걸려 생명이 단축된 사례가 너무나 많았다.

초창기 과학자들은 엑스선의 위험성을 잘 몰라서 많은 양에 노출됐다. 엑스선을 오래 쬐어서 각종 질병에 걸리고 생명이 단축됐다. 후세 과학자들에게 큰 교훈을 준 셈이니 선구자들의 희생에 감사해야 한다. 예를 들면 엑스선을 연구하는 초창기에 미국의 어떤 치과의사는 이빨구조를 엑스선으로 찍는 방법을 정립하기 위해 실험을 진행하다가 지속해서 노출됐다. 먼저 자기 손을 매일 엑스선으로 촬영해 연구하다가 결국엔 손에 암이 발생했다. 그래서 손을 자르고 얼마 후 팔에 암이 생겨서 팔을 자르기도 했다.

방사선에는 엑스선 외에도 수많은 종류가 있다. 히로시마와 나가사키에 투하한 원자탄 피폭과 체르노빌과 후쿠시마에서 발생한 원자력발전소 사고가 방사선의 위험성을 잘 보여준다. 원자력 발전의 재료인 우라늄과 플루토늄 등의 방사성물질과 거기서 나오는 방사성폐기물 등에도 방사선의 위험이 있으므로 철저한 관리를 하고 있다.

자연 방사성물질의 초창기 사고로 유명한 일화가 있다. 노벨상을 받은 물리학자 피에르 퀴리와 마리 퀴리 부부는 폴로늄과 라듐을 연구하면서 무시무시한 방사선에 계속해서 노출됐다. 폴로늄과 라듐에서 나오는 방사선의 위험성을 모르고 가까이 두고 연구한 결과다. 심지어는 폴로늄과 라듐을 호주머니에 넣고 다녔다 한다. 그러다가 1903년에 부부가 함께 노벨물리학상을 받았다. 그러나 피에르 퀴리는 어지럼증으로 길에서 쓰러져 달려오던 마차 바퀴에 깔려 죽게 된다. 그의 나이 47세였다. 마리 퀴리도 방사선 중독으로 결국엔 골수암, 백혈병, 재생불량성빈혈이 겹쳐 66세의 나이에 사망하고 만다.

당시엔 피에르 퀴리가 넘어진 원인을 몰라서 사람들이 마부를 마구 때렸다. 이 마부는 과실치사범으로 몰려 무기징역을 선고받았다. 나중에 과학자들이 퀴리의 몸을 분석해보니 퀴리는 방사선에 너무 노출된 결과로 뼈와 장기가 많이 상해 있었다. 마차 사고가 아니더라도 얼마 살지 못할 몸이었다. 또 그렇지 않았다면 마차를 피할 수 있었을 거라는 관측을 내놓았다. 마리 퀴리의 연구 노트는 현재 프랑스 국립도서관 지하에 보관 중이다. 100여 년이 지난 지금도 방사선을 방출하고 있어서 납으로 방사선을 차폐한 상태이다. 그 후 사후 61년 만인 1995년 4월에 프랑스 정부로부터 공로를 인정받아 여성 최초로 팡테옹 국립묘지에 안장되는 영예를 안게 됐다. 남편의 유해를 같이 이장하는 과정에서 마리 퀴리의 유해에서 상당량의 방사선이 방출됐기 때문에 방사선을 차단하기 위해 납으로 특수 제작된 관으로 옮기고 나서 이장했다고 한다.

참고로 인체에 위험한 정도를 기준으로 방사선의 종류를 나열하면 다음과 같다. A급 방사선은 히로시마와 나가사키에 투하된 핵폭탄 물질이다. 체르노빌과 후쿠시마에서 발생했던 핵발전소 사고의 방사성물질도 A급이다. 구소련에서 카라차이 호수에 핵폐기물을 버리면서 발생한 물질들도 A급 방사선이다. B급 방사선에는 Co60 방사선요법, 양성자방사선요법, 중성자방사선요법 등에 쓰이는 방사선이 있다. C급 방사선은 엑스선, 컴퓨터단층촬영CT, 양전자방출단층촬영PET-CT 등에 쓰이는 방사선이다. D급 방사선은 공항 보안 검색대-엑스선, 전자레인지, 강한 전자기기 등에서 방출되는 전자파이다. E급은 방사선은 아니지만 자기공명영상MRI, 레이저, 초음파, 전기장판, 형광등, 텔레비전, 핸드폰 등에서 방출되는 전파와 파동이다. 그 외 기타 유해광선으로는 우주에서 날아오는 우주선, 태양의 자외선, 적외선 등이 있다. A급이 인체에 제일 위험하고 점점 덜 해로워지다가 E급이 가장 덜 위험하다. 이 분류는 필자가 임의로 나눈 것이다. 적은 방사선이라 할지라도 데옥시리보핵산의 염기를 자를 수 있다. 그 어떠한 방사선일지라도 많이 오래 쬐면 암을 일으킬 가능성이 있다. 그래서 임신부들은 공항 보안검색대를 통과할 때 "손으로 검사받겠다."라고 말하는 게 좋다. 비행기를 자주 타는 사람들도 손으로 받는 검사 Hand check를 요구할 수 있다.

방사선은 인체를 쉽게 뚫고 들어가며 세포와 세포핵을 통과하면서 데옥시리보핵산의 염기를 싹둑싹둑 자르는 특징이 있다. 건강한 인체라면 방사선으로 훼손된 부분을 매일매일 빠르게 수리해낸다. 하지만 많은 양의 방사선을 너무 자주 쬐거나 몸을 수리하는 단백질이 부족하면, 결국 돌연변이 암세포 발생을 막아내지 못한다.

또 인체에는 약 50조 개의 세포가 있다고 하는데 1% 정도의 세포가 매일매일 죽고 그만큼 새롭게 만들어낸다. 새로운 세포를 만들 땐 세포분열이 발생한다. 데옥시리보핵산을 복제하기 위해 세포핵 속에 있는 염색체가 분열할 때마다 데옥시리보핵산의 오류가 발생하거나 데옥시리보핵산이 잘리는 현상이 매우 자주 나타난다.

그럴 때마다 이를 수리해주는 단백질이 있다. 대표적인 것이 장수 유전자 시르투인 SIRTUIN에서 나오는 장수 단백질인 시르투인 sirtuin 단백질이다. 유전자 이름과 단백질 이름은 대부분 같으며 유전자 이름은 대문자로 단백질 이름은 소문자로 구분하기도 한다. 인간의 장수 유전자는 시르투인1, 시르투인2, 시르투인3, 시르투인4, 시르투인5, 시르투인6, 시르투인7과 같은 식으로 총 7종이 있다. 장수 유전자를 노화억제 유전자라고 부르는 학자도 있긴 있다.

시르투인 단백질은 활발하게 데옥시리보핵산을 수리한다. 데옥시리보핵산을 수리하는 단백질 종류는 여러 가지가 더 있다. 단백질이 활동하면서 순식간에 세포를 수리해내는 속도를 보면 마치 우리 세포와 단백질에도 두뇌가 있는 게 아닌가 하는 느낌이 들 정도이다. 매우 신기한 일이다.

암 유발인자 2순위는 화학물질이다

산업혁명 이후로 화학제품이 없는 우리의 일상생활은 상상할 수 없게 됐다. 미세먼지를 포함한 대기오염과 각종 화학폐기물에 의한 수질오염이나 각종 오염은 현대인의 건강을 위협하고 있다. 각종 플라스틱과 비닐은 생필품이 됐다. 의약품을 비롯한 먹거리에도 화학색소, 화학방부제, 화학조미료, 화학인공향료, 화학인공감미료 등등 수백 종류의 화학제품이 소량씩 가미되고 있다.

화학제품은 아주 소량만 허가돼서 당장은 암이나 질병을 일으키지 않는다. 하지만 계속해서 먹다 보면 여러 종류를 매일 먹게 된다. 또 수년에서 수십 년간 먹게 되면 몸속에 조금씩 축적될 수도 있어서 자칫하면 암이나 질병을 일으킬 수도 있다. 생활 속의 화학제품을 오늘날 완전히 배제하긴 힘들다. 대신 최대한 적게 사용토록 노력해야 한다. 집에서는 가능한 한 유리그릇, 사기그릇, 금속그릇을 많이 사용하고 일회용 종이컵이나 플라스틱으로 된 식기 용기 등을 자제하는 편이 좋다. 먹거리를 살펴보더라도 완전한 유기농 제품을 먹기는 쉬운 일이 아니다. 화학첨가물이 들어간 식품의 잦은 섭취는 되도록 피해야 한다.

특히나 암세포를 죽이는 방사선치료의 부작용으로도 정상세포를 암세포로 만들 수 있듯이 항암화학요법도 암을 유발할 수 있다. 초창기 세포독성항암제의 거의 모든 제품이 암세포를 죽임과 동시에 정상세포의 발암 가능성도 높였다. 암을 치료하는 항암제가 도리어 암을 유발할 수 있다는 부작용에 관한 내용이 의약품 정보에 기재돼 있다. 그랬기에 부작용 없이 암세포를 죽이는 약제가 없었을 때는 어쩔 수 없이 화학약품을 쓰긴 썼다. 하지만 가능한 한 단기간에 투약하고 환자의 자연 회복력을 최대한 끌어올렸어야 했다. 그렇게 하지 못할 땐 기존 암세포를 죽임과 동시에 새로운 암세포가 발생해도 대부분은 전이나 재발로 이해하는 수밖에 다른 도리가 없었다.

오늘날은 방사선에서도 저선량 방사선 치료법이 도입됐듯이 세포독성항암제도 최소량 사용이 권장된다. 또 독성이 적은 항암제 개발이 의약계의 주류를 이루고 있다. 특히 면역항암제의 경우엔 독성이 아주 적고 효율은 점점 높아지는 중이다.

암 유발인자 3순위는 발암 유전자다

발암 유전자에 의해서도 암이 발생할까? 현대과학은 그렇다고 말한다. 그러나 필자는 그럴 수도 있고 아닐 수도 있다고 본다. 유전자에 암과 관련된 유전자가 있다고 할지라도 작동하는지 작동하지 않는지의 문제는 개인의 생활 습관에 따라서 달라지기 때문이다. 발암 유전자의 스위치가 켜질 수도 있고 꺼진 상태로 있을 수도 있다.

인간의 유전자 중에서 암을 유발할 가능성이 있는 유전자를 발암 유전자Oncogene라고 하는데 평소엔 착한 일만 하고 있다고 보아도 된다. 이 착했던 유전자가 왜 갑자기 발암 유전자로 돌변하는 것일까? 건강관리를 잘하는 사람의 경우 평생 몸속에 있는 발암 스위치가 켜지지 않는다. 그런데 건강관리를 잘하지 못한 사람의 경우 몸속에 있는 발암 스위치가 켜질 수 있다는 사실을 꼭 기억해야 한다. 발암 스위치가 켜지는 요소로는 여러 가지가 있다. 환경 문제, 화학제품 문제, 음식 문제, 운동 문제, 스트레스 문제 등이 그러한 요소들이다. 특히 방사선이나 화학약품의 경우엔 직접적으로 데옥시리보핵산을 자르기도 한다. 하지만 대체적으로는 데옥시리보핵산을 조절하는 염색체 주위의 물질을 변화시킨다.

데옥시리보핵산 주위에서 유전자를 활성화하거나 비활성화하는 역할을 하는 것이 소위 메틸기$_{CH_3}$와 아세틸기$_{CH_3CO}$다. 이것이 때로는 매우 중요한 역할을 한다는 사실이 밝혀짐으로써 후성유전학$_{Epigenetics}$이라는 학문이 탄생했다. 실제로도 후성유전학은 그 중요성이 데옥시리보핵산의 중요성과 대등하다고 보아도 무방하다. 후성유전학$_{Epigenetics}$은 매우 중요하기 때문에 9장에서 조금 더 보충 설명을 하겠다. 즉 부모 중에 암 전력이 있었고 유전자 검사에서도 암유전자를 발견했다면 그 유전자가 켜지지 않도록 '바른 생활'을 해야 한다. 이렇게만 해도 암은 거의 발병하지 않는다. 반대로 예방법은 전혀 생각하지 않고 먹고 싶은 것 다 먹고 과음이나 과식하고 야식도 하고 불규칙한 수면을 하고 쓸데없는 감정 소모로 인해 스트레스를 받는다면 부모와 상관없이 발암 유전자의 스위치가 켜질 가능성이 매우 크다.

암 유발인자 4순위는 스트레스다

스트레스도 암을 유발하는 요인 중 하나일까? 정답은 '예 또는 아니오'이다. 스트레스는 종류가 매우 다양해 수천 가지에서 수만 가지의 형태로 나타날 수도 있다. 스트레스를 말하기 전에 감정의 종류를 크게 두 가지로 볼 수 있다. 두 가지 감정은 긍정적 감정과 부정적 감정으로 필자는 자주 나누어 생각해본다.

긍정적 감정을 많이 느끼면 느낄수록 사람의 몸은 건강해지고 면역체계도 강해질 것이다. 부정적인 감정을 많이 느끼면 느낄수록 개인의 면역체계와 기초건강이 알게 모르게 서서히 무너져 내리게 된다. 그러므로 인간은 신경과 마음을 반듯하고 쾌적하게 함으로써 큰 병을 예방할 수 있다. 병에 걸렸더라도 마음을 바르게 먹으면 치료에도 큰 도움이 된다고 믿는다.

긍정적 감정은 부교감신경을 활성화하며 미소, 웃음, 기쁨, 즐거움, 칭찬, 보람, 감사, 우정, 사랑, 행복, 감격, 감동, 동정, 연민, 만족감, 성취감, 승리감, 건전한 쾌락, 넓은 마음, 편안한 마음, 여유로운 마음, 넉넉한 마음을 우리에게 안겨준다. 노래할 때나 기도할 때 누군가에게 양보할 때 생기는 감정이다. 긍정적 감정을 필자는 좋은 스트레스라고 보며 이러한 감정을 자주 느낄수록 질병에 걸리기가 매우 어렵다.

부정적 감정은 교감신경과 관련이 많으며 짜증, 분노, 억울, 우울, 실패, 좌절, 손해, 패배, 시기, 질투, 탐욕, 소유욕, 근심, 걱정, 초조, 불안, 긴장, 놀람, 공포, 갈등, 불평, 불만, 원망, 미움, 저주, 슬픔, 싸움, 자학, 불쾌감, 불행감, 자괴감, 허무감, 억울함, 두려움, 불만족, 무정함, 비참함, 참담함, 불건전한 쾌락, 사랑 결핍 등을 일으킨다. 양보를 거절하거나 남을 흉볼 때나 옹졸한 마음을 먹을 때 주로 생기는 감정이다. 부정적 감정은 나쁜 스트레스의 본질이다. 특히 사람은 트라우마를 겪을 때 부정적 신경전달물질을 계속해서 생산한다. 오랜 기간 내지는 평생을 마음고생하는 때도 있다. 이런 나쁜 감정이 가볍게 들거나 잠시 지나가면 아무 문제가 없다. 문제는 이 감정을 심하게 느끼고 자주 반복하며 장기간 오래 가지고 있을 때 생긴다. 이는 매우 위험한 상태라고 볼 수 있다.

긍정적 감정은 우리 몸에 유익한 호르몬인 도파민(사랑받을 때 발생하는 호르몬), 세로토닌(행복할 때 발생하는 호르몬), 엔도르핀(기쁠 때 발생하며 진통효과가 있는 호르몬), 멜라토닌(수면을 유발하는 호르몬), 옥시토신(사랑을 베풀 때 발생하는 호르몬), 다이돌핀(감동할 때 나오는 호르몬), 그리고 성장호르몬 등이 나오게 해준다. 유익한 호르몬은 삶을 역동적이며 건강해지게 하는 역할을 한다.

반면 부정적 감정은 몸에 긴장이나 질병을 일으킬 수 있는 해로운 호르몬인 코르티솔(생존을 위한 호르몬), 에피네프린(아드레날린), 노르에피네프린(노르아드레날린) 등이 나오게 한다. 긴급한 상황에서 발생하는 이러한 스트레스 호르몬은 위급한 상황일 땐 꼭 필요한 호르몬이다. 즉 불이 났거나 지진이 났거나 맹수가 나타났거나 전쟁 중이거나 긴급하게 상황판단이 필요할 때 발생한다. 문제상황을 정면돌파할 것인지 다음을 위해 도피할 것인지를 판단하게 한다.

그러나 잦은 스트레스가 계속해서 긴급 스트레스 호르몬을 만들어내면 긍정적 호르몬을 상쇄할 뿐만 아니라 되려 감정적으로 육체적으로 고통과 괴로움을 주게 돼 결국은 건강이 상한다. 긴급 스트레스 호르몬이 오랫동안 다량으로 나오면 건강을 해치는 경우가 많고 부정적인 질병이 생길 수 있으며 암이나 사망으로까지 발전할 수도 있다. 즉 긴급 스트레스 호르몬은 유전자를 켜거나 끄는 메틸기와 아세틸기를 흩트려서 후성유전학적으로 혼란을 일으킨다. 시르투인을 포함해 이를 수리하는 여러 가지 단백질이 잘 활동하긴 하지만 심하고 오래된 스트레스는 결국엔 수리하는 힘이 달려서 역부족이 되므로 결국에는 질병으로 발전하게 된다.

그러므로 부정적 감정이나 스트레스 호르몬은 넘치지 않게끔 마음과 몸을 조절해야 한다. 그런 자만이 지혜롭다고 단언할 수 있다. 모든 스트레스가 반드시 암을 일으키지는 않으나 스스로 감정을 조절하지 못하면 암이 아니라도 건강을 해치는 것은 분명하다. 가족관계, 친구관계, 업무관계 등을 잘 관리해서 환경을 개선하려고 노력하고 평소에도 마음 훈련을 하는 게 좋다. 때에 따라서는 전문가의 도움을 받으면 더 효과적일 수도 있다.

스트레스 호르몬이라고 할지라도 소량만 일시적으로 분비되면 몸의 운행을 돕는다. 특히 불이 났을 때나, 맹수가 출현했을 때나, 전쟁이 발발했을 때 등의 위급상황에서 재빨리 대처할 수 있게 해준다. 스트레스 호르몬은 교감신경의 호르몬이다. 그야말로 급하게 필요할 때만 나오다가 평소에는 나오지 않고 편안한 상태로 돌아가는 게 제일 좋다. 교감신경 호르몬을 필요할 때 주기적으로 자극해서 신체의 반응력이 좋아지는 것을 호르메시스Hormesis라고 한다. 원래 호르메시스는 독성 있는 약초를 소량씩 반복해서 사용해 치유 효과를 내는 경우를 뜻한다. 운동이나 젊어서 하는 고생도 일종의 스트레스인 동시에 더 강인한 신체를 만들어내는 자극제가 되기도 한다.

암 유발인자 5순위는 음식이다

음식도 암을 유발하는 요인 중 하나일까? 여기서도 역시 정답은 '예 또는 아니오'이다. 우리는 평생을 먹어야 산다. 먼저 우리 조상의 식생활을 살펴보자. 고조선 시대부터 조선시대에 이르기까지 선조들은 아마도 자연식품을 주로 먹었을 것이다. 그러나 현대인의 식사는 50~60년 사이에 달라져도 너무 많이 달라져버렸다. 우리의 선조 때보다 먹거리의 양도 아주 넉넉해졌고 각종 조리법으로 맛있는 음식을 즐겨 먹는 게 가능해졌다. 과식과 야식을 즐기고 인스턴트식품 등 매우 위험한 식사도 예사로 하는 시대가 됐다.

맛있는 음식을 즐겨 먹는다는 게 결코 나쁜 건 아니다. 하지만 맛을 내기 위해 건강보다 맛에 치중한다는 게 문제다. 첨가제를 많이 사용하거나 잘못된 조리법으로 요리하는 것을 지양해야 한다. 설탕이나 탄수화물이 너무 많은 음식, 태우는 음식, 너무 졸이는 음식, 지나치게 매운 음식, 프라이팬을 많이 써서 조리하는 음식 등은 우리 몸에 당독소를 늘린다. 맛은 좋으나 몸에 썩 좋지 않은 물질들이 생성된다.

특히 고소한 맛을 내기 위해 굽고 튀기면 마이야르 반응Maillard reaction이 생긴다. 마이야르 반응이 생긴 음식을 많이 먹으면 건강에 적신호를 일으킬 수 있다. 마이야르 반응이란 프랑스의 의사 겸 화학자 루이 카미유 마이야르Louis Camille Maillard, 1878-1936가 1912년 발견해 공표한 화학반응이다. 식품을 가열해서 조리하거나 저장하면 일어나는 반응으로 갈변이나 향기의 생성에 관여한다. 우리 몸에서도 일어난다. 당과 아미노산의 결합으로 고소한 맛과 향기가 나서 먹기에는 좋지만 건강에는 좋지 않다. 당독소Glycotoxin도 마이야르 반응을 통해 만들어진다. 당독소는 다른 용어로 최종당화산물AGEs, Advanced Glycation Endproducts이라고도 하며 많이 누적될수록 당뇨, 고혈압, 고지혈 등의 성인병과 암을 유발한다.

음식은 하루도 빠뜨리지 않고 평생을 먹게 되므로 좋지 않은 조리법으로 만든 음식은 언젠가 문제를 일으킬 수 있다는 사실을 기억해야 한다. 게다가 먹는 양도 절제하지 않으면 매우 위험하다. 식욕이 마구 당기는 것도 일종의 고장임을 인식해야 한다. 이것을 먼저 고친다면 질병의 예방과 치유에 크나큰 효과를 보게 되리라고 믿는다.

기호품으로서 술을 마시거나, 담배를 피우거나, 인스턴트 음식을 즐겨 먹는 것도 발암 확률을 크게 높인다. 대부분 사람은 한번 습관을 들여놓으면 쉽게 끊지를 못한다. 물론 음주, 흡연, 인스턴트식품을 먹어도 암에 걸리지 않는 사람도 있어서 '나는 암에 걸리지 않겠지.'라고 생각하며 희망을 품고 있는지도 모른다. 하지만 기호품을 즐기는 사람들이 그렇지 않은 사람들에 비해서 훨씬 높은 확률로 암에 걸린다는 사실은 이미 세계적으로 확인된 것이다. 마음으로는 끊고 싶은데 몸이 습관적으로 찾는 경우도 없잖아 있다. 술, 담배, 인스턴트식품이 암을 유발하게 되는 원리와 이것들을 과감하게 끊는 방법 등을 뒤편에서 다시 언급하겠다.

떡, 국수, 빵, 과자 등이 마구 당기는 현상을 탄수화물중독이라고도 한다. 인슐린 저항성이 높아졌을 때 자주 나타나는 현상이다. 인슐린 저항성이란 당독소가 인슐린 호르몬의 작용을 방해해서 생긴다. 포도당 피크 때 췌장에서 분비된 인슐린이 제 기능을 못 하는 현상이다. 그래서 포도당을 세포로 일정량 이상은 밀어 넣지 못하고 나머지를 지방으로 만들어버린다.

세포는 포도당이 제대로 안 들어오니 위에서 그렐린이란 식욕촉진 호르몬을 분비하도록 해 포도당이 부족하다는 신호를 보내게 된다. 뇌가 포도당이 부족하다고 착각하게 되는 원리다. 뇌는 그렐린 호르몬을 감지하고 다시 먹고 싶은 생각이 들게 신호를 보내니 식욕을 참지 못하게 된다. 혈당도 있고 지방이 과다해서 살이 쪄 있지만, 식욕이 자꾸 당기는 것은 분명 고장(질병)임이 틀림없다.

고로 왕성한 식욕을 차단하려면 인슐린 저항성을 개선해야 한다. 인슐린 저항성을 개선하려면 당독소를 개선하면 의외로 쉽게 해결되는 경우가 많다. "이제는 밥과 빵이 덜 당긴다!"라고 말하는 사람이 꽤 많은 편이다.

암 유발인자 6순위는 기타 발암물질이나 발암환경이다

기타 발암물질로는 담배 연기, 자동차 매연, 미세먼지 등이 있고 발암 환경으로는 오염된 대기, 오염된 강과 바다, 비료와 농약 등으로 오염된 토양 등도 꼽을 수 있다. 이처럼 찾으려고 한다면 무수히 많이 찾을 수 있다. 그럼에도 같은 환경에서 사는데도 암에 걸리는 사람이 있는가 하면 암에 걸리지 않는 사람도 많이 있다. 환경이 똑같은데도 누구는 암에 걸리고 누구는 걸리지 않는 까닭은 타고난 건강도 암을 유발하는 데 영향을 미치지만 식습관, 운동습관, 긍정적인 마음과 생각 등이 우리의 몸을 좌우하기 때문이다.

단기간에는 조금 잘못해도 큰 병이 당장 안 나타나지만, 잘못된 습관이 50~80년 이상 누적되면 그 위험성은 무시할 수 없다. 설사 암이 아니라고 할지라도 우리 몸은 어떤 형태로든 고장이 나게 돼 있다. 그러므로 가능한 한 '바른 생활 습관'을 실천하고 깨끗한 환경에서 살려고 하고 긍정적 생각과 마음과 감정을 가지려고 노력할 때 건강한 삶과 건강한 노후를 지낼 수 있다고 믿는 바이다.

암 유발인자와 방어인자 손상

① 암을 일으키는 공격인자들 (외적 요인)	1. 원자탄 피폭 (히로시마, 나가사키) 2. 원자력 발전소 폭발 (체르노빌, 후쿠시마) 3. 원자력 폐기물 누출 (구 소련 카라차이 호수) 4. 생화학무기 (포스겐, 겨자가스, 타분, 사린, 소만 등) 5. 방사선기기 (엑스선, 컴퓨터단층촬영CT, 양전자방출단층촬영PET-CT) 6. 각종 전자파 (전자레인지 등) 7. 공해물질과 환경호르몬 (다이옥신, 벤조피렌) 8. 식품첨가물 (아스파탐, 색소, 인공화학 과일향 등) 9. 의약품 (항암제, 이소트레티노인, 가바펜틴 등) 10. 생활 화학제품 (락스 등) 11. 발암성 특정 바이러스 (B형 간염, C형 간염 등) 12. 기타 공기오염, 환경오염, 수질오염 등
② 방어인자의 손상 (내적 요인)	1. 면역체계 손상을 일으키는 문제들 (과로, 피로, 불규칙 생활, 과음, 과식 등) 2. 활성산소Oxygen Free Radical의 지속적이며 지나친 대량생산 3. 백혈구, T세포, NK세포 등의 대량 손상 4. 스트레스 (장기간의 감정소모)

몸속의 방어인자(내인)가 무너지면 혈액과 체액의 pH가 산성화되고 활성산소 비율이 높아진다.

건강한 정상인의 혈액과 체액은 pH 7.30~7.36 정도의 약알칼리성이다. 그러나 암 환자가 되거나 항암화학요법 혹은 방사선 치료를 받을 경우 혈액과 체액은 산성화되는 경향이 있다. 또한 정상인의 활성산소ROS, Reactive Oxygen Species 생성에 비해 암 환자가 되거나 항암제를 투여하거나 방사선치료를 받을 때 활성산소 생성이 급격히 증가한다. 그러므로 혈액의 산성화와 활성산소의 증가는 내 몸의 방어인자가 손상되는 것을 의미한다. 혈액의 산성화와 활성산소 증가는 암세포가 활발하게 증식할 수 있는 환경을 준비해놓는 것과 같다.

건강하기 위해서는 개개인이 마음을 다잡고 정신건강을 유지하고 감정과 스트레스를 조절하는 일도 중요하다. 사람에 따라서 자기조절이 잘되는 사람과 그렇지 않은 사람이 있다. 그러할지라도 공부와 수양과 수련을 통해서 자신을 개선할 수 있다. 젊거나 건강할 때는 아무리 신경을 많이 쓰고 스트레스가 강해도 웬만해선 질병이 잘 생기지 않는다. 설혹 질병이 생겨도 회복이 빠르다. 면역과 재생능력이 젊을수록 뛰어나기 때문이다. 그러나 건강이 약해지거나 건강관리를 제대로 못 한 상태에서 나이를 많이 먹고 노화가 오거나 신경을 많이 쓰거나 강한 스트레스를 받았을 땐 질병에 걸리기 쉬워진다. 치유에도 시간이 오래 걸리거나 쉽게 낫지 않는다.

왜 그런 현상이 나타날까? 사람의 정신, 마음, 감정은 육체와 별개로 생각하기 쉽지만 사실은 하나이기 때문이다. 생명을 유지하는 데 필요한 웬만한 사항은 모두 자동으로 돌아간다. 하지만 현대 과학이 밝힌 바에 따르면 우리 몸이 전자동으로 돌아가는 까닭은 각종 호르몬, 효소, 단백질, 활성산소, 각종 신경전달물질이 쉬지 않고 애쓰고 있기 때문이다. 이러한 물질들은 몸에서 생성되고 이동하고 자극하며 몸이 정상적으로 가동되도록 돕는다. 그리고 자신이 알게 모르게 뇌와 신경에서 이러한 물질들의 가동을 지시하고 조절하는 일을 쉬지 않고 하고 있다.

그러므로 긍정적 신경과 감정을 쓰는 사람과 부정적인 신경과 감

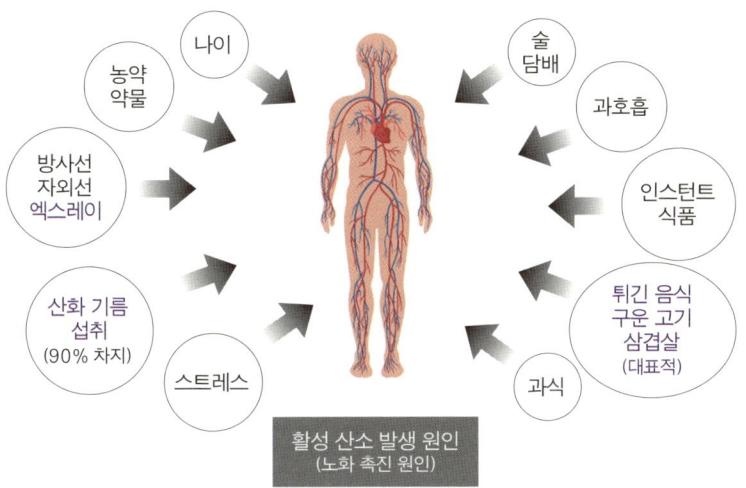

활성산소는 바이러스를 퇴치하고 해로운 균을 죽이는 효과가 있다. 그리고 우리 몸에 필요한 각종 신호를 전달해줘서 건강을 유지할 수 있게 해준다. 하지만 활성산소가 너무 많아지면 각종 질병, 암, 노화의 원인이 된다.

정을 쓰는 사람에게 만들어지는 호르몬, 효소, 단백질, 활성산소, 신경전달물질의 종류와 양이 같을 수가 없다. 부정적인 신경과 감정과 스트레스가 강하고 오래될수록 인체에 불리한 신경전달물질이 많이 생산되고 결국엔 암이나 만성질환이 생겨서 잘 낫지 않는다.

간혹 종교의 힘으로, 기도의 힘으로, 심지어는 웃음요법을 잘 활용하니까 질병이 나았다는 얘기를 듣는다. 이러한 소식을 접한 사람들은 "믿기 힘들다." "나을 때가 돼서 나은 거겠지." "우연의 일치일 거야."라는 반응을 보인다. 신앙과 기도나 정신요법 등이 인체 내부의 신경전달물질의 변화를 일으킨다는 사실을 모르기 때문이다.

우리나라가 2002년 한일 월드컵에서 4강을 달성했을 때 온 국민이 기뻐하고 흥분하고 감정이 충만했던 것을 기억할 것이다. 국가적 스포츠의 승리가 국민의 감정을 자극했을 뿐만 아니라 각종 행복 호르몬인 엔도르핀,* 도파민, 세로토닌, 멜라토닌, 옥시토신, 다이돌핀 등과 긍정적 신경전달물질들을 듬뿍 분비하게 해서 기쁨을 고조시켰다.

종교의 힘, 기도의 힘, 마인드컨트롤 등이 질병에서 고통받는 사람의 마음에 희망과 긍정을 심게 되면 당연히 우수한 신경전달물질이 풍부해져서 질병이 치유되는 기적이 종종 나타나기도 한다. 그러므로 음식, 운동, 보충제와 마음(감정)요법으로 자신을 갈고닦는다면 스스로 질병을 치유하고 건강을 회복할 가능성이 크다. 스스로 정신을 다스리고 마음을 조절하는 일이 잘되지 않을 땐 종교의 힘을 더 보태는 것도 추천한다. 시너지효과를 기대해 볼 수도 있다는 말이다.

질병의 예방과 치유에서 우수한 신경전달물질이 분비되면 그렇지 않을 때보다 훨씬 좋은 효과를 거둔다. 암을 치료할 때 표준 3대 요법을 실천할 때도 매우 긍정적인 효과를 기대할 수 있다. 그러므로 암을 예방하고 싶다거나 암 치유를 좀 더 원활하게 하고 싶다거나 만성질병에서 벗어나고 싶다면 식생활을 개선하면서 운동을 꾸준히 해주고 긍정적 감정을 쌓아나가도록 수련해보자. 질병에서 회복될 뿐만 아니라 삶의 자세 또한 긍정적으로 바뀔 것이다.

현대사회는 금전만능 시대이다 보니 노후 자금을 얼마나 모았는

---

* 엔도르핀이라는 용어는 어디에서 유래했을까? '몸 안에서 생산된다.'라는 뜻의 'Endogenous'와 모르핀Morphine이 결합돼 만들어진 단어이다. 'Endogenous Morphine'을 줄여서 엔도르핀Endorphin이 되었다.
모르핀은 잘 알려져 있다시피 아편 진통제의 일종으로 진통 작용이 우수하다. 인체는 즐거울 때도 엔도르핀이 나오지만 사고를 당했을 때도 일시적으로 나와서 통증을 잊게 한다(반면에 아편 진통제는 진통 효과가 훨씬 우수하지만 계속 사용하면 중독과 금단현상이 생겨 폐인이 될 수도 있다).

지에 따라서 행복의 척도를 가늠하기도 한다. 물론 돈이 없는 것보다 있으면 더 좋긴 하다. 친구, 친지, 가족 앞에서도 폼이 더 나는 건 맞다. 하지만 누구에게나 세상일이 순탄하게 흘러가지는 않는다. 노후 자금이 없을 수도 있다. 없으면 어떠냐! 내 마음을 다스리는 기술과 방법만 알고 몸을 편안하게 해주는 좋은 신경전달물질이 나오도록 수련하기만 하면 노후에도 매우 아프지 않고 부끄럽지도 않으며 기죽지 않게 지낼 수 있다고 믿는다.

문제는 나 자신을 갈고닦는 내공의 깊이가 있어야 한다. 생각만으로는 목적지에 다다르기가 쉽지 않다. 혼자서 내공을 쌓기가 어렵기 때문에 종교의 도움이 절실한 경우도 많다. 그래서 때로는 마음 혁명이 필요하다. 마음 혁명은 종교는 아니지만 인간의 생각을 바꿈으로써 몸이 변화하는 체험을 제공한다. 자기 생각과 마음과 감정 등을 조절해 좋은 신경전달물질을 만들어낼 능력과 기술만 터득한다면 마인드컨트롤이든 마음 혁명이든 종교이든 적극적으로 권장하는 편이다. 좋은 신경전달물질을 자주 생성하게 되면 에너지를 더 많이 생성하게 된다. 에너지 생산의 증가야말로 모든 면역과 종양억제유전자의 활성으로 이어진다.

암 유발인자 7순위는 바이러스다

바이러스란 세균(박테리아)에 비해 100분의 1 정도의 크기로 매우 작고 살아 있는 생물 바깥에선 전혀 생명 활동을 하지 않는다. 식물, 동물, 인간을 비롯한 살아 있는 생명체에서만 자기복제를 하고 번식도 하는 참으로 기이한 기생생물이다. 한때 바이러스를 무생물과 생물의 경계에 있는 물체라고 학자들이 정의내릴 정도로 특이한 생명체다.

바이러스는 실제로 입도 항문도 소화기관도 순환기관도 호흡기관도 세포도 아무것도 없다. 오직 데옥시리보핵산DNA 또는 리보핵산RNA과 이 핵산을 보호하는 단백질 껍질인 캡시드Capsid로만 이루어져 있다. 그래서 먹지도 싸지도 숨쉬지도 않고 대사도 하지 않는다. 스스로 에너지를 생산해낼 기관도 없다. 형태로만 보면 생물로 인정하기 어려운 것도 사실이다.

그러다가 바이러스에 딱 맞는 살아 있는 생명체의 세포 수용체를 만나 세포에 들어가기만 하면 숙주의 영양분과 에너지를 이용해서 바이러스의 핵산과 껍질을 복제하기 시작한다. 참으로 기이한 생명체이다. 바이러스 중에는 캡시드라는 껍질 외에도 외피Envelope라고 부르는 껍질을 하나 더 걸친 바이러스도 제법 많다.

세균과 곰팡이 등은 식물과 동물의 죽은 생명체나 음식에서도 영양분을 섭취하고 번식하며 부패시켜서 맛과 냄새를 변질시킨다. 바이러스는 산 생명의 에너지가 없으면 일절 번식하지 않는다. 그러하니 노로바이러스나 로타바이러스는 음식 속에 있어도 전혀 맛이나 향을 변질시키지 않다가 위, 소장, 대장에 들어가서 번식한다. 그 결과 바이러스성 식중독을 일으키고 가끔 어린이들의 생명을 앗아가기도 한다.

질병과 싸워온 인류의 역사를 살펴보자. 세균과 바이러스의 존재를 모르던 1876년 이전에는 역병이라는 이름으로 유행병이 자주 휩쓸고 지나갔다. 인류는 속수무책으로 당할 수밖에 없었다. 세균성 역병은 결핵, 탄저병, 한센병, 장티푸스, 성홍열, 콜레라, 흑사병pest 등이다. 이 질병들로 인해 많은 사람이 죽어나갔다. 바이러스성 역병은 천연두(마마), 홍역, 소아마비, 뇌염, 간염, 황열병 등으로 이 질병들로 인해서도 수많은 사람이 쓰러졌다. 근대에 들어서는 스페인독감, 사스, 메르스, 신종플루, 코로나19 등의 새로운 바이러스가 등장해 아직도 팬데믹이라는 유행병이 멈추지 않고 있다.

세균을 처음으로 발견한 사람은 독일의 로베르트 코흐Robert Koch 였다. 그는 1876년 처음으로 탄저균을 현미경으로 관찰했다. 그 후 바이러스를 처음으로 발견한 사람은 드미트리 이바노프스키였다. 러시아의 드미트리 이바노프스키는 1892년 담배모자이크병에서 식물 바이러스로 의심되는 물질을 찾아내 발표했다. 바이러스는 전자현미경으로만 볼 수 있기에 1930년대 이후에나 확실하게 확인됐다고 한다.

독일의 에른스트 루스카Ernst August Friedrich Ruska가 1931년 최초의 400배율 전자현미경을 개발했다. 초기의 400배율이 1933년에 1만 배율로 발전하고 그 후에는 10만 배율로 발전해 1939년부터 상용화됐다. 그 후로 영국, 미국, 네덜란드 등에서 계속 개발해 지금은 100만 배 이상의 배율도 가능하게 됐다. 에른스트 루스카는 전자현미경을 개발한 공로로 1986년 노벨물리학상을 수상했다.

지금까지는 바이러스에 관한 기본정보를 살펴보았다. 이제 바이러스에 의해 발생한 암의 역사를 알아보자. 현재에도 수많은 바이러스에 의해 암이 발생할 가능성이 남아 있어서 지난 과거를 잘 살펴보는 것은 중요하다. 바이러스에 의한 암 발생을 최초로 보고한 사람은 미국의 페이턴 라우스 교수였다. 1911년 닭에게 육종이라는 암이 생기는 것을 보고 육종을 갈아서 세균여과기에 넣어보았다. 세균여과기에서 세균은 통과하지 못하지만 바이러스는 통과하므로 바이러스만 골라낼 수 있었다. 세균여과기를 통과시킨 액체를 다른 닭에게 접종하니까 다른 닭에게서도 육종암이 생성되는 결과를 확인했다.

닭의 육종을 일으키는 것을 확인하고 라우스 사르코마 바이러스RSV, Rous Sarcoma Virus라고 명명하였다. 바이러스의 발암성을 그가 최초로 발견했음에도 과학자들은 이를 의심했고 매우 늦게 인정받았다. 결국 50년이 지난 1966년에서야 노벨생리의학상을 수상했다. 그 후로 바이러스 연구가들의 노력으로 암을 일으키는 바이러스들이 드러나기 시작했다. 지금까지 암을 일으키는 바이러스 중에 밝혀진 것은 몇 가지 되진 않는다.

B형간염 바이러스$_{HBV}$는 'B형간염 바이러스형 간암'의 원인이 된다. C형간염 바이러스$_{HCV}$는 'C형간염 바이러스형 간암'의 원인이다. 메르켈셀폴리오마 바이러스$_{MCPyV}$는 '악성피부암'을 유발한다. 엡스타인바 바이러스$_{EBV}$는 '버킷림프종과 비강인두암'을 유발한다. 카포시육종헤르페스 바이러스$_{KSHV}$는 '카포시육종'을 유발한다. 휴먼파필로마 바이러스$_{HPV}$는 '자궁경부암'을 유발한다.

그러나 문제는 바이러스 종류가 너무나 많고 아직 이름도 붙이지 못한 바이러스들이 수두룩하다는 점이다. 오지에만 있던 바이러스가 문명 도시로 전파되고 생각지 못한 바이러스가 새로운 바이러스처럼 드러나기도 하는 경우가 여전히 많다. 세균과 바이러스를 알게 된 건 130여 년밖에 안 된다. 세균은 바이러스와는 달리 많이 극복되었다. 세균은 생물체이면서 현미경으로 관찰할 수 있으며 항생제도 많이 개발됐기 때문이다. 하지만 바이러스는 세균학에 비하면 종류와 치료제 등이 아직 걸음마 단계에 있다. 바이러스들이 인체에 얼마나 많이 잠복하고 있고 또 얼마나 많은 종류의 바이러스가 암을 일으키는지를 전혀 감을 잡지 못하는 중이다. 앞에서 밝혀진 5~6가지의 바이러스만 암을 일으킨다고 생각하면 큰 오산이 될 수가 있다.

일반 세균들은 거의 모든 생물에 기생하는데 사람의 피부, 입안, 코안, 소장, 대장, 방광, 요도, 자궁과 질 같은 생식기 등에도 많은 세균이 살고 있다. 우리 몸 안에 얼마나 많은 세균이 살고 있는지는 거의 파악이 됐다고 해도 과언이 아니다. 대부분은 해가 없거나 유익을 끼치는 세균이 많으며 그 숫자로는 사람의 세포 수보다 더 많다고 하였다. 그러나 바이러스는 워낙 크기가 작아 질병을 일으키지 않는 경우도 많다. 과학자들은 바이러스를 찾으려고 애쓰고 있지만 새로운 바이러스 종을 찾는 것도 쉽지 않다. 세균이나 바이러스는 건강하고 면역이 정상일 땐 조용히 잠복해 있다가도 인체가 면역이 약해지거나 음식, 섭생, 습관 등이 좋지 않아지면 언제든지 도발적인 행위를 할 수도 있다. 이를 '기회감염'이라고 한다.

현재까지는 암을 일으키는 바이러스가 몇 종류만 겨우 밝혀져 있지만, 앞으로는 더 많은 발암 바이러스가 드러날 수 있음을 상기시키고자 한다. 이들은 급성으로 암을 발생시키기보다 수년에서 수십 년간 사람과 함께 지내면서 숙주의 섭생과 습관과 건강이 나빠지기를 기다려 서서히 작업을 시작한다. 일부 이론은 명확하게 증명되지 않은 가설도 있기에 반론도 당연히 나올 수 있다. 하지만 1880년 이전엔 세균이나 바이러스가 질병을 일으킨다는 것을 상상도 하지 못했다. 왜냐하면 그 당시엔 세균과 바이러스의 존재 자체를 몰랐기 때문이다.

미래에는 발암 바이러스를 더 찾아낼 가능성이 매우 크다. 비록 그러한 바이러스를 찾지 못한다고 할지라도 세균과 바이러스가 인체에 질병을 일으키지 못하도록 면역과 건강관리를 잘한다면 이보다 더 좋은 일은 없을 것이다.

발암의 근본적인 원인은 잘못된 생활 습관이다

발암의 원인을 짧게 요약하고 정리해보자. 세상의 모든 일에는 근본적인 원인이 있게 마련이다. 그런데 그 원인을 쉽게 알 수 있는 것이 있는가 하면 모르는 경우도 허다하다. 원인을 찾으려 해도 찾을 수 없는 경우도 많고 아예 원인을 알려고도 하지 않고 나타나는 현상만 쫓는 경우도 많다.

최신 과학은 발암 유전자Oncogene와 종양억제유전자TSG, Tumor Suppressor Gene라는 두 가지의 돌연변이를 발암의 원인으로 정의한다. 그렇다면 이 두 가지 유전자가 정상에서 돌연변이로 변하는 조건은 과연 무엇인가? 매우 중요하고도 또 근본적인 문제이다. 이 문제를 찾지 않고 암세포를 먼저 죽이려는 작업만 하다 보면 앞뒤 순서가 뒤바뀌는 일이 생긴다.

내 몸 안에서 정상이었던 세포, 염색체, 유전자가 종양을 일으키는 돌연변이로 변질되는 이유는 수백 가지 또는 수천 가지가 있을 수 있다. 즉 외부 조건으로는 방사선(원자탄, 핵발전소 폭발, 핵폐기물, 엑스선 과다 등), 흡연, 석면, 굴뚝 검댕이, 화학약품, 환경호르몬, 바이러스, 인스턴트식품 등등 셀 수 없이 다양한 요소가 있을 것이다. 내부 조건으로는 각종 염증, 혈전(혈액 덩어리, 혈관막힘), 내부열, 각종 질병의 후유증, 스트레스, 운동 부족, 비만, 지방 과다, 활성산소* 과다, 당독소, 지질독소 등등 알게 모르게 수천 가지가 있을 것이다.

---

* 산소O_2는 야누스처럼 두 얼굴을 가졌다. 이를 '산소의 양면성'이라고 말한다. 세포의 미토콘드리아에서 포도당으로 에너지를 만드는 데 산소가 꼭 필요하다. 하지만 그 과정에서 활성산소라는 괴물(?)도 만들어진다. 산소에서 전자가 활성이 되면 아무거나 결합하는 히스테릭한 활성산소가 된다. 그래서 백혈구나 면역세포들은 세균이나 바이러스를 죽일 때 활성산소를 만들어서 공격하기도 한다. 과산화수소수H_2O_2도 물H_2O에 산소가 하나 더 붙어 있다가 떨어져 나올 때 활성산소가 되어 세균을 제거한다. 젊거나 건강할 땐 활성산소가 적당히 만들어지고 남는 건 중화시키는 '초과산화물 불균등화효소SOD, SuperOxide Dismutase'라는 효소가 잘 처리한다. 그러나 노쇠하거나 비만하거나 건강관리가 나빠지면 활성산소도 많이 생기고 중화효소도 부족하여 각종 만성질병을 일으키거나 암이 발생할 수도 있다. 이를 산화스트레스Oxidative Stress라고 말하며 활성산소가 적게 생기는 '바른 생활'이 아주 중요하다.

최근의 발암 요인에 관한 학설로서 후성유전학적 발암론이 강력히 대두되고 있다. 과거 발암에 관한 이론으로는 염색체(유전자)가 돌연변이가 돼 암이 된다는 설이 대세였다. 후성유전학에서는 염색체의 돌연변이 없이도 세포나 세포핵 주위의 환경악화로 인한 메틸기나 아세틸기 과다 또는 과소로 암이 발생할 수 있다. 여기에서 중요한 문제는 자신이 무얼 잘못했는지 기억하지 못한다는 것이다. 잘못된 생활 습관이 문제라면 30~70년을 살면서 몸에 밴 습관을 잘못이라고 생각하지 않는 경향이 있고, 잘못을 인정한다고 해도 고치지 못하는 경우도 많다. 아예 원인을 찾지 못하는 경우도 다반사이다.

만약 "술과 담배를 많이 하는 사람 중에 암에 걸리지 않는 경우도 많다."라고 주장하는 것은 다음과 같이 말하는 것과 비슷하다. "술을 마시고 운전해도 교통사고를 내지 않는 경우가 많다. 또 술을 안 마시고도 교통사고를 내는 경우가 있다." 그렇다고 술을 마시고 운전해도 된다는 주장은 성립되지 않는다. 사고확률과 치사율이 음주운전에서 훨씬 높기 때문이다. 그러므로 술과 담배로 간암과 폐암에 걸리지 않는 사람도 있으니 먹어도 괜찮다는 논리는 성립되지 않는다. 높은 발암률과 사망률이 이를 증명하고 있기 때문이다.

3
암이 오기만을 기다리지 말자

암 또한 예방법을 알고 실천하는 게 중요하다

일정 이상의 나이가 되면 국가에서 정기적으로 암 검사를 하라고 권장한다. 국민건강검진에도 몇 가지 암 무료 검진이 포함돼 있기도 하다. 40세 이상의 성인을 대상으로 위암, 대장암, 폐암, 간암, 유방암, 자궁경부암(20세 이상) 등이 있는지 검사해준다. 그리고 국민건강검진 외에도 개인적으로 매년 암 검진을 하는 사람들도 있다. 위내시경, 대장내시경, 간 검사, 폐 검사 등을 병원에서 확인해 준다. 여성의 경우엔 추가로 유방암과 자궁암 검사 등을 받는다.

암을 조기 발견해서 치료하는 게 최선은 아니다. 정기 검사를 주기적으로 하면서도 평생 암이 나타나지 않는 게 가장 좋은 일이다. 제대로 된 예방법으로 실천하는 게 중요하고 정기 검사를 하더라도 평생 암이 없음을 판정받는 게 최고의 길임은 분명하다. 예방법을 제대로 실천한다면 정기 검사 간격도 점점 늘어날 것이다. 암에 대한 고민은 전 세계의 과학자들도 다 하는 고민이다. 암의 역사는 고대 이집트의 파피루스에 새겨진 기록부터 시작된다. 히포크라테스와 로마를 거쳐 인류는 수천 년 동안 암을 경험했고 현대과학도 암이라는 질병을 해결하려고 노력한다.

최근 100여 년 동안만 해도 온갖 검사와 연구를 끊임없이 해온 게 사실이다. 지금까지 나온 암에 관한 논문은 수백만 편에서 수천만 편으로 거의 매일 세계 각지의 과학자들에 의해서 새롭게 쓰이고 있다. 암에 대한 원인을 설명하는 이론이나 대처법 또한 과학적 방법, 의학적 방법, 종교적 방법, 민간적 방법까지 다 아우르면 이 또한 수도 없이 많다. 과학자마다 텔레비전에 출연하는 전문가마다 의사, 한의사, 생물학자마다 암에 대한 이론이 조금씩 다르다. 심지어 요새는 유튜브까지 더해져 자기 나름의 주장을 펼쳐대고 있다. 일반인의 처지에선 그중에서 자기에게 맞는 이론을 선택하려고 하지만 지금까지 암에 관해 확정된 이론은 없다. 결국 어떤 걸 선택하든지 완벽할 수 없다.

그러하니 암 환자가 되면 이왕에 규모도 크고 시설도 좋고 이론도 그럴싸한 종합병원을 선택하는 경우가 절대다수이다. 암 치료 방법뿐만 아니라 예방법도 십인십색을 넘어서 천인천색이다. 그러할지라도 기왕이면 한 번뿐인 우리의 인생이기에 내 몸에 대해서 좀 더 신중하게 생각하고 암에 대해서 다양한 각도로 검토하며 암을 찾아내거나 기다리기보다 예방에 관한 생각을 더 깊이 해보자는 것이 내가 이 책에서 말하고 싶은 바이다.

암도 걸리기 전에 예방하는 것이 중요하다. 앞서 초기 상황의 당뇨병, 고혈압증, 고지혈증은 식이요법, 운동요법, 생활요법으로 충분히 개선할 수 있다는 점을 보여주었다. 그런데 사람들은 그런 것들은 하지 않고 약으로 평생 조절하려고 해서 문제를 크게 만든다. 암 역시 식이요법과 운동요법과 생활요법으로 충분히 예방할 수 있다. 그런데 예방하지 않고 조기 검진과 조기 치료에만 몰두한다면 암을 조기에 발견했음에도 불구하고 사망률은 예나 지금이나 유사하며 비용은 차치하고라도 삶의 질은 상상을 초월할 정도로 떨어진다. 그런데도 그렇게 하면 원래의 건강을 회복할 것이라고 착각에 빠지는 사람들이 너무나 많다.

암 투병할 각오를 할 정도라면 암 예방도 충분히 할 수 있다. 차라리 암 예방에 더 집중한다면 훨씬 적은 비용으로 훨씬 더 나은 삶이 보장될 것이다. 하지만 지금까지는 암 예방에 대한 방법이나 지도가 부족했다. 암 예방에 대한 확신도 부족했기 때문에 더욱 경시했다. 먹고살기 바쁘고 일하기 바빠서 완벽한 예방법을 다 실천하지 못하는 것이 현실이다. 그렇더라도 암 예방법은 곧 암에 걸리지 않게 하고 설혹 암에 걸리더라도 치유를 쉽게 하고 부작용을 적게 해준다. 몰라서 우왕좌왕하는 것보다 정확한 방향을 알고 나아가게 하니 몸과 마음을 안정시켜준다.

암 또는 질병이 발생하는 데는 준비 단계가 반드시 있다

사람이 건강관리를 제대로 하지 않아도 젊었을 때나 컨디션이 좋을 땐 당장 질병이 나타나지 않는다. 그러다가 피로, 독소, 노폐물(당독소), 영양불균형, 스트레스가 누적되고 운동을 안 해서 에너지가 부족해지고 노화 등이 오면 언젠가는 질병이 나타나게 된다. 대부분 사람은 자신이 건강관리를 하지 않은 것을 전혀 기억하지 못하고 있다가 아프기 시작한 시점부터 문제를 생각하기 시작한다.

예를 들면 친구들과 화투 놀이를 밤늦게까지 며칠간 했다 치자. 그런 상황에서 아침에 일어날 때 목덜미가 뻐근하면 대부분 말하기를 "밤에 잠을 잘못 자서 그렇다." "베개를 잘못 베고 자서 그렇다."라고 말한다. 지난 일주일간 자신을 피로하게 했던 요인은 까

많게 잊고서 말이다. 그러니 10년 이상 해오던 습관이 병이 되리라고 생각하는 사람들은 매우 드물다. 흡연하고 음주한 지 30년이 지나고 인스턴트식품을 섭취하고 스트레스에 노출된 지 30년이 지나도 중간에는 병이 없었으니 그것 때문에 질병이 생겼다고 생각하는 사람은 거의 없다는 뜻이다.

질병이 생기기 전에 발생하는 현상은 다음과 같다. 첫째, 피로가 누적되고 휴식을 취해도 쉽게 피로가 풀리지 않는다. 둘째, 식욕이 없어지거나 소화력이 떨어져서 제대로 먹지 못한다. 셋째, 체력이 약해져 달리기와 등산은 생각하지도 못하고 평소의 일도 힘겹다. 넷째, 심한 스트레스로 인한 정신적 충격이 오래가거나 부정적인 생각이 머리를 지배한다. 다섯째, 혈액이나 소변이 산성화돼 간다. 이는 리트머스시험지로 확인할 수 있다. 여섯째, 소금이 부족하다는 신호가 나타난다. 이는 혈액검사 또는 염도계 측정을 통해 확인할 수 있다. 일곱째, 건강에 부정적인 음식을 자주 먹는다. 여기에는 인스턴트식품, 술, 담배, 커피, 튀김, 매운 것, 유제품 등이 해당한다. 여덟째, 건강에 나쁜 걸 알면서 또는 모르고서 입을 즐겁게 하려고 먹는다.

이러한 상황이 누적된다고 해서 모두 암이 되는 건 아니다. 하지만 어떤 형태로든 몸이 약해지거나 면역력이 감소한다. 당독소와 같은 노폐물이 쌓이면서 당뇨, 고혈압, 고지혈, 심혈관질환, 뇌질환이 생길 가능성도 충분히 있다. 암은 말할 것도 없다. 모든 질병은 가족이나 주위에서 일부러 가져다주지 않는다. 나쁜 환경에 노출되거나 개개인의 건강관리 부실 때문에 나타나는 것이다. 예방을 좀 더 철저히 하면 병에 걸리는 것을 막을 수 있다. 이는 개인이 평안을 찾는 데도 도움이 되고 가족과 사회에도 이바지하는 일이 될 것이다.

4

암은 그렇게 두려워할 질병이 아니다

암을 두려워하지 말고 침착하게 대응하자

암을 무서워하는 까닭은 죽음을 두려워하기 때문이다. 죽음에 대한 공포는 인간 본연의 본능이다. 겉으로 의젓하지만 내심으로는 누구나 다 죽음이 두렵다. 다만 좀 더 쉽고 덜 고통스럽게 죽음을 맞이한다면 그렇게 두렵지 않을 수 있다. 어떤 죽음을 맞이하는지가 관건이다. 과거에 비해서 오늘날은 평균수명이 대폭 늘어났다. 가장 먼저 위생개념이 좋아졌다. 그로 인해 병균인 세균과 바이러스 등을 예방하기가 좋아져서 전염병이 대폭 줄어들었다. 세균성 질환에 걸리더라도 항생제의 발달로 인해 웬만한 세균은 잘 진압된다.

물론 한계도 있다. 항생제가 모든 세균성 질환을 제압할 수 있는 건 아니기 때문이다. 바이러스를 제압하는 항바이러스제는 겨우 몇 품목만 개발돼 있고 효과도 제한적이다. 오늘날에도 각종 사고와 전쟁으로 나이와 상관없이 사망하는 예도 많다. 질병으로 생을 마감하는 경우는 나이가 적을수록 적고 나이가 많을수록 많은 게 현실이다.

오늘날은 평균수명이 대폭 늘어나서 남성은 80대 초반, 여성은 80대 후반까지 사는 등 대폭적인 발전을 이뤄왔다. 하지만 인간의 욕망은 좀 더 오래 살고 싶고 좀 더 아프지 않게 살고 싶은 감정이 여전히 살아 있다. 그래서 어쨌든 암에 걸리지 않고 싶다. 만에 하나 암에 걸린다고 할지라도 조기에 치료하고 조기에 건강을 회복하겠다는 열망이 가득하다. 해마다 암 검사를 받는 사람이 늘고 있다. 그런데 우리가 여기서 간과하지 말아야 할 것은 검사를 통해 암을 조기에 발견했다고 해서 100% 성공할 수 있느냐는 점이다. 조기 검사가 필요 없다는 말이 아니라 지금까지의 치료 기술이 완벽하지 않다는 뜻이다.

물론 조기 발견과 조기 치료에 성공하는 사람도 있지만 조기에 발견해 조기에 치료하다가 조기에 사망하는 예도 있다. 조기 치료로 생명은 건졌으나 삶의 질이 무지막지하게 떨어지는 경우도 허다하다. 암이 악화하기 전에 싹을 잘라서 예전과 같은 건강한 삶을 기대하며 조기 치료에 임했다. 하지만 그 후로는 재발과 전이의 위험이 있으므로 꾸준히 검사해야 하고 대부분은 약물을 계속 복용해야 하니 실제로 삶의 질은 점점 쇠퇴한다고 볼 수 있다. 이렇게 암을 조기에 발견하고 조기에 치료하기 위해 열과 성을 다해 노력했음에도 매우 힘든 과정을 겪고 일찍 사망하는 경우도 있다. 우리를 좌절하게 만드는 안타까운 현실이다. 암을 너무 미워하지 않았으면 좋겠다. 가능하면 괴롭히지도 않고 죽이려 하지도 않으면서도 사라지게 하면 더 좋다. 담대한 마음을 가지도록 마인드컨트롤이라도 하면 더 좋다.

관리부실로 인해 내 몸과 내 마음의 면역력이 떨어지면 원래는 정상이었던 나의 세포가 괴물이 된다. 이걸 암이라고 한다. 그래서 암에 걸리면 나의 면역이 되살아날 때까지 살살 달래줘야 한다. 노래도 불러주고 위로하고 격려하고 대화하며 희망을 안겨줘야 한다. "내 몸의 면역이 회복되면 너도 정상으로 돌아갈 수 있어."라고 암에 말을 걸어주자. 그럴수록 내 몸의 면역이 되살아나고, 몸을 수리하는 단백질이 활성화되고, 암세포도 얌전히 때를 기다렸다가 사라지게 되고, 정상세포에 자리를 내줄 것이다. 표준 3대 요법을 한다고 하더라도 이러한 준비 과정을 거친 후에 하게 되면 치료율과 재발 방지율이 훨씬 높을 것으로 확신한다.

암 치료에는 밝은 면과 어두운 면이 동시에 있다

인류와 서양의 의학계는 지난 100여 년간 밤낮으로 노력한 끝에 수술, 방사선, 항암화학요법이라는 표준 3대 요법을 안착시켰다. 이 일이 있기까지 선구자들의 눈물겨운 노력은 과학사와 의학사를 살필 때 감동을 불러일으킬 만하다.

수술만 하더라도 예전엔 마취약도 없었고 소독약도 없었다. 아편으로 몽롱하게 하거나, 독주를 잔뜩 마시게 한 후 수술하거나, 몽둥이로 머리를 때려서 기절시킨 후 수술했다는 에피소드도 전해져 왔다. 수술 후엔 세균감염으로 인해 생존율이 50%가 채 안 됐다고 한다. 그러다가 마취약과 소독약의 발견으로 오늘날은 수술 성공률이 획기적으로 높아졌다.

오늘날은 수술요법이 매우 발달해 마취법도 우수하고 소독도 거의 완벽하게 된다. 세균감염이 거의 없으며 작은 암세포의 경우엔 수술만으로 치료를 끝내기도 한다. 즉 암세포만 도려내고 방사선요법과 항암화학요법의 부작용을 경험하지 않게 한다. 회복도 빠르게 되고 후유증도 없는 편이다. 그러나 암의 크기나 종류에 따라서 전이나 재발을 막기 위해 부득이하게도 방사선요법과 항암화학요법을 할 수밖에 없는 경우도 허다하다. 이럴 때일수록 체력과 면역을 잘 다져놓아야 후유증을 적게 겪으면서 빠른 회복을 도모할 수 있다. 체력과 면역을 다지는 방법은 올바른 식이요법과 몸에 맞는 보충적인 요법이 있다. 이 둘은 매우 중요하므로 후반부에서 다루어볼 것이다.

1901년 제1회 노벨물리학상을 받은 독일의 빌헬름 뢴트겐 박사는 1895년에 엑스선이라는 광선을 발견했다. 이는 획기적인 업적으로 이때부터 엑스선을 통해 인체의 내부를 들여다볼 수 있게 됐다. 오늘날은 엑스선, 컴퓨터단층촬영CT, 양전자방출단층촬영PET-CT 등 영상과학의 발달로 인해 암을 잘 찾아낼 수 있다. 이뿐만 아니라 인체 내부의 다른 질병을 찾아내는 데도 크나큰 공을 세웠다. 엑스선은 인간이 만든 방사선이다. 자연 광물 중에는 방사선을 내는 물질이 많은데 라듐, 폴로늄, 세슘, 우라늄, 토륨, 플루토늄 등 여러 종류가 있다.

자연 광물의 방사능물질에서는 대부분 알파$_\alpha$선, 베타$_\beta$선, 감마$_\gamma$선이라는 방사선이 나온다. 알파선에서 베타선을 거쳐 감마선으로 갈수록 인체와 물질에 투과력이 세진다. 투과력이 세질수록 인체에 대한 위험성도 커진다. 엑스선은 사람이 만든 광선이지만 방사능물질의 감마선 위력과 거의 같다. 초기의 과학자 중에는 불행한 선구자들이 많았다. 방사선의 위험을 모른 채 연구하다가 암과 백혈병 등에 걸렸거나 일찍 사망하는 결과를 맞이했다. 그들의 희생이 있었기에 방사선의 위험도 알게 됐고 조심해서 사용해야 하는 방법도 알게 됐다.

1900년대 초기 엑스선이 암세포를 파괴하는 힘이 있는 걸 안 의사들은 엑스선을 암 치료에 사용하면서 소기의 성과를 얻기도 했다. 그런데 막상 치료받은 환자는 대부분 사망하는 사례가 발생했다. 초창기엔 엑스선의 양을 얼마나 조절해야 하는지를 정확히 몰랐기에 과량의 엑스선을 쏘았다. 그러니까 암세포도 죽지만 환자도 죽고 방사선사도 크게 다치는 불상사가 생겼다. 오늘날에는 가급적 최소량으로 치료하는 저선량방사선요법으로 부작용 피해를 최소화하고 있다. 이러한 방사선 치료법이 표준화되고 있다.

그렇다고 해서 방사선요법이 완벽한 것은 아직 아니다. 엑스선이나 방사선요법이 암세포만 죽이면 얼마나 좋을까? 방사선은 암세포 주위에 있는 정상세포의 데옥시리보핵산도 상당수 파괴한다. 그 부작용으로 환자는 매우 힘든 시간을 보내는 경우가 많다. 방사선치료가 끝난 후에 다시 세포가 재생되면 그나마 다행이다. 하지만 방사선 후유증으로 인해 식사를 못 하거나 구토하는 일도 벌어져 이러한 부작용으로 매우 힘든 시간을 보내는 사람들이 많다. 또 일부이긴 하지만 방사선에 의해 정상세포가 돌연변이로 변형되면서 또 다른 암세포가 발생할 수도 있다. 그러다 보니 지금까지는 완벽한 치료법이라고 장담하기는 이르다.

항암화학요법은 그야말로 화학제품으로 만든 약물로서 암세포를 없애보자는 노력이다. 암세포는 정상세포이던 것이 돌연변이를 일으킨 별종 세포이다. 또 줄기세포의 성질도 가진 암세포는 억세게 성장하므로 정상세포보다 더 독한 세포라고 볼 수 있겠다. 그러하니 암세포를 죽이는 화학요법에 쓰이는 약은 대부분 매우 약성이 강하고 독하다고 볼 수 있다. 즉 그만큼 부작용이 많다는 뜻이다.

항암화학요법의 부작용 때문에 암세포를 죽이면서 정상세포 또한 크게 타격을 받게 된다. 정상세포가 많이 죽거나 다치기도 하고 환자는 매우 고통스러운 시간을 보내기도 한다. 항암제도 방사선처럼 정상세포를 돌연변이로 만들어 드물긴 하지만 새로운 암세포를 만들어낼 수도 있다. 특히 종양억제유전자를 파괴하면 새로운 암이 생기거나 암이 전이되는 일도 가능해진다.

항암화학요법 역시 개발 초기에는 어쨌든지 암세포를 빨리 없애보고자 약의 용량을 다량으로 쓰거나 여러 가지 약물을 복합으로 투여하는 '칵테일요법'을 썼다. 이러한 방법들로 인해 환자가 매우 고통을 받거나 일찍 사망하는 경우가 많았다. 그러한 실패 경험이 많이 쌓여서 지금은 가능한 한 최소용량으로 암세포를 억제하면서 인체의 몸이 스스로 이겨내는 방법을 찾고 있다.

초창기의 항암화학요법은 제1차 세계대전 때 사용됐던 겨자가스Sulfur mustard라는 독가스에서 착상을 얻었다. 겨자가스가 한꺼번에 많은 군인을 죽게 했는데 시신을 부검하니 세포가 손상됐다는 사실을 발견했다. 여기에서 힌트를 얻어서 항암화학요법제를 개발하게 됐다. 그 후 연구가 활발하게 이뤄져서 독성을 줄인 여러 가지 약이 개발됐고 다양한 종류의 약이 나왔다. 다음과 같은 큰 분류로 나누기도 한다.

항암화학요법제의 대분류

세포독성 항암제	암세포가 분열할 때 암세포를 파괴한다. 정상세포도 분열할 때 타격을 입는다.
호르몬성 항암제	암세포의 호르몬수용체를 조절한다. 정상세포 호르몬수용체도 영향을 받는다.
항종양성 항암제	데옥시리보핵산DNA과 리보핵산RNA의 중합효소를 저해하는 등의 작용을 한다.
표적치료 항암제	특정 수용체나 특정 효소를 억제한다.
면역항암제	암세포가 인체의 면역세포인 T세포를 회피하지 못하게 하거나 면역세포가 암세포를 잘 인식하도록 하는 항암제이다.
면역조절 제제	면역을 억제하거나 면역력을 증강하는 제제를 이른다.
해독제	암 치료제의 독성을 줄이거나 방지하는 제품이다.
기타	후성유전과 관련된 제제 '히스톤 아세틸효소억제제' 등이 있다.

후성유전과 관련된 제제인 '히스톤 아세틸효소억제제'는 10년 전에 국내에는 없었고 비교적 최근에 도입됐다. 그나마 부작용이 적은 편이다. 하지만 지금까지는 어떤 항암요법제도 완벽한 제제는 없다. 위의 8가지는 항암제의 대분류이며 그 안에 중분류와 소분류로 다양한 약물이 있다. 그 외에도 연구자들이 새로운 항암화학요법을 위한 제제를 꾸준히 만들고 있지만 소기의 성과만 있을 뿐 완벽한 제품이 아직은 없다고 볼 수 있겠다.

항암화학요법제는 계속해서 발전하고 개발 중에 있다

이쯤에서 신약과 항암화학요법제가 개발된 역사를 잠시 살펴보자. 역사적으로 인류는 동서양을 막론하고 생약(약초, 동물, 광물)으로 환자를 돌보았다. 유럽은 근대에 들어서 화학 지식이 동양을 앞지르게 된다. 처음에는 고대 연금술이 중국, 인도, 이슬람, 이집트 등으로 전파됐다. 그러다가 이슬람이 이베리아반도를 침략해 스페인을 점령함으로써 유럽으로까지 전파됐다. 이후 유럽인들이 연금술에 더 집착하게 됐다. 연금술 연구는 철, 구리, 아연, 수은 등으로 금을 만들어보려는 시도로서 금 만들기에는 실패했지만 화학적인 지식은 점점 늘어가는 결과를 낳았다.

1800년 중반까지 직물 염색은 동서양 할 것 없이 식물, 곤충, 광물의 천연염료로만 가능했다. 쪽, 치자, 감, 자초, 홍화, 꼭두서니 뿌리, 땅비싸리, 오배자, 황토 등이 직물을 염색하는 데 쓰이는 재료였다. 미국의 목화농업과 함께 유럽에서는 면직물과 방직 산업이 급팽창하게 됐다. 때마침 그 당시 유럽은 화학도 발전하고 있었다. 그래서 부족한 천연염료 외에 화학 염료도 개발하게 된다.

1856년 영국에 있는 한 연구소의 18세 학생 윌리엄 퍼킨이 플라스크에서 벤젠과 질산을 끓이다가 연보라색 물질이 생기는 것을 보고 아닐린모우브Aniline mauve라고 명명한다. 최초의 화학 염료를 발견한 것이다. 퍼킨은 19세에 런던 화학회의 정회원이 된다. 그리고 영국과 독일은 화학 염료공업이 최첨단으로 발전한 국가가 된다. 당시까지만 해도 질병 치유를 생약만으로 치료했다. 그러던 와중에 화학제품으로 질병 치료를 생각한 기발한 사람이 등장했다.

독일 라이프치히의 의대생이던 파울 에를리히는 화학 염료로 미생물(세균, 병균)을 제압할 수 있을 것이란 상상을 해본다. 끔찍한 수면병을 일으키던 브루스파동편모충을 동물에 감염시킨 후 수백 가지의 염색 화학물질로 실험하다가 드디어 1880년에 한 가지 물질로 이 벌레를 죽이는 데 성공한다.

참고로 브루스파동편모충은 세균이 아니라 기생충이다. 아프리카에 주로 분포하고 있다. 감비아파동편모충과 로데시아파동편모충이 있고 동물과 사람의 피를 빠는 체체파리가 매개체가 돼 사람에게 감염시킨다. 이 기생충은 수면병睡眠病을 일으키며 치료 시기를 놓치면 거의 100% 사망에 이른다.

제대로 된 화학약품은 독일 바이엘의 연구원인 펠릭스 호프만에 의해서 1897년에 최초로 개발됐다. 이 화학약품은 아스피린으로서 1899년에 특허를 획득해 지금까지 사용되는 거대품목이 됐다. 아스피린은 그 이전 1852년 프랑스의 몬테필러대학교의 샤를 게라르트Charles Gerhardt 교수에 의해 만들어졌다. 하지만 그 당시는 활용 가치를 알지 못해 상품화 기회를 놓치고 만다.

그 후 파울 에를리히는 1908년 면역계에 관한 연구로 노벨생리의학상을 수상했다. 에를리히는 쉬지 않고 계속 연구해서 1910년 매독 치료제 606호, 살바르산('구원'을 뜻하는 영어단어 살베이션Salvation에서 유래)을 합성하고 독일 획스트에서 생산한다. 그리고 항암 화학물질을 찾기 위해 수많은 화학제품으로 실험했으나 화학 항암제 개발 시도는 모두 실패하고 만다.

최초의 화학 항암제는 제2차 세계대전 당시 독가스로 사용하던 겨자가스에서 시작됐다. 독가스 탓에 사망한 군인의 내장을 검사해본 결과 세포 손상이 일어난 것을 보고 미국 예일대학교의 알프레드 길먼과 루이스 굿맨이 독가스 성분을 암에 투여해보았다. 암세포가 파괴되는 것에 착안해서 유황 원자를 질소로 치환한 다음 나이트로젠 머스터드Nitrogen mustard를 개발했고 특허를 출원했다.

나이트로젠 머스터드는 독가스를 항암제로 개발한 것이다. 이 제제는 세포독성항암제 그룹 중 알킬화제에 속한다. 그 독성이 강하기 때문에 초창기에는 암세포를 죽임과 동시에 생명도 앗아갔다. 나이트로젠 머스터드를 주입한 암 환자는 5년 이내 거의 다 사망했다. 또 피부에 묻으면 괴사가 일어나기 때문에 간호사가 주사할 때는 특히 주의해야 했다.

최초의 항암제는 이렇게 시작됐지만 과학자들의 꾸준한 연구로 각종 항암화학요법제들이 개발됐다. 그러나 아직 암세포만 제거할 수 있고 환자에게 독성이 없는 항암제는 거의 만들어지지 않고 있다. 부작용을 최소화하려는 시도는 계속되고 있고 제품은 계속해서 개발되고 있다.

중입자 가속기 암 치료법도 만능은 아니다

최근엔 중입자 가속기 암 치료법이라는 게 등장했다. 이 치료법의 원리는 빛 속도의 70%에 가까운 속도로 올린 탄소 이온 양성자를 암세포에 정밀하게 쏘아서 암세포를 죽이는 방법이다. 실리콘, 네온, 아르곤 등의 중입자도 가속이 가능하나 탄소의 중입자를 가속하는 게 가장 효율적이라고 한다.

현재로서는 어떤 방사선요법이나 화학요법보다 부작용이 적고 단시간에 암세포를 궤멸시키는 효과가 있다고 주목받고 있다. 그러나 고형암에서만 효과가 우수하고 혈액암이나 림프종 같은 경우에는 사용할 수 없다. 중입자 가속기를 이용하면 고형암 중에서도 전립선암의 경우 거의 100% 제거할 수 있다. 간암, 폐암, 췌장암 등으로 갈수록 90%, 80%, 70% 정도 제거하는 데 그쳐 효율이 점차 떨어진다. 재발한 암의 경우 40%밖에 제거하지 못하는 효율을 낸다고 한다.

  이 치료법은 1994년 일본에서 시작했다. 2009년엔 독일과 중국에 도입됐고 2023년 4월 한국에 도입됐다. 그 후 대만이 준비 중이라고 한다. 중입자 가속기 암 치료법은 시설에 대한 비용이 엄청나게 들어서 치료비 또한 매우 비싸다. 2023년 기준으로 통상 12회 치료에 비보험으로 5,000~6,000만 원 정도가 소요된다고 한다. 기존의 방사선(엑스선과 감마선 등)으로 암세포를 사멸할 정도면 주위 정상세포의 타격이 매우 큰 데에 반해 중입자 가속기 암 치료법은 정상세포에 대한 타격이 매우 적은 게 장점이다. 그렇다고 해서 정상세포의 충격이 전혀 없다고 말할 수는 없다.

  더 중요한 점은 중입자 가속기가 암을 치료하더라도 암의 근본적인 발생 원인을 제거하는 것은 아니다. 재발가능성을 해결해주지 않는다는 말이다. 그러므로 현재의 암세포를 없애더라도 암의 발생 원인을 제거해야만 재발을 막을 수 있고 전이를 막을 수 있어서 중입자 가속기로 암을 치료한 후에도 예방법을 더욱 철저히 실천해야 한다. 실제로 우리나라에 중입자 가속기 암 치료법이 도입되기 전인 2021년경에 필자의 한 지인이 일본에 가서 중입자 가속기로 췌장암세포를 성공적으로 제거했다고 기뻐했다. 그러나 안타깝게도 1년이 지나서 다시 재발했고 결국 생명을 잃게 됐다.

표준 3대 요법과 예방법을 함께 실천하는 게 좋다

어쨌거나 현대의학의 표준 3대 요법은 암세포를 죽이고 보자는 치료법이다. 암세포를 제거하는 과정에서 엄청난 고통이나 부작용이 따를지라도 일단은 암세포의 성장을 저지하는 것만이 환자의 생명을 살릴 수 있다는 전제가 깔려 있다. 환자 중에는 표준 3대 요법으로 암세포를 제거하고 나서 생명을 잘 보존하는 경우가 있다.

하지만 때로는 재발과 전이가 발생해서 결국은 생명을 잃는 경우도 적지 않은 게 사실이다. 매우 큰 고통을 감내한 결과라고 하기에는 너무나 가혹하다. 그래서 어떤 사람은 표준 3대 요법을 거부한다. 병원을 박차고 나와서 환경요법, 식이요법, 영양요법, 종교요법 등을 행한다. 하지만 여기에도 성공과 실패의 명암은 교차하고 있다. 병원 밖에서의 성공률과 실패율에 관해선 통계연구를 하는 사람이 없다 보니 어느 쪽이 더 나은지를 정확히 언급하기가 어렵다.

앞서 언급한 바와 같이 암세포는 원래 내 몸에 속한 '나의 세포'가 어떤 이유(환경, 방사선, 화학물질, 스트레스, 생활 습관) 등등으로 돌연변이를 일으킨 결과다. 그래서 제일 먼저 잘못된 원인을 찾아 교정을 해주고 예방법을 실천해야 한다. 그래야 표준 3대 요법을 하게 될 때 긍정적인 효과를 기대할 수 있다. 물론 잘못된 원인을 찾는 일은 쉽지만은 않다. 때론 전문가의 도움이 필요한 경우도 많다.

표준 3대 요법으로 치료한 뒤 '바른 생활'요법을 한다면 재발 방지와 전이 방지에도 매우 효과적인 영향을 끼친다. 예방법은 곧 '바른 생활'요법이다. 암 치료 도우미도 '바른 생활'요법이다. 어쩌면 도우미가 아니라 본질이 될 수도 있겠다. 개인의 생각과 판단, 사고방식, 실천 여부에 따라서 말이다. 그리고 만에 하나 암을 발견하면 어떤 태도로 임할 것인지를 미리 마음속에 그려두면 암에 걸렸을 때 더욱 의젓한 모습으로 임할 수 있을 것이다. 암 검사를 자주 해서 조기치료를 기대하는 사람이나 암 검사를 전혀 하지 않고 예방에만 주력하는 사람 모두에게 해당하는 얘기다.

웰빙보다는 웰다잉이 중요한 시대가 왔다

우리 인간은 누구나 생명 연장에 대한 욕구가 있다. 실제로 현대인의 평균수명은 자꾸만 늘어나고 있다. 우리나라 사람의 2022년 남성의 평균수명은 82세이고 여성의 평균수명은 87세라고 하며 해마다 조금씩 더 늘어나고 있다. 2021년의 통계에 의하면 100세 이상인 어르신이 2만 2,000여 명이 넘었고 그중에 20% 정도는 110세를 넘었다고 한다. 하지만 주위의 노인들을 만나보면 "단순히 오래 살기보다는 아프지 않고 살다 가는 게 소원"이라고 말들을 많이 한다. 실제로 2022년 건강수명은 평균 64.4세 정도로 갈수록 건강수명이 낮아지고 있다고 하니 실제로 다수의 노령층은 아프면서 사는 '불건강 노령층'이라고 볼 수도 있다.

그렇다. 나이 먹으면서 기운 없고 정신 없고 여기저기 아파서 매일 약을 한 주먹씩 먹어야 하는 건강하지 않은 삶이 연장되는 건 바람직하기보다는 고통스러운 수명연장이 될 수 있다. 다시 말해서 "건강수명이 몇 세인가?"라는 질문이 행복을 잴 때 던져야 할 가장 중요한 질문이다. 아프지 않고 건강하기만 하면 100세도 좋고 150세도 좋은 건 두말할 나위가 없다. 그러나 건강관리가 잘못돼서 아픈 곳이 한두 군데가 아니면서 질병으로 고통스러운 나날을 보내야 한다면 수명연장 자체가 노인을 괴롭히는 사태가 될 수도 있다. 이럴 때는 권태로운 삶이나 덧없는 삶을 넘어서 고통스러운 삶이 문제가 된다.

인간 생명의 존엄성에 대해선 누구도 부정할 수 없다. 비록 그렇다 하더라도 심각한 질병으로 죽음이 임박하면 개인의 존엄성은 여지없이 파괴된다. 이렇게 존엄성이 파괴되는 상황인데도 무리한 수명연장이 필요한 것일까? 아니면 개인의 존엄성을 지키면서 아름다운 임종을 맞이하는 것이 나은 것일까? 무엇이 맞는지는 본인과 가족의 판단에 달려 있다. 나이 많은 사람들의 보편적인 생각으로는 건강수명이 길면 길수록 좋다. 질병으로 고통받다가 임종하기까지의 기간은 짧으면 짧을수록 좋다고들 말한다.

그렇다. 암 치료 역시 부작용이 없거나 부작용이 최소화된 상태에서 치료하는 게 가장 좋다. 말기 암 환자나 임종이 임박한 사람도 고통 없이 암을 잘 조정하다가 편안하게 가족과 이별하는 일이 바람직하다. 이것이야말로 이상적이고 아름다운 임종이라고 말할 수 있다. 즉 우리에게는 웰빙Well-being 못지않게 웰다잉Well-dying도 늘 준비하는 자세가 필요하지 않을까 싶다. 웰다잉, 즉 아름다운 임종을 위해 죽음을 담대하게 맞이했던 사람들의 실제 사례를 아래에 참고로 올린다.

죽음을 미리 준비하고 담담하게 받아들이다

필자가 존경하는 1951년생인 윤장운 목사는 경상북도 예천군 풍양면에서 태어났다. 1978년 4월에 결혼한 윤장운 목사는 1979년 28세쯤에 군목으로 입대했다. 3사단 23연대에서 군목으로 근무 중이었던 1980년경에 불만이 있던 병사 한 명이 무기고를 탈취해 무기고를 폭파하고 죽겠다는 협박을 하는 엄청난 사건이 발생했다.

무기고엔 화약, 포탄, 폭탄, 수류탄 등이 많아서 폭발이 일어나면 엄청난 피해가 예상됐다. 사단 전체에 비상이 걸리고 수많은 병사가 만일의 사태에 대비했다. 하지만 병사가 무기고에서 총을 쏘아

대며 무기고를 폭파하겠다고 하니 감히 아무도 접근하기가 어려웠다. 소대장, 중대장, 대대장, 연대장, 사단장까지 출동해 설득했으나 해결 기미가 보이지 않았다. 그런 와중에 군목이었던 윤장운 목사가 그 병사를 만나보겠다고 사단장에게 자원했다. "제가 가서 설득해보겠습니다." "목사님, 총에 맞을 수도 있을 텐데요?" "그래도 가겠습니다." 사단장은 윤장운 목사에게 유서를 쓰게 하고 머리카락과 손톱을 잘라서 보관했다.

윤장운 목사는 휴대용 확성기를 통해 무기고의 병사에게 신분을 밝히고 접근하겠다고 알렸다. 그 병사는 "신분을 막론하고 누구든지 접근하면 사살하겠다."라고 엄포를 놓았다. 윤장운 목사는 "총을 쏘더라도 당신에게 가겠다."라고 말하고는 발걸음을 뗐다. 그러자 총알이 발 앞과 주위에 쏟아졌다. 그래도 걸음을 멈추지 않고 무기고를 향해서 걸어갔다. 결국 그 병사를 만나게 됐다.

무기고 안에서 병사와 윤 목사 사이에 많은 얘기가 오갔다. 윤 목사는 병사에게 "자수하게 되면 불만을 해결함은 물론이고 절대로 처벌받지 않도록 사단장으로부터 약속을 받아왔다. 목사의 이름을 걸고 약속하겠다."라고 말했다. 결국 병사는 총을 버리고 무기고를 나왔다. 그런 엄청난 일을 벌이고서 처벌을 면제받는다는 건 군대에서 있을 수 없었다. 하지만 윤장운 목사는 사단장에게 약속을 지킬 것을 요구하고 결국 이를 관철했다. 그 후 사단장과 연대장 이하 간부들은 사단 교회에 출석하게 됐다.

죽음을 두려워하지 않고 신념을 지킨 윤장운 목사의 성격은 집안 내력이기도 했다. 윤장운 목사의 부친은 경상북도 예천군 풍양면에서 농사를 짓는 윤재문이라는 농부였다. 아들 셋, 딸 넷, 며느리, 사위가 있었고 평생을 농부로 일하면서 자녀를 키웠다. 윤재문은 노화로 인해 건강이 점점 쇠약해짐을 느끼고 있었다. 몸이 점점 쇠약해지던 어느 날 자녀들을 모아놓고 다음과 같은 유언을 남겼다. "내가 식사를 못하거나 정신을 놓아버리거나 하면 절대로 병원에 데려가지 말고, 약이나 주사로 목숨을 연장하지 말 것이며, 억지로 밥을 먹이거나 물을 먹이지 말도록 해라. 자연적으로 소생한다면 몰라도 인위적으로 생명을 연장하려고 무리한 노력은 하지 마라." 요즘으로 치면 '연명치료 거부 사전의향서' 같은 셈이다.

그리고 일주일간 자리에 드러눕게 됐고 물과 식사를 전폐했다고 한다. 생을 마감하기 전날엔 정신을 차려서 식사도 하고 마당도 걷고 자녀들에게 농담도 던졌다고 한다. 그리고 마지막 날에 부인, 아들, 딸, 며느리, 사위가 보는 앞에서 작별인사를 하고 생을 마감하셨다.

9장
―
암을 치유하려면 인체 구조를 알아야 한다

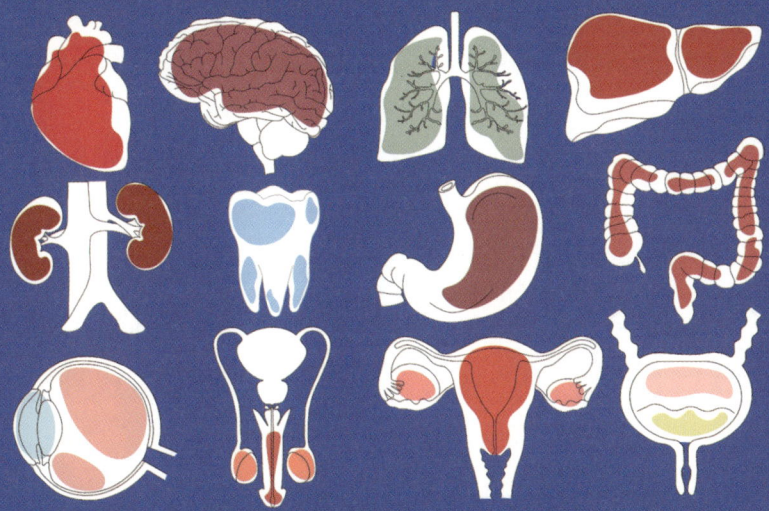

『손자병법』에 다음과 같은 글이 나온다. 적을 알고 나를 알면 백 번 싸워 위태롭지 않고, 나를 알고 적을 모르면 한 번 이기고 한 번 질 수 있고, 적도 모르고 나도 모르면 매번 지게 된다知彼知己 百戰不殆, 不知彼而知己 一勝一負, 不知彼不知己 每戰必敗.

암이 매우 어려운 문제 같아도 실제론 매우 단순하다. 적을 모르고 덤비니 무섭고 어렵게 보일 뿐이다. 적도 알고 나도 알면 무섭지도 않고 어렵지도 않다. 나의 환경과 생활 습관이 잘못돼서 생긴 것을 알면 더더욱 편안한 마음으로 대처할 수가 있다.

인체의 구조와 암의 구조를 알아가는 공부가 조금 어렵긴 하다. 그래도 무작정 아무것도 모르고 공포에 떨기만 하는 것보다야 훨씬 낫다.

인체의 염색체와 유전자 개요

암이 발생하는 정확한 원리를 모르다 보니 "내가 뭘 잘못해서 걸린 거야?" "하늘도 무심하시지 왜 내게 이런 시련을 주지?"라고 말하는 사람들이 많다. 잘 먹고 잘살고 건강관리를 잘하고 있는데 운이 없어서 암에 걸렸다고 생각하는 사람들이 더러 있는 듯하다. 질병이 저절로 우연히 걸리는 예는 없다. 대부분 인과관계가 있는데 그 원인을 제대로 찾지 못할 뿐이다.

의사들은 질병의 원인을 찾기 위해서 평생을 공부한다. 대학에서 병리학을 공부하고 그 후에도 치료에 생을 바친다. 그런데도 지금까지 원인을 명확히 밝히지 못한 병들이 수두룩하다. 그중 하나에 암도 포함된다. 비록 암의 원인이나 치유법이 완벽하게 밝혀지지 않았지만 포기할 수는 없는 노릇이다. 지금까지 부분적인 원인은 엄청나게 연구되고 밝혀졌으며 미래의 언젠가는 암을 극복할 때가 오리라고 믿는다. 그때가 언제인지 모르기에 우리는 암에 걸리지 않는 방법을 연구하고 치유하는 방법을 모색하고 있다. 아무것도 하지 않고 느닷없이 당하는 것에 비해 연구하고 공부하는 편이 훨씬 유익하고 보람찬 일이 될 것이다.

최근 100년 동안 현대과학은 엄청나게 발전했다. 50년 전에는 참신했던 학술 지식도 이미 고리타분하게 돼버린 지 오래다. 그리고 1년이 다르게 새로운 학설이 쏟아져 나온다. 그래도 과학이 완성된 것은 아니다. 그만큼 우주와 자연과 인체는 아직도 오묘하며 밝혀야 할 부분이 너무나 많다. 그렇지만 최신 과학은 우리에게 많은 것을 시사한다. 이뿐만 아니라 때로는 자연의 섭리를 곰곰이 되씹어야 할 때도 있다. 나무만 보고 숲을 보지 못하는 현대과학도 필요하지만 숲을 보고 나무를 보지 못하는 동양과학도 음미하는 지혜가 필요하다.

  노화질환은 잘못된 생활 습관에 의해서 사람마다 거의 유사한 형태를 취한다. 그러므로 잘못된 생활 습관 하나만 바꿔도 노화질환을 한꺼번에 해결할 수도 있다. 반면에 질환 하나하나에 집착해 깊이 파고드는 현대의학의 접근법은 보기에는 매우 근사해 보이지만 근본적인 문제를 전혀 해결하지 못할 수도 있다.

  인체의 세포와 세포핵, 염색체, 유전자 등을 파고들면 조금 어렵기는 하지만 매우 유익한 정보가 많다. 암세포가 돌연변이를 일으키는 원리를 알고 이해하면 예방할 수 있다. 또 이미 생긴 암일지라도 몸의 면역력을 증강하고 암이 살기 어려운 조건을 만들어주면 암이 스스로 물러간다. 표준 3대 요법을 하더라도 실패는 적고 성공률은 높아지리라고 생각하는 바이다.

1
인체의 면역체계는 암을 제어한다

세포자살과 자가포식이 몸을 건강하게 한다

사람의 몸은 겉으로 보아서 변화가 매우 더딘 것처럼 보인다. 하지만 사람의 몸속에서는 매일매일 엄청나게 빠르고 바쁜 변화가 일어나고 있다. 마치 대도시의 일과를 보면 수많은 자동차, 기차, 비행기가 왔다갔다하며 사람이 분주히 움직이고 있다. 신체 밖의 공기는 폐에 의해 혈액으로 옮겨지고 혈액은 이 공기 속 산소를 전신에 한순간도 쉬지 않고 운반한다. 섭취하는 음식의 각종 영양소가 모든 세포에 흡수되는 과정에서 세포 간 신호 교환도 끊임없이 이루어진다. 심장은 심장대로 평생 휴식 없이 움직이고 간 역시 소리 없이 수만 가지의 일을 쉬지 않고 해내고 있다. 뼛속(골수)의 조혈모세포는 매일매일 적혈구, 백혈구, T세포, B세포 등 수많은 혈액과 면역세포를 쉴 새 없이 만들어내고 있다. 약 50조 개나 되는 세포들은 마치 작은 공장처럼 잠시도 쉬지 않고 에너지와 단백질을 만들어낸다.

대도시의 청소과에서 하루 이틀만 파업해도 도시의 길거리가 엉망진창이 되듯이 우리 몸도 청소가 필요하다. 인체의 혈액, 세포, 조직 등이 수시로 노폐물을 만들고 있기 때문이다. 호흡할 때도 노폐물인 탄산가스를 계속해서 내보내야 살 수 있고 소변으로도 하루에 여러 차례 폐기물을 방류해야 한다. 또 우리 몸은 며칠에 한 번씩이라도 반드시 대변을 내보내야만 제대로 건강을 유지할 수 있게 만들어져 있다.

사실 암세포도 매일 적게는 1,000개에서 많을 땐 1만 개 이상 만들어진다고 한다. 건강한 인체라면 생성되는 암세포를 매일 정리해서 암 덩어리로 자라지 않게 하는 작업을 진행한다. 암세포가 아니라도 세포가 늙거나 고장이 나서 역할을 제대로 못 하면 노화 세포老化細胞가 된다. 노화 세포는 염증을 일으키거나 문제를 일으키는 경우가 종종 있다. 또 이럴 경우를 대비해 건강한 인체에는 노화 세포를 제거하는 프로그램도 고안돼 있다. 이를 세포자살細胞自殺, Apoptosis이라고 하며 세포가 분해되면 대부분 자동으로 재활용되거나 폐기된다.

늙고 고장이 난 세포가 없어져야 건강하고 싱싱한 세포가 다시 만들어져서 인체는 제대로 돌아갈 수 있다. 그런데 때로는 노화 세포가 죽지 않고 몸의 활력을 떨어뜨리는 경우도 종종 있다. 이럴 때를 대비해서 주기적으로나 가끔 단식(금식, 간헐적 단식)을 해주면 좋다. 그러면 인체는 오래된 세포와 고장 난 단백질과 노폐물 등을 대청소해주기도 한다. 이때는 활용도가 떨어진 세포를 먼저 분해해서 에너지로 쓰기도 하고 분해된 재료를 다른 곳에 재활용하기도 한다. 이를 자가포식自家飽食, Autophagy이라고 한다.

즉 음식이 없어서 굶거나 살을 빼거나 디톡스한다고 영양분을 먹지 않으면 그동안 비축해둔 포도당, 지방, 단백질을 순서대로 에너지 재료로 사용한다. 인체라는 거대한 공장은 멈출 수 없기 때문이다. 그래도 부족하면 늙은 세포나 중요하지 않은 세포를 통째로 분해하고 얻은 영양소를 필요한 곳에 재활용하게 된다.

세포자살과 자가포식은 여러 가지로 유익한 점이 많다. 특히 비만, 과잉영양, 노폐물축적 등을 해결하는 데 뛰어나다. 또 고장 난 세포나 아직 크지 못한 암세포 등을 대청소하는 역할도 하므로 종종 단식(금식, 간헐적 단식)을 해주면 몸속이 깨끗해지고 건강해지며 노화가 더디거나 안 올 수도 있다. 즉 건강 장수와 건강 노화의 비결이라고 보아도 무방하다.

그러므로 비만하거나 과식하는 사람들이나 당뇨, 고혈압, 고지혈, 암을 포함해 특정 만성질병이 있는 사람들도 정기적으로 소식이나 디톡스를 하면 좋다. 이는 일종의 자가포식이 일어나도록 설계하고 계획을 짜서 실행하는 것으로 건강한 장수와 건강한 노화에 아주 좋다.

참고로 자가포식自家飽食, Autophagy이란 말은 한글, 한자, 영어 모두 '먹어 치운다.' 라는 뜻이 있는데 실제로 먹어서 없애는 것은 아니다. 대식세포大食細胞, Macrophage는 면역세포의 일종으로 세균이나 이물질이 인체에 들어오면 그것을 감싸서 분해하므로 먹어 치우는 일을 하는 게 맞다. 하지만 자가포식의 원리는 다르다. 어떤 신호 단백질이 자가포식Autophagy 유전자를 자극해서 세포분해 단백질을 만들면 세포분해 단백질이 더 이상 쓰지 못할 세포를 분해해 재활용한다.

또 세포자살Apoptosis과 자가포식Autophagy도 조금 다르다. 세포자살은 기능이 떨어져 제 역할을 제대로 못 하거나 고장이 나서 수리를 못하는 세포에서 세포자살 유전자가 작동해 스스로 죽게 하는 것을 가리킨다. 이 경우에는 미토콘드리아의 사이토크롬C가 방출돼서 카스파아제라는 효소단백질을 활성화하면 데옥시리보핵산을 자르거나 세포를 분해해서 세포자살에 이르게 한다. 자가포식은 필요한 에너지나 영양소가 부족할 때 중고를 재활용할 목적으로 자가포식 유전자가 작동하는 경우다. 세포분해 단백질이 나와서 정리해버린다. 둘 다 세포를 정리한다는 면에서는 공통점이 있다.

암세포는 인체의 기본장치에 문제가 생길 때 생긴다

인체의 세포는 약 50조 개 정도 된다. 정상적인 건강체라면 이 세포 중에서 매일 1% 이상 사멸되고 분해되고 또 신생세포가 그만큼 새롭게 만들어진다. 그중에서 암세포도 매일 1,000개에서 1만 개 이상 생성된다. 노폐물(당독소, 단백질독소, 지질독소 등)이 축적되거나 과식, 과음, 폭식하는 등 자기관리를 못 해서 고장이 난 돌연변이가 생성된다는 말이다. 특히 세포분열을 할 때 고장이 많이 나기도 하고 활성산소가 돌연변이를 만들기도 한다. 그럼에도 건강한 인체는 매일 고장 난 이 세포들을 수리해내거나 세포자살과 자가포식 등의 방법을 동원해 대청소해버린다.

하지만 과식, 과음, 폭식, 야식, 비만 등으로 노폐물이 오랜 시간에 걸쳐 축적되고 암세포 돌연변이도 기하급수적으로 늘어나면 대청소 기능이 못 따라갈 수도 있다. 또 종양억제유전자$_{TSG}$의 수리하는 기능이 부실해지면 암세포 제거 능력을 떨어뜨린다. 해로운 물질에 대한 우리 몸의 전투 능력에서 첨병 역할을 하는 백혈구, 대식세포, 수지상세포, T세포, NK세포 등도 기능이 떨어지거나 명령신호를 잘 전달받지 못할 수 있다. 이러한 문제가 생기면 암세포 제거 능력이 떨어진다. 이러한 일련의 사고들은 모두 당사자가 자기 몸 관리를 잘못하기 때문이다. 과식과 과음과 폭식을 하고 야식을 먹고 비만해지고 노폐물을 축적하고 심한 스트레스를 받고 불규칙한 생활을 이어가는 식으로 말이다.

정상적인 생리 대사를 하고 생리 리듬을 유지하는 한 우리 몸에는 결코 암세포가 자랄 수 없다. 매일 수천 개씩 생기는 고장 난 세포가 정상적으로 분해되지 않고 암세포로 성장하는 까닭은 기본대사와 기본생리 리듬을 본인 스스로 무너뜨렸기 때문이다. 대부분 사람은 자기 음식 습관, 수면 습관, 감정 습관, 운동 습관 등에서 무엇이 잘못됐는지 모르는 경우가 대부분이다. 또는 알면서도 오랜 습관에 얽매여서 고치기 힘들어하거나 고치려는 노력을 하지 않는 경우도 많다.

자기관리만 잘해준다면 암은 말끔히 나을 수 있다

만약 자기관리가 부실하게 되면 고장이 난 세포가 암 덩어리로 발전할 수 있다. 암세포 1개가 지름 1센티미터로 성장하려면 암세포 10억 개가 돼야 한다. 그렇게 자라기까지의 기간은 대략 8~10년이 걸린다. 지름 1센티미터 이하는 거의 생명에 위협을 주지 않으며 선진국에서도 과거에는 발견율이 5% 이하였었다.

1센티미터 이하의 고형암은 간혹 자연면역으로 소실되는 경우도 더러 있다. 그런데 조기 검진 기술이 발달해 1센티미터 이하의 고형암을 많이 발견한다고 치자. 독하고 위험한 치료를 할 것인가? 자기 몸을 보강해 자연치유를 유도할 것인가? 각자가 지혜롭게 판단할 능력이 있어야 한다.

설혹 1센티미터짜리가 2센티미터, 3센티미터, 5센티미터로 커진다고 해도 두려워하거나 서두를 필요가 없다. 암 덩어리가 크다고 해서 곧바로 생명에 위협이 된다고 생각하는 것 자체가 공포심의 소치이기 때문이다. 그렇다고 작은 암이라고 해서 방치하라는 뜻은 절대 아니다. 최선을 다해서 잘못된 생활 습관을 교정하고 면역을 보강하고 대사를 정상으로 되돌리는 데 최선을 다해야 한다. 필요시에는 표준 3대 요법도 시도해야 한다. 부작용을 최소한으로 줄이면서 신속한 회복을 꾀함이 지혜롭다고 할 수 있다.

고형암은 크기보다는 위치에 따라 위험성이 좌우되기도 한다. 위암을 예로 들면 1기를 점막층에 존재하는 것으로 2기를 근육층에 침윤되는 것으로 3기를 장간막에 침윤되는 것으로 4기를 림프샘 또는 타 장기에 전이되는 것으로 보기도 한다. 대략 이렇게 나누는데 암 덩어리가 주먹만 하다고 하면 "아이코 다 살았구나."라고 말하고 "4기입니다."라고 하면 "아이코 말기는 소생 가망이 없구나."라고 말한다. 이렇게 지레짐작해 낙담, 좌절, 포기하는 사태가 생긴다. 하지만 간혹 4기(말기)라고 진단받은 환자가 병원에서 치료 가망이 없다 해서 포기하고 가만히 내버려 뒀거나 산속에서 자연요법을 했는데 암이 말끔히 없어졌다는 체험 사례를 종종 듣는다.

크기와 상관없이 조직에 침윤되지 않으면 1기나 다름없고 얼마든지 치유할 수 있다(단 상피암에선 조직침윤이 생기면 통증이 있거나 악화하는 경우가 있어서 수술을 권장한다). 간혹 자연적으로 암이 커지거나 확산해 진짜 말기로 가는 경우는 자기관리를 엉망으로 해서 면역이 바닥을 쳤기 때문이다. 자기 자신이 암에 빌미를 준 것이다. 자기관리를 엉망으로 한다는 것은 생활과 습관을 방치하고 마음과 스트레스를 다스리지 않은 경우다. 거기다가 방사선과 항암제 등으로 자가면역을 망가뜨리면 엎친 데 덮친 격이 된다.

자기관리가 부실하다는 것은 음식을 아무거나 먹고 과로로 몸을 무리하게 만들어 피로가 축적되고 신경을 혹사해서 스스로 병을 키움을 말한다. 암 크기와 상관없이 식사하는 데 무리가 없고 소화가 잘되고 체력이 있다면 회복될 가능성이 농후하다. 암 크기에 놀라서 낙심하거나 좌절함으로써 치유 기회를 포기할 필요는 절대 없다. 체력적으로 아무 이상이 없던 사람이 암이라는 말에 놀라서 너무 서두르는 바람에 진짜 말기로 가는 일도 있다. 이는 스스로 죽음을 자초하는 일이다.

p53 단백질은 고장 난 세포를 제거하는 역할을 맡는다

암세포를 포함해 인체에서 고장 난 세포를 제거하라는 명령은 매우 다양하게 존재한다. 그중에 대표적인 것이 p53이라는 단백질이다. p53은 단백질인 Protein 53kilo-dalton을 줄여서 p53KDa라고 부르다가 더 줄여서 p53으로 만든 약칭이다. 달톤$_{dalton}$은 단백질의 무게를 재는 단위이다. 킬로$_{kilo}$는 1,000을 뜻한다. 그래서 53킬로달톤은 5만 3,000달톤이 된다.

p53은 단백질인데 모든 단백질은 데옥시리보핵산에서 필요에 의해 만들어진다. 단백질을 만드는 순서는 데옥시리보핵산이 먼저 리보핵산$_{RNA}$을 만들고 리보핵산$_{RNA}$은 전령리보핵산$_{mRNA}$으로 변형된 다음 세포핵에서 세포질 쪽으로 빠져나간다. 세포핵에서 빠져나간 전령리보핵산은 세포질의 리보솜에서 단백질을 만들어낸다. 문제는 데옥시리보핵산에 P53유전자가 고장이 나서 만들어진 p53 단백질이 부실할 수도 있고 암세포가 똑똑해서 p53을 무력화시키기도 한다는 데 있다. p53 단백질은 여러 종류의 종양억제유전자$_{TSG,\ Tumor\ Suppressor\ Gene}$ 중에서도 가장 유명하고 중요한 단백질이므로 뒤에서 조금 더 상세하게 설명하고자 한다.

2
암이 생기는 과정을 알아야 한다

태어나면서부터 암을 가지고 태어난 사람은 없다. 암이라는 게 세균이나 바이러스처럼 외부에서 들어오는 것도 아니다. 순전히 내 몸 안에서 발생한다. 나의 몸 일부이던 정상세포가 '어떤 잘못된 과정'을 거친 후에 소위 '돌연변이'라는 암세포를 만들어낸다. 그러므로 암이란 100% 나의 문제이다.

'어떤 잘못된 과정'에는 나의 먹는 습관, 자는 습관, 일하는 습관, 신경 쓰는 습관이 포함되는데, 특히 먹는 습관이 중요하다. 안 좋은 음식이나 술, 담배, 커피, 인스턴트식품 같은 해로운 기호식품에다 과식이나 야식 같은 안 좋은 식습관이 매우 커다란 역할을 한다.

장기간의 심각한 스트레스 역시 암 발생에 영향을 줄 수 있다. 특히 어쩔 수 없이 하는 방사선검사나 어쩔 수 없이 먹는 화학약품도 양과 횟수가 지나치면 인체의 유전자에 상당한 영향을 끼쳐 암을 유발할 수도 있다. 그러므로 나의 환경이나 생활 습관에서 암이 생길 수도 있고 안 생길 수도 있다는 개념을 정립해야 한다. 바른 생활 습관을 잘 실천할수록 건강한 생활을 유지함으로써 암에 걸리지 않을 수 있다.

발암 유전자도 평소엔 착한 유전자이다

사람의 염색체 속의 데옥시리보핵산에는 암을 일으킬 수 있는 발암 유전자가 있는데 온코진Oncogene이라고 한다. 암세포가 생기지 않도록 하거나 생긴 암세포도 초기에 제거하려는 유전자는 암억제 유전자 또는 종양억제유전자TSG, Tumor Suppressor Gene라고 일컫는다. 이 유전자들은 모든 사람에게 다 있다. 이 유전자들로 인해 누구나 암에 걸릴 수 있으며 누구나 암세포를 제거할 수 있다. 설혹 가족 중에 암이 있고 발암 유전자가 제법 많이 있다고 해서 다른 가족에게 반드시 암이 온다는 보장은 없다. 앞서 언급한 것처럼 자신의 생활 습관에 의해서 발암 유전자가 작동하기도 하고 작동하지 못한다는 사실이 가장 중요하다.

발암 유전자는 정상세포에서 건강할 때 발암 작용을 하지 않는다. 오히려 세포의 증식, 분열, 분화, 발생 등에 도움 작용을 한다. 즉 발암 유전자라고 지칭된 Ras, Src, Myc 등은 평상시 세포분열을 명령한다. 건강한 상태에선 세포분열과 분열 정지가 정확하고 세밀하게 작동한다. 그러다가 이 유전자가 방사선이나 발암물질 등의 자극 때문에 고장이 나면 분열만 계속하고 분열 멈춤이 작동하지 않는다. 이에 따라 결국 돌연변이가 발생하고 계속 분열하고 자라서 암세포가 된다는 학설이 현재까지는 유력하다. 또 Ras, Src, Myc 등이 암 발생 유전자로 활성화되면 비정상적인 발암 단백질을 생성해 세포가 계속 증식하게 한다. 결국 계속 증식하는 세포가 암으로까지 진행된다. 즉 비정상적인 단백질의 발생을 발암 수수께끼의 열쇠로 보고 있다.

발암 유전자의 종류는 다양하다

지금까지 알려진 발암 유전자의 종류는 꽤 많다. 지금까지 100종 이상 발견됐다. 통상 몇 번 염색체의 어느 부위에 있다는 것까지 과학자들은 대부분 파악하고 있다. 그리고 앞으로도 더 발견될 수도 있다.

발암 유전자 종류로는 세포 내의 종양유전자인 Ras, Src, Myc 외에도 다수가 있다. 가장 유명한 발암 유전자로는 Ras를 많이 언급하는 편이다. Ras는 세포 성장 신호를 조절하는 역할을 한다. Ras유전자에 돌연변이가 생기면 Ras단백질에도 돌연변이가 생성돼서 암을 생성할 수 있다. 췌장암의 경우 90% 대장암의 경우 30~50% 확률로 Ras단백질의 돌연변이가 발견된다고 한다.

Ras라는 신호 전달 유전자가 과도하게 기능을 하게 되면 정상적인 세포가 돌연변이 세포로 될 수 있다. 즉 신호가 정상적으로 잘 전달되려면 매우 정교하게 조절돼야 하는데 만약 '계속 성장하라.'라는 신호가 외부환경과 상관없이 계속 전달되면 정상세포가 계속 분열하게 된다. 이는 결국 암이 발생하는 원리다. 사람의 암세포 중 20~30%는 Ras유전자의 돌연변이로 인해 정상세포가 과발현 또는 과도하게 활성화돼서 발생한다고 알려져 있다.

Src도 발암 유전자의 일종이다. 리보핵산$_{RNA}$을 가진 종양바이러스(암을 발생시키는 바이러스)에서 처음으로 Src유전자가 발견됐다. Src유전자는 세포분열주기를 조절하는 신호 전달 단백질을 만든다. 돌연변이가 발생할 때는 Src유전자-단백질이 정상적인 세포분열주기를 조절하지 못함으로써 암이 발생하게 된다.

이것들이 있다고 해서 꼭 발암이나 종양이 만들어지는 것은 아니다. 이 유전자들은 모든 사람에게 있으나 건강 상태와 생활 습관이 좋으면 암을 일으키지 않는다. 일반적인 세포에서는 정상적인 기능을 하다가 특정한 이유(잘못된 환경이나 생활 습관)로 인해 과발현되거나 돌연변이가 돼 기능이 과도하게 활성화될 때가 문제다. 이럴 때만 일반 세포를 암세포로 변화시키는 유전자가 되기 때문에 발암 유전자라고 말할 뿐이다.

참고로 2012년 노벨생리의학상을 수상한 야마나카 신야가 만든 유도만능줄기세포라는 것이 있다. 최근에는 유도다능성줄기세포$_{iPs}$라고도 부른다. 원래는 줄기세포에서 성체세포가 만들어지는 게 일반적이다. 그런데 줄기세포가 아닌 성체세포로 줄기세포를 만들어서 유명해졌다. 야마나카 신야는 Oct3/4, Sox2, Klf4, c-Myc라는 4가지 유전자(일명 야마나카 인자)를 사용해서 체세포를 줄기세포로 만드는 작업에 성공해서 과학계에 큰 파장을 일으켰다. 야마나카 인자 4가지 중에 Klf4와 c-Myc는 발암 유전자이면서도 건강할 땐 또 다른 역할을 해내고 있음을 짐작할 수 있다. 건강이 좋을 땐 발암 인자가 건강에 도움이 되는 유전자 역할을 하다가도 건강이 나빠지면 암세포도 만든다는 사실을 알 수 있다.

암을 억제하는 유전자가 암을 일으킨다

암을 억제하는 유전자가 암을 일으킬 수 있다는 사실은 매우 역설적이면서도 중요한 이야기이다. 암세포는 매일 1,000개에서 많으면 1만 개 이상도 생길 수 있다. 꼭 암세포가 아니라도 고장이 난 세포나 돌연변이 세포 모두가 질병을 일으킬 수 있다. 우리의 몸에는 약 50조 개의 세포가 있다고 했는데 매일 1%가 죽거나 분해되고 매일 1%씩 새롭게 생성된다.

1%이면 5,000억 개의 세포인데 세포 수로 보면 엄청난 수의 세포가 없어지고 새로 생긴다. 문제는 세포분열로 만들어지는 딸세포가 완벽하지 않고 돌연변이나 고장이 난 세포가 더러 생긴다는

17번 염색체

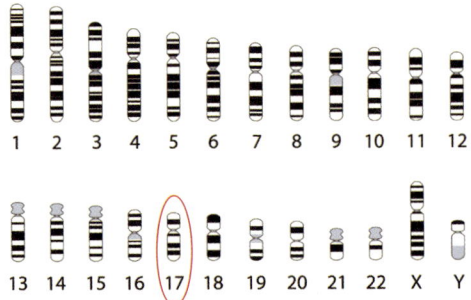

인간 염색체 23쌍 중 17번 염색체에는 종양억제유전자 TP53 유전자가 들어 있다(인간 염색체는 한쌍으로 된 이배체Diploid가 정상이나 편의상 일배체Haploid만 표시함).

점이다. 돌연변이나 고장이 난 세포가 모두 암세포는 아니지만, 그래도 이 중에서 암세포가 나올 수도 있으므로 경계를 늦출 수는 없다. 세포분열 과정에서는 의외로 오류가 많기도 하고 수시로 고쳐지기도 한다. 수리해내는 속도도 매우 빠르며 인체 내부는 그야말로 쉬지 않고 엄청나게 빠른 속도로 일하고 있다.

이렇게 고장이 난 세포를 수리하거나 파괴해버리는 프로그램이 아주 정밀하게 돌아가고 있다. 이것이 소위 말하는 암억제유전자, 즉 종양억제유전자TSG라는 것이다. 이 유전자 역시 종류가 꽤 많다. 해서 다 열거하지 아니하고 중요한 몇 개만 언급하면 다음과 같다. P14, P15, P16, P21, P24, P53, P73, P300, Rb, Egr-1, R6, RUNX3, BRCA1, BRCA2 등등이 대표적인 종양억제유전자의 종류다. 현재는 약 50여 종 이상 발견된 상태이고 계속해서 발견되고 있다. 하지만 인체의 신비를 완전히 다 밝혀내는 일은 아직도 요원하다. 이 중에서 가장 유명하고 많이 알려진 P53 유전자에서 만들어지는 p53 단백질을 잠시 설명하겠다. P53 유전자는 사람염색체 17번의 짧은 팔(17P13.1)에 위치하는 유전자이다.

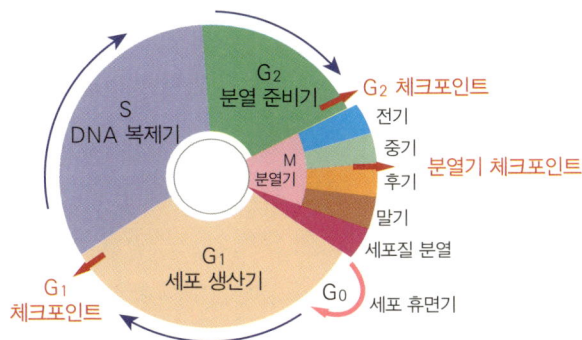

세포분열 주기. (G₁기→S기→G₂기→M기) 세포가 분열하지 않을 땐 G₁기에서 휴식할 때가 많고 장기적인 휴면시엔 G₀기에서 수년간 세포분열을 멈추기도 한다.

염색체는 크기 순서대로 번호를 매긴다. 연구 초창기엔 22번 염색체가 가장 작다고 발표했다. 하지만 그 후에 연구가 진척되면서 21번 염색체가 가장 작다는 사실이 밝혀졌다. 번호는 처음 그대로 사용한다. 참고로 23번인 성염색체 XY는 크기와 상관없이 별도의 끝 번호를 사용한다.

유전자 이름은 원래 TRP53$_{\text{Transformation-Related Protein53}}$ 또는 TP-53$_{\text{Tumor Protein53}}$ 등으로 불리기도 하나 대부분 줄여서 P53 유전자라고 한다. 이 유전자가 만든 단백질이 p53이니 결국은 유전자 이름이나 단백질 이름이 똑같은 셈이다. 그러니까 유전자 이름도 되고 단백질 이름도 되는 P53이 일반적으로 통용되는 이름이다. 하지만 실전에서 활동하는 일꾼은 단백질이므로 단백질을 주로 떠올린다. 모든 단백질은 데옥시리보핵산의 유전자에서부터 만들어지므로 유전자 이름과 단백질 이름이 같은 경우가 많고 유전자 이름은 대문자로 단백질 이름은 소문자로 쓰는 경우가 많다.

p53 단백질은 뇌가 있는 것 같고 생각이 있는 것 같다는 착각이 들 정도로 똑똑하다. 매일 1%씩 생성되는 딸세포를 일일이 다 검

사하니 말이다. 세포분열은 "G_1, S, G_2, M, 종료"의 다섯 단계를 순서대로 거친다. 그런데 p53이 분열하는 세포를 검사해 아무 이상 없으면 통과시킨다. 돌연변이나 고장이 난 부분이 걸리면 G_1이나 G_2가 끝날 때쯤 또는 M중기에서 중단시키고 염색체에 수리반 단백질을 불러오도록 한다. 그리고 크지 않은 고장이 난 세포는 간단하게 수리한 후에 모든 과정을 통과시켜 세포분열을 완성하게끔 한다. 수리할 수 없을 정도의 고장이라고 판단되면 곧바로 세포자살 유전자에게 연락한다. 연락받은 세포자살 유전자는 세포분해 단백질을 보내서 고장이 난 세포분열 과정을 파괴해버린다. 단백질이 이렇게 검사하고 판단하고 실행한다는 건 인체의 신비이다. 단백질에 생각이 있는 게 아닌지 의심할 정도로 신기하다.

p53 단백질뿐만 아니라 인체의 세포, 염색체, 유전자, 단백질 모두 시기와 때를 판단해 자율적인 기능을 수행한다. 세포분열의 진행, 중단, 파괴를 결정하니 참으로 놀랍고 신기할 따름이다. 그런데 문제는 TP53 유전자가 고장이 나서 불량 p53 단백질을 만들었을 때이다. 이를 흔히 돌연변이 p53이라고 하는데 제 역할을 못 하는 불량 p53이다. 이는 당연히 분열하는 세포를 검사하지 못하거나 고장이 난 세포에 관해 수리반에 연락 못 하거나 세포자살 팀을 불러오지 못하는 사태를 유발한다. 그랬을 경우 고장이 난 세포가 모두 다 암세포가 되는 것은 아니다. 하지만 만에 하나 줄기세포 성질을 획득한 고장이 난 세포가 돼버린다면 문제가 커진다. 이럴 땐 p53이 아닌 다른 단백질들이라도 달려와서 처리해주면 좋으련만 그게 안 되면 암으로 자라날 수도 있다. 암세포도 면역을 물리치는 재주를 획득했을 땐 죽지 않는 암세포로 성장하게 된다.

이렇게 볼 때 암세포, 면역세포, 종양억제단백질 모두 뇌를 가지지도 않았고 생각하는 기관도 없는 것 같은데 생존을 위한 치열한 노력을 하는 것을 보면 인체의 신비를 다시 생각하게 된다. 사람과 세포 모두 존귀한 존재라는 생각이 든다.

브라카1유전자$_{BRCA1}$와 브라카2유전자$_{BRCA2}$는 유방암을 억제해 주는 유전자이다. 읽을 때는 부르카라고도 읽는다. BR은 유방$_{Breast}$을 뜻하고 CA는 암$_{Cancer}$을 뜻하니 유방암과 직접적인 관련이 있다. 브라카1은 염색체 17번에 존재하고 브라카2는 염색체 13번에 위치한다. 이 둘은 p53처럼 유방의 세포가 분열할 때 암이나 종양이 의심되면 고장이 난 세포를 처리하는 능력을 발휘한다. p53의 돌연변이(고장)처럼 브라카의 돌연변이(고장)가 생기면 유방암의 발생이나 성장을 막지 못하게 된다. 일반인들이 보기에는 브라카가 마치 발암인자인 것 같이 보인다. 이 기회에 정확히 이해할 수 있겠다.

앞에서도 여러 번 반복해 강조했듯이 암억제유전자와 암억제 단백질이 고장이 나는 이유는 각종 방사선 종류를 너무 자주 쬐거나 화학제품을 많이 섭취했거나 잘못된 식생활과 불규칙한 생활 습관과 지나친 스트레스 등으로 불량유전자와 불량단백질이 발생할 수 있다. 또 염색체의 데옥시리보핵산이 직접 고장이 나기도 하고, 데옥시리보핵산의 발현을 조절하는 스위치 역할인 후성유전체의 메틸기나 아세틸기의 변화에 의해서도 암이 생길 수 있다.

한국 충북대학교 배석철 교수는 종양억제유전자$_{TSG}$ 중에 렁스3$_{RUNX3}$를 발견했다. 이 사실은 학계에도 보고됐고 교과서에도 실렸다. 렁스3에 이상이 생기면 세포분열 시에 생기는 돌연변이(암세포)를 제거하지 못해서 암이 발생할 수 있다. 그 암종 중에는 간암, 대장암, 유방암, 위암, 전립선암, 췌장암, 폐암 등이 있다. 렁스3의 이상은 타고난 유전자의 변이보다는 후성유전적으로 메틸레이션과 아세틸레이션의 이상에서 기인하는 것으로 보고 있다. 그래서 암환자에게 항암요법과 나이아신아마이드$_{V-B3}$를 병용했더니 1년

안젤리나 졸리

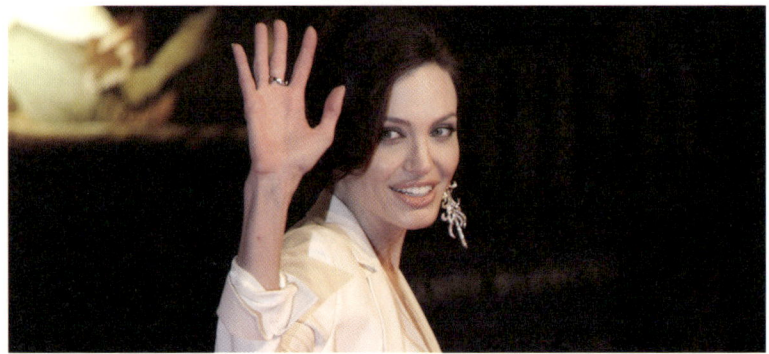

미국의 유명 여배우 안젤리나 졸리는 어머니, 이모, 외할머니에게 유방암이 있었다. 자신에게도 브라카 유전자 돌연변이가 있다고 해서 예방 차원에서 유방을 제거하고 유방 보형물을 넣었다고 한다. 암 가족력이 있으니 어쩔 수 없었겠지만, 어릴 때부터 브라카에 돌연변이가 생기지 않는 생활을 했더라면 어땠을지 생각해본다.

이상 수명이 연장됐다고 한다.

데옥시리보핵산의 장수 유전자인 시르투인 유전자와 그 단백질은 후성유전체의 고장을 수리하는 일도 한다. 데옥시리보핵산과 후성유전체에 지나친 과부하가 걸리면 결국은 수리반의 힘이 달려서 수리하는 데 한계가 생긴다. 이러한 한계에 반복해서 부딪치는 상황이 장기간 유지될 때 암이 유발된다고 봄이 좋을 것이다.

발암 유전자 발현과 돌연변이는 잘못된 환경과 생활로 생긴다

암의 원인이 발암 유전자의 발현(돌연변이)이나 종양억제유전자의 고장(돌연변이)이라고 한다면 왜 그런 현상이 생기는지를 깊이 사고해야 한다. 진짜로 건강한 생활을 잘하고 몸을 헤프게 쓰지 않았다면 평생 발암 유전자는 문제를 일으키지 않을 터이다. 종양억제유전자도 돌연변이를 일으키지 않는다. 발암 유전자도 아주 착한 일만 열심히 할 수 있다. 건강한 삶을 잘 유지하는 사람이라면 발암 유전자인 것이 그렇게 맹렬히 암세포를 생산하지 않는다.

방사선 과다노출, 화학약품 과다 사용, 화학제품에 노출되는 환경, 건강하지 않은 음식 섭취, 과도한 스트레스, 불규칙한 생활 습관 등이 복합적인 작용을 해서 암을 유발한다. 또 이러한 작용이 수년이나 수십 년 누적돼야 암이 발생한다는 사실을 잊지 말아야 한다. 특히 다량의 방사선은 짧은 시간만으로도 건강하던 발암 유전자의 데옥시리보핵산을 변형시켜서 돌연변이 발암 유전자로 만들 수 있다. 또 다량의 방사선은 건강하던 종양억제유전자의 데옥시리보핵산을 변형시켜서 돌연변이 종양억제유전자로 만들 수도 있다. 그 외의 다른 조건과 환경은 다소 오랜 시간이 걸쳐 암을 발현시킨다. 개인이 건강관리를 어찌하느냐에 따라서 발암 쪽으로 기울어지거나 건강을 유지하는 쪽으로 회복한다. 어떻게 될지는 전적으로 본인의 각성과 실천에 달려 있다.

그리고 설혹 매일 수천 개의 고장이 난 세포분열 속에 일부 암세포가 섞여 있다 할지라도 건강한 종양억제유전자가 제대로 활동하고 있으면 결코 암세포는 자라지 못한다. 암세포는 분해돼서 재활용된다는 사실을 반복해서 강조한다. 대한민국의 초등학교에 입학하면 『바른 생활』이라는 교과서를 준다. 어린 시절부터 '바른 생활'의 중요성을 강조하는 교과서이다. 이 책이 얼마나 놀랍고 중요한 책인지 우리가 뼈저리게 알아야 한다. 음식 골고루 먹기, 일찍 자고 일찍 일어나기, 아침 운동하기, 예의 바르게 행동하기, 청소 잘하기 등등 오래돼서 다 기억하지는 못하더라도 대한민국 국민이라면 대략은 다 알고 있는 내용이다. 하지만 나이를 먹어가며 점차 실천하지 않게 되고 몸에 해로운 습관은 날로 늘어가기 일쑤이다.

학생들은 불량식품과 인스턴트식품을 예사로 먹고, 게임에 빠져 밤늦게까지 자지 않고, 다음날 졸기 일쑤이다. 성인이 되면 술, 담배, 커피, 음료수, 빙과류 등을 매우 즐겨 마시고 밤새며 놀기에 바쁘다. 이러한 불규칙한 생활에 더해 수많은 스트레스에 노출되는 경우가 비일비재하다. 이 모든 것은 초등학교 1학년 때 배운 『바른 생활』의 내용을 알면서도 실천하지 않는 경우이다. 이러한 결과로 극단적인 경우엔 20~30대에 암이 발병하기도 하고 조금 늦으면 40~50대에 발병하고 더 늦으면 60~70대나 노년에 이르러서 발병하기도 한다. 굳이 암이 아니더라도 당뇨병, 고혈압, 고지혈증, 심장병, 뇌경색, 뇌출혈, 파킨슨병, 알츠하이머병, 치매 등등 만성 질병에 걸릴 수도 있으니 스스로 주의하면 더 좋다.

발암 유전자 돌연변이보다 더 위험한 것은 종양억제유전자의 손상이다. 예를 들면 방사선이나 특정 약물이나 나쁜 습관으로 17번 염색체의 TP53 유전자가 끊어지거나 중복되거나 다른 데옥시리보핵산과 섞이면 제대로 된 p53 단백질을 만들지 못하고 돌연변이

데옥시리보핵산DNA의 고장사례

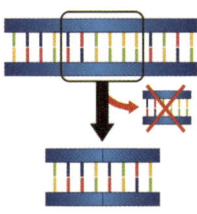

데옥시리보핵산DNA 결실
- 부분적으로 잘려 나가는 것을 의미한다.

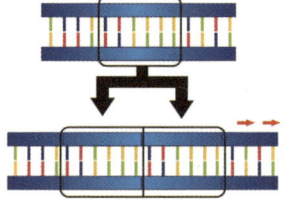

데옥시리보핵산DNA 중복
- 일부분이 중복되는 것을 의미한다.

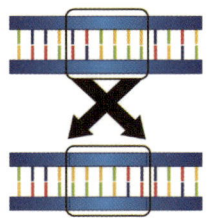

데옥시리보핵산DNA 역위
- 부분적 순서가 뒤바뀌는 것을 의미한다.

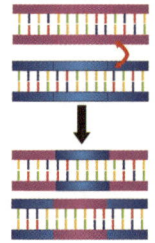

데옥시리보핵산DNA 전좌
- 일부분이 교환되는 것을 의미한다.

p53 단백질을 만들게 된다. 그러면 세포분열의 고장을 제대로 처리하지 못해 위태한 일이 생길 수도 있다. 아래의 그림은 데옥시리보핵산DNA의 고장사례 네 가지를 보여주고 있다.

앞의 4가지 데옥시리보핵산 고장은 방사선에 노출될 때 가장 쉽게 일어나는 문제다. 방사선 노출을 제외하고는 화학약품, 부적절한 음식, 불규칙한 생활, 심한 스트레스, 기타 여러 가지 원인에 의해서 암이 발생할 수 있다.

마찬가지로 17번 염색체의 브라카1 유전자나 13번 염색체의 브라카2 유전자도 방사선이나 불규칙한 섭생 등으로 데옥시리보핵산이 잘리거나 변형돼서 돌연변이 브라카 단백질을 생성할 수 있다. 그러면 유방의 고장이 난 세포분열을 제거하지 못하고 암으로 진행되는 불상사가 생길 수도 있다. 물론 1년에 한두 번의 방사선으로는 큰 병이 생기기는 어렵다. 우리의 인체는 잠깐의 부실함이나 고장에 한해서는 재빨리 수리해내는 능력이 있기 때문이다. 그러나 장기간의 잘못된 섭생과 잘못된 생활 습관과 방식이 반복해서 누적되면 어떤 고장이라도 쉽게 수선하지 못하는 불상사가 생긴다.

다시 한번 더 반복해서 강조하자면 발암 유전자의 발현이나 종양억제유전자의 돌연변이는 생활 습관과 생활방식의 문제라고 볼 수 있다. 정상적인 건강 상태의 신체는 웬만한 일시적인 고장을 언제든지 스스로 수리할 수 있는 능력이 있다. 지금까지의 인류 역사를 돌아보면 암으로 죽는 사람보다 암 없이 사는 사람이 더 많다. 또는 암이 있어도 있는지도 모른 채 고통 없이 죽는 사람들도 상당히 많다.

담배, 알코올, 인스턴트식품, 커피도 암을 유발하는 인자다

그 외 발암 인자들로는 담배, 알코올, 인스턴트식품, 기타 등등이 있다. 하나씩 알아보도록 하자.

첫째, 담배 연기의 발암 원리를 알아보자. 담배는 콜럼버스가 아메리카에서 유럽으로 가져온 가지과 Solanaceae 식물인 담배 Nicotiana Tabacum L.를 재배해 만든 기호품이다. 이것이 전 세계로 퍼져나가 지금의 담배가 됐다. 담배 연기 속에는 무려 3,000~4,000종의 화학물질이 있다고 한다. 그중에 인체에 영양소가 되거나 유익한 성분은 거의 없다. 대부분 해로운 성분이라고 보면 된다. 특히 벤조피렌이라는 성분이 아주 위험한 화학물질이다.

벤조피렌은 담배연기 외에도 자동차 배기가스에서도 나온다. 석유가스나 각종 폐기물을 태워서 연소할 때의 연기 등에서도 발생하고 그을리거나 탄 음식에서도 발생할 수 있다. 담배 연기는 직접 입에서 허파로 빨아들인다. 이는 벤조피렌을 곧바로 들이마시는 격이 된다.

폐 세포의 염색체 데옥시리보핵산에도 아데닌$_A$, 구아닌$_G$, 티민$_T$, 사이토신$_C$ 염기가 있는데 구아닌에 벤조피렌이 결합하면 데옥시리보핵산이 절단된다. 장수 유전자인 시르투인이나 수리 단백질이 달려와서 끊어진 데옥시리보핵산을 잇고 수리해준다. 이런 일이 하루 이틀이면 아무것도 아니지만 10~30년이면 결국 발암이 될 확률이 매우 높아지게 된다.

둘째, 알코올의 발암 원리에 대해서 알아보자. 알코올은 인간의 뇌 속에 있는 중추신경 수용체 중 자제력과 억제력 부분을 마비시킴으로써 기분을 고조시킨다. 그래서 말이 많아지는 사람, 노래 부르는 사람, 큰소리치는 사람, 싸우는 사람, 비틀거리다 시궁창에 빠지는 사람, 조용히 자는 사람, 필름 끊기는 사람, 음주운전으로 사고를 치는 사람 등등 술의 양에 따라 자제력에 따라 다양한 사례가 나타난다. 우리는 이런 다양한 사람들을 보아왔고 또 당연하게 여긴다.

알코올 분해 과정

왼쪽부터 알코올 구조식, 아세트알데하이드 구조식, 아세트산(식초, 초산) 구조식이다. 아세트알데하이드 구조식은 알코올에서 수소 두 개가 빠졌다.

간에서는 알코올탈수소효소ADH, Alcohol Dehydrgenase를 분비해서 알코올에서 수소 2개를 빼내면 알코올은 아세트알데하이드Asetaldehyde라는 독성물질로 바뀐다. 아세트알데하이드는 다음날 숙취를 유발하고 피로, 구역, 구토, 위통, 식사 불능 등의 사태를 일으킨다. 그래서 간세포는 이 독성물질을 빨리 해독하기 위해서 아세트알데하이드탈수소효소ALDH, Acetaldehyde Dehydrogenase라는 효소를 또 만들어낸다. 이것이 바로 진정한 알코올 독소 분해효소라고 말할 수 있다. 이렇게 해독하면 아세트알데하이드는 아세트산(식초, 초산)이 돼버리고 그중 일부는 지방산이 되고 나머지는 탄산가스와 물이 돼서 알코올과 아세트알데하이드는 완전히 없어져 버린다.

알코올(술)은 사람의 기분을 좋게 해주는 점이 있긴 하다. 하지만 알코올이 분해되는 중간 과정에서 생성되는 아세트알데하이드는 간과 몸에 안 좋은 독성을 유발하고 발암의 가능성을 매우 높인다. 간이 튼튼하고 분해효소가 많은 사람은 아세트알데하이드를 빨리 분해한다. 그러면 독성을 줄이는 대신에 술을 그만큼 더 많이 마시게 되고 술값도 많이 들고 발암의 가능성도 커진다. 반대로 알코올과 아세트알데하이드를 분해하는 효소를 간에서 많이 못 만드는 사람은 아세트알데하이드 독성으로 인해 다음날 숙취로 고생하고 몸도 상하지만, 그 대신 술을 자주 마시지 못한다. 발암의 가능성은 조금 적을 수도 있다. 우리 인간에게 부분적으로 즐거움을 주고 그 대신 더 많은 독이나 해로움을 주는 먹거리가 비단 담배와 술뿐일까?

셋째, 인스턴트식품의 발암 원리에 대해서 알아보도록 하자. 인스턴트식품이라면 맛과 편리를 위해서 공장에서 대량으로 생산하는 식품들을 말한다. 오늘날은 음료수와 과자 외에도 수많은 먹거리가 쏟아져 나오고 있다. 인스턴트식품이 대량으로 생산되므로 부패를 방지하는 방부제, 맛을 내기 위한 조미료, 단맛을 내는 감미료, 색깔을 내는 색소, 향기를 내는 인공 향 등등의 첨가물들을 여러 종류 넣는다. 자연 제품도 있지만 대부분은 화학제품을 쓰는 경우가 많다. 물론 정부에서 허가한 범위 내에서의 소량을 쓰기 때문에 한두 번 또는 가끔 먹어서 탈이 나는 경우는 거의 없다. 그러나 오늘날은 인스턴트식품이 넘쳐나고 한두 번이 아닌 매일 먹는 경우가 많다. 때로는 여러 품목을 장기간 먹는 일도 없지 않다.

세계보건기구WHO에선 화학 감미료인 아스파탐이 발암물질이라고 발표한 적이 있다. 하지만 이미 세계적으로 대량으로 생산하는 품목이 됐고 "소량은 괜찮다."라는 주장이 팽배해서 판매를 금지하지는 않는다. 현재도 맥주, 소주, 막걸리에 소량씩 들어가고 웬만한 음료수나 과자에 들어가는 경우도 많다. 인스턴트식품에 첨가하는 화학제품의 종류가 많으니 다 언급하지 않아도 해로운 건 알 것이다. 이에 따라 암이 유발된 경우도 여러 번 보았다. 암 환자 중에 "인스턴트식품을 매일 먹었다."라고 고백한 환자가 20대 후반과 30대 초반의 젊은 환자들이었다는 사실이 참으로 안타까운 기억으로 남아 있다.

넷째, 커피의 발암 원리에 대해서 알아보자. 한국인이 세계에서 가장 많이 사랑하는 커피는 몸에 유익성과 해로움을 겸비한 음료이다. 학자들 간에도 유해 찬반 논란이 아직도 치열하다. 필자가 보기엔 간과 위와 장이 튼튼한 사람은 즐겨 마시지만 간, 위, 장이 약하고 카페인에 예민한 사람은 한두 번을 마셔도 위통으로 인해 속이 쓰리거나 장에 탈이 난다. 카페인에 약한 사람은 불면증과 심장 두근거림을 느끼고 건강도 해쳐서 아예 못 마시기도 한다.

커피를 마셔도 부작용이 없는 사람은 "나는 괜찮다."라고 하면서 하루에 여러 잔을 마시기도 한다. 과다한 양의 커피 섭취는 일정 기간은 괜찮을 수도 있다. 하지만 다량을 오래 마시는 게 독성이 없다고 하기는 어렵다. 젊을 때 건강해 술과 커피를 즐겨 먹고 마시고 담배를 피워서 인생의 즐거움과 낙을 찾는다면 그나마 소기의 성과는 있는 편이다. 몸이 약한 사람들은 그렇게 하다간 곧바로 몸에 이상을 느끼니 그런 즐거움은 포기하고 산다. 하지만 노년에 덜 고생하게 된다.

후성유전학의 발전이 중시되고 있다

2000년대 초반만 해도 식물과 동물의 유전체Genome와 유전자Gene가 생명체의 가장 기본 되는 근간이며 완전히 해독하면 생물과 생명의 모든 것을 파악할 수 있다고 보았다. 하지만 인체를 아무리 파헤치고 분석해도 풀리지 않는 문제들이 수두룩했다.

예를 들면 난자와 정자가 합쳐져서 수정체가 되면 배아줄기세포가 만들어진다. 배아줄기세포는 아기의 머리부터 발끝까지 신체의 모든 조직을 정확하게 만들어준다. 그리고 출생 후 아기가 성장하면 이미 만들어진 성체줄기세포는 열심히 세포 만들기에 전념한다. 이 세포 만들기는 거의 평생을 쉬지 않고 이뤄진다. 골수의 조혈모 줄기세포는 적혈구, 백혈구, 면역세포들을 만들어낸다. 피부 줄기세포, 근육 줄기세포, 모발 줄기세포, 조갑(손발톱) 줄기세포, 섬유아세포 등도 하루도 쉬지 않고 일을 하고 있다.

그런데 인체의 약 50조 개나 되는 세포에서 어느 곳의 세포라도 떼어내 세포핵 속의 염색체를 들여다보면 데옥시리보핵산은 똑같다. 즉 똑같은 데옥시리보핵산을 가졌는데 어떤 줄기세포는 뼈나 피부를 만들고, 어떤 줄기세포는 털이나 손발톱을 만든다. 과학자들은 이렇게 되는 까닭을 궁금해 했다. 그리고 머리에 손톱이 나오지 않고 팔뚝에 눈이 생기지 않는 원리가 무엇인지를 과학자들은 파악하기 시작했다.

배아줄기세포 때부터 염색체의 수많은 암호는 뇌를 만들 것, 팔다리를 만들 것, 내장 만들 것, 눈코를 만들 것 등등을 정밀하게 지시한다. 각 줄기세포의 데옥시리보핵산은 모두 같은 데옥시리보핵산이므로 자기의 임무 외엔 거들떠보지 않아야 엉뚱한 조직을 만들지 않게 된다. 그러면 여러 종류의 데옥시리보핵산 줄기세포라고 할지라도 자기 역할을 맡은 데옥시리보핵산 유전자 부위는 스위치가 켜져 있어야 하고 자기 역할 외의 데옥시리보핵산 유전자 부위는 스위치가 꺼져 있어야 한다. 염색체의 데옥시리보핵산 속에는 온오프 스위치가 없다. 그렇다면 그 스위치가 어디에 있다는 말일까? 과학자들이 살펴보고 연구해보니 염색체의 데옥시리보핵산 바깥에 온오프 스위치가 붙어 있었다.

앞에서 이미 언급했다시피 데옥시리보핵산은 아데닌A, 구아닌G, 티민T, 사이토신C 네 가지 염기로만 이뤄져 있고 세포 하나에 30억 쌍의 사다리 칸을 이중나선Double Helix 형태로 구성하고 있다. 사다리 칸Rung을 지탱하기 위해선 사다리기둥Backbone이 있어야 한다. 사다리기둥은 오탄당이라는 당 성분과 인산으로 만들어져 있다. 그리고 누에고치처럼 돌돌 말아놓기 위해서 히스톤Histon이라는 단백질에 감아서 부피를 줄인다. 그리고 세포나 뇌의 명령에 따라서 단백질도 만들고 온갖 생화학生化學 작용에 따라 움직인다.

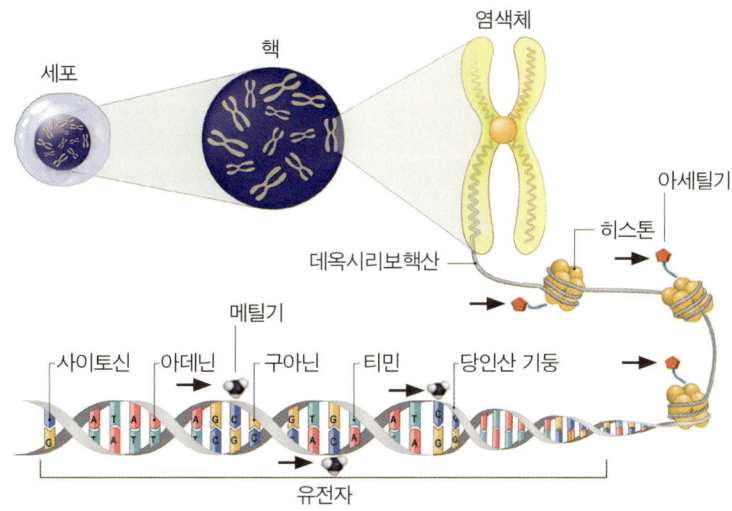

염색체의 데옥시리보핵산DNA이 히스톤을 감고 있다. 그림의 시토신에 붙은 게 메틸기이며 히스톤에 붙은 건 아세틸기다. 실제론 무지 많다. 데옥시리보핵산의 유전자를 조절하는 역할을 한다.

    염색체의 데옥시리보핵산 바깥에 있는 온오프 스위치는 바로 이 중나선의 바깥 부분이라고 할 수 있는 아데닌, 구아닌, 티민, 사이토신 염기 중에서 구아닌과 사이토신이 결합한 염기쌍 부위에 메틸기$_{CH_3}$가 들러붙어서 만들어진다. 데옥시리보핵산의 활동에 따라서 때론 스위치가 켜지기도 하고 때론 스위치가 꺼지기도 하는 것이다. 이를 '데옥시리보핵산 메틸레이션'이라고 한다. 또 하나의 스위치는 데옥시리보핵산이 감고 있는 히스톤에 아세틸기$_{CH_3CO}$가 붙어서 만들어진다. 이것 역시 데옥시리보핵산의 활동을 켜주기도 하고 꺼주기도 하는 스위치 소임을 수행한다. 이를 '데옥시리보핵산 아세틸레이션'이라고 한다.

    이렇듯 '데옥시리보핵산 메틸레이션'과 '데옥시리보핵산 아세틸레이션'이 인간과 동물의 유전자 활동에 지대한 영향을 미친다. 이를 후성유전체Epigenome라고 칭한다. 앞으로는 데옥시리보핵산 유전학과 후성유전학Epigenetics이 쌍벽을 이룰 것으로 예상된다.

이처럼 유전자 고장에는 데옥시리보핵산 자체의 고장도 있지만, 대부분 데옥시리보핵산의 변형이 없이 메틸기와 아세틸기의 변화로도 얼마든지 질병이 발생하기도 하고 치유되기도 한다. 또 나이가 들면서도 데옥시리보핵산 자체는 변화가 없는데 후성유전체는 쉽게 변할 수가 있다. 쉽게 변한다고 해서 아무런 이유 없이 변하는 건 아니다. 음주, 흡연, 인스턴트식품 섭취, 과식, 야식 등의 습관과 불규칙한 수면, 심하고 오래된 스트레스, 부정적인 사고방식으로 인해 후성유전체의 변화가 일어난다. 이 변화는 거의 필연적이다.

가장 대표적인 후성유전적 변화의 예를 들자면 어릴 땐 구별하기 힘들던 일란성 쌍둥이가 학창 시절을 지나고 성인이 되면 구별이 가능해지는 경우다. 이 둘이 완전히 성인이 돼 직업과 환경이 다른 노인이 되면 외모 자체도 매우 달라진다. 똑같은 유전자의 일란성 쌍둥이가 각각 다르게 변모하는 것이야말로 후성유전학적 변화의 대표적인 사례라고 말할 수 있다.

그 외에도 당뇨, 고혈압, 고지혈, 심장병, 뇌졸중, 파킨슨병, 알츠하이머병, 치매, 암 등도 여러 가지 복수 원인이 있긴 하지만 결과적으론 후성유전체에 변형이 왔다고 볼 수 있다. 이렇게 '후성유전체의 변형'을 일명 '후성유전체의 잠음'이라고도 하며 모든 노화 증상의 핵심일 수도 있다고 과학자들은 보고 있다. 그러므로 노화 질환을 예방하려면 후성유전체의 변형을 사전에 방비하거나 후성유전체의 변형을 건강한 상태로 되돌리는 방법밖에 없다. 여기엔 '바른 생활'이 크게 도움이 된다. 식이요법, 운동요법, 정신신경 요법, 보충제요법 등으로 얼마든지 되돌릴 수 있다는 사실을 알고 실천하면 유익에 유익을 더하게 될 것이다.

최신 후성유전학적 발암 이론과 치료법은 무엇인가

전통적인 암 생성의 '체세포 돌연변이 이론'을 SMT이론Somatic Mutation Theory이라고 말한다. 즉 세포의 염색체인 유전자Gene의 돌연변이로 암이 생성된다는 이론이다. 1971년 미국의 닉슨 대통령이 '암과의 전쟁'을 선포한 이후로 SMT이론을 바탕으로 20여 년간 250억 달러(33조)를 투입했다. 하지만 1990년 미국 의회는 표준 3대 요법인 수술, 방사선, 항암화학요법으로 말기 암을 치료하기가 어렵다고 결론 내렸다. 또 표준 3대 요법을 완전한 치료법으로 보기가 아직 요원하다고 선언했다.

그 후 후성유전학이 발전하면서 TOFT이론Tissue Organization Field Theory이 등장했다. 우리말로 하면 '조직형성장이론' 또는 '세포조직 미세환경이론'이라고 한다. 세포핵의 염색체인 데옥시리보핵산의 돌연변이가 아니더라도 세포 주위의 환경인 세포외조직ECM이나 세포 주위의 매질(세포주위액) 등이 나빠지면 세포 간의 신호가 단절되거나 와전되는 일이 벌어진다. 세포핵 데옥시리보핵산에 붙어 있는 메틸기$_{CH3}$와 데옥시리보핵산이 감고 있는 히스톤의 아세틸기$_{CH3CO}$의 과다나 과소로 데옥시리보핵산의 발현이 조절되면서 세포의 돌연변이인 암세포가 생성된다는 이론이다. 예를 들면 담배 연기, 알코올, 농약, 석면 등의 발암 독성물질들은 염색체 유전자의 돌연변이를 일으키지 않지만 세포 주위의 환경을 엉망으로 만든다. 그러면 세포 간에 신호가 단절되고 이상 신호가 생기고 암이 발생한다. 이는 후성유전학에 기반한 설명이다.

이 이론에 따르면 표준 3대 요법인 수술, 방사선, 항암화학요법 대신에 세포 주위의 환경을 개선함으로써 암세포가 스스로 자연적으로 완화(자연치유)되게끔 하는 게 좋다. 술, 담배, 커피, 인스턴트 식품 등을 끊는 것이 세포 간의 정상적인 교신을 돕게 하는 방법이다. 병원을 박차고 나와서 산속이나 기도원에서 몇 달을 지내니까 암이 말끔히 없어졌다는 기적 같은 이야기를 제대로 설명할 수 있는 과학적 근거가 될 수 있다.

미국의 캘리포니아대학교 버클리 캠퍼스의 메리 비셀 연구팀은 인공 유방조직에 악성 유방암세포를 투입했더니 암세포가 정상세포로 됐다는 놀라운 연구 결과를 발표했다. 또 다른 실험도 정상세포의 핵을 빼고 암세포의 핵을 넣었는데도 암으로 발전하지 않고 정상세포가 됐다고 발표했다. 이는 곧 필자가 여러 번 강조했던 주장과 일맥상통한다. "암세포를 없애려고 무언가를 먹어서 낫기"보다 "해로운 무언가를 먹지 않고서" 세포 주위의 환경을 개선하는 게 급선무다. '바른 생활'습관으로 암세포가 스스로 정상세포와 건전하게 신호를 주고받을 수 있어야 한다. 이러한 세포 간 교류를 통해서 자연 완화(자연치유)를 끌어내는 게 표준 3대 요법보다 먼저 해야 할 일임을 누차 강조하는 바이다.

3

암을 이겨내는 여러 방법을 알아보자

인체의 주요 구성성분은 식물과 비슷한 네 가지다

지구에 생명체가 존재하기 이전의 지구와 우주엔 천연(자연)물질이 가득했을 것이다. 산소$_O$, 질소$_N$, 수소$_H$, 헬륨$_{He}$ 같은 기체도 있었을 것이고 화학 주기율표에서나 볼 수 있는 금속이나 광물이 흙이나 바위에 가득 있었을지도 모른다. 이러한 화학원소들이 자연의 열과 번개 같은 강한 충격으로 결합해 물$_{H_2O}$, 탄산가스$_{CO_2}$, 소금$_{NaCl}$처럼 새로운 복합분자들을 만들었을 수 있다.

그런 와중에 벌어진 일 중 가장 놀라운 일은 식물이라는 생명체의 탄생이다. 식물은 자연 속의 물질들을 일부 흡수하고 물과 햇빛과 기온을 이용해서 새로운 물질들을 만들어내는 기적을 이뤄냈다. 우리가 잘 알다시피 식물은 탄수화물(녹말), 단백질(콩류), 지방(견과류) 등은 물론이며 각종 비타민, 섬유질, 우수한 파이토케미컬을 만들어낸다. 식물은 외부공격을 방어하면서 자신들을 보호하고 종족 번식까지 훌륭하게 해내며 지구상의 모든 동물을 먹여 살리는 일도 도맡아 한다.

　식물에서 만드는 각종 물질은 식물 자신의 성장을 위한 것과 종족번식을 위한 것은 물론이며 척박한 기후환경에 적응하고 곤충, 박테리아, 바이러스, 곰팡이 등의 공격을 방어하기 위함이다. 식물은 이러한 물질들을 직접 만들어낸다.

　식물의 특징 중 하나를 잘 보여주는 것이 나무다. 나무들은 환경만 잘 맞으면 수명에 제한이 없다. 번식할 때의 특징도 나무의 생명력을 잘 보여준다. 암술과 꽃가루가 만나서 열매와 씨앗을 만드는 방식으로 번식하기도 하지만 꺾꽂이(삽목), 휘묻이, 뿌리번식 등으로도 나무는 번식한다. 자기 줄기세포로 자기복제가 가능하니 환경만 잘 맞으면 거의 만수무강하는 생명체로 볼 수도 있다.

　또 식물들은 곧 초식동물과 잡식동물의 먹이가 돼 다른 생명체에게 도움을 주고 지구상에서 동식물이 같이 존재할 수 있도록 무지막지한 공헌을 한다. 인류 또한 잡식성이어서 식물과 동물을 가리지 않고 먹어왔다. 어찌 된 일인지 동물성 식품의 비중이 늘어날수록 건강에 이상이 생기는 현상이 늘어나고 있다. 그렇다고 동물성 식품이 나쁘다는 뜻은 아니고 식물성 식품의 비율을 더 높일 필요가 있음을 강조하는 바이다.

　초식동물은 식물만 먹고도 건강을 유지하는 구조로 돼 있고 육식동물은 육식만 먹어도 건강이 유지되는 구조로 돼 있다. 하지만 인류는 골고루 먹으면서 활동을 많이 해야 질병이라는 함정에 빠지지 않는 구조로 돼 있다. 동물이나 인류는 대부분 식물을 많이 먹다 보니 신체의 구성성분이 식물과 별반 차이가 없게 됐다. 매우 놀라운 일이다. 식물들이 만든 탄수화물, 지방, 단백질, 비타민은 모두 탄소$_C$, 산소$_O$, 수소$_H$로 구성돼 있다. 단백질과 비타민에만 질소$_N$가 조금 들어 있고 간혹 인$_P$이나 유황$_S$이 약간 있는 정도이다.

극미량 미네랄은 별도의 영양소로 간주한다.

우리 인체 또한 산소$_O$, 수소$_H$, 탄소$_C$, 질소$_N$라는 네 가지의 원소로 대부분 이뤄져 있다. 산소, 수소, 탄소, 질소는 탄수화물, 단백질, 지방 등 3대 영양소의 주성분으로서 물$_{H_2O}$과 함께 인체의 91.6% 정도를 이루고 있다. 또 칼슘$_{Ca}$, 칼륨$_K$, 나트륨$_{Na}$, 마그네슘$_{Mg}$, 염소$_{Cl}$, 유황$_S$, 인$_P$이라는 이 7가지의 원소는 인체의 8.4% 정도를 차지한다. 이것들을 모두 합한 11가지 원소가 인체의 99.96%를 차지하면서 생명 활동을 하고 있다. 신기한 사실은 이들 인체의 99.96%를 차지하는 11가지 원소 외에 나머지 0.04%를 차지하는 아주 적은 양의 미량원소들이 생명 활동에 대단히 중요한 역할을 한다는 점이다. 이 원소들은 극미량이지만 무시할 수 없다. 이 미량원소 중에 셀레늄$_{Se}$, 구리$_{Cu}$, 아연$_{Zn}$, 철$_{Fe}$, 망간$_{Mn}$, 요오드$_I$, 몰리브덴$_{Mo}$, 코발트$_{Co}$, 바나듐$_V$, 리튬$_{Li}$, 붕소$_{Bo}$, 스트론튬$_{Sr}$, 니켈$_{Ni}$ 등의 70여 종은 미량 미네랄이라고도 부른다.*

결국은 초식동물이든 육식동물이든 모두 탄소$_C$, 산소$_O$, 수소$_H$, 질소$_N$를 주식으로 해서 다량을 먹는다. 미네랄은 극소량이지만 부족하지 않게 먹어서 건강을 유지해야 한다. 이러한 영양소 구성의 토대는 탄소$_C$, 산소$_O$, 수소$_H$, 질소$_N$로 단순하다. 하지만 이 네 가지 성분은 개수나 구조를 달리하거나 모양을 달리하면서 화학적으로 다양한 소임을 수행한다. 예를 들면 포도당, 과당, 올리고당의 화학식은 모두 $C_6H_{12}O_6$로 탄소, 수소, 산소의 개수는 같으나 구조가 조금씩 다르다. 이에 따라 맛이나 역할이 판이하게 된다.

---

* 인체조직의 구성을 보면 근육이 35~45%, 지방이 15~25%, 뼈가 12~15%, 그 외 기타 물질이 20% 정도를 차지한다. 뼈 안에도 섬유질 같은 유기질은 25%, 칼슘과 무기질은 45%, 물이 약 20%이므로 체중에 비하여 무기질은 9%를 넘지 않는다.

파이토케미컬에는 항암 작용이 있다

그리고 오늘날 새롭게 주목받는 식물성 영양소가 있으니 소위 말하는 파이토케미컬Phytochemical이다. 파이토Phyto는 식물이란 뜻이며 케미컬Chemical은 화학이라는 뜻이니 결국 '식물이 만든 화학물질'을 의미한다.

식물이 만든 탄수화물, 단백질, 지방의 3대 영양소와 비타민 등도 모두 파이토케미컬이다. 하지만 우리가 흔히 말하는 파이토케미컬은 근래까지 그 구조가 잘 알려지지 않았으면서도 독특하고 우수한 성질을 가진 식물성 화학물질들을 이른다. 이러한 파이토케미컬은 식물 자신을 효과적으로 보호할 뿐만 아니라 동물의 건강에 획기적으로 긍정적인 영향을 끼친다. 식물들이 단순히 식품 재료만 만드는 것이 아니라 식물 자신과 동물과 인류를 위한 매우 우수한 영양소와 치유 제품을 만들고 있었다는 사실은 참으로 놀라운 일이 아닐 수 없다.

파이토케미컬의 주된 효과는 항산화 작용, 독성노폐물 해독작용, 세포대사 조절작용, 호르몬 조절작용, 세포 기능 조절작용, 항균 작용, 항바이러스 작용, 항진균 작용, 이물질 탐식작용 등이다. 이러한 우수한 효과뿐만 아니라 세균들을 사멸하고, 심장질환을 예방하고, 혈전이 생기는 것을 막고, 혈관을 강화하고, 알레르기를 막고, 염증을 제거하기도 한다. 더 나아가 암에 걸리는 일을 예방하고, 암에 걸렸더라도 암의 치유를 돕고, 노화를 더디게 하는 효과도 있다는 사실을 예의주시하지 않을 수 없다. 파이토케미컬이 근래에 와서 더욱 주목받게 된 이유는 과학의 발달에 기인한다. 과학이 발전하면서 파이토케미컬의 화학적 구성을 잘 분석해 구조를 알게 됐다. 질병의 치유와 예방에도 효과가 있음이 속속들이 밝혀지면서 전 세계인의 주목을 받는 중이다.

식물은 알면 알수록 대단한 면이 많다. 식물도 추위, 더위, 자외선, 곤충, 세균, 바이러스, 곰팡이 등으로부터 공격을 받으며 생존과 번식을 위해 혹독한 경쟁을 한다. 그 와중에 주위의 악조건을 견디거나 이겨내기 위해서 각종 식물성 화학물질을 스스로 만들어 낸 것이 바로 파이토케미컬이다.

이것이 식물에만 유익한 것이 아니라 동물과 사람에게도 아주 유익하다는 사실이 밝혀지면서 기존의 약이나 치료법의 부족한 점을 보충하고 있다. 질병 예방에도 획기적이며 노화까지 더디게 해 주기 때문에 건강을 위해서 열심히 공부할 필요가 있다.

파이토케미컬에는 다양한 종류와 효과가 있다

파이토케미컬은 식물의 잎, 줄기, 과일 껍질, 씨앗 껍질, 색소, 뿌리에 따라 구성성분의 화학적 구성이 다른 경우가 많다. 화학적 구조가 매우 다양하다는 뜻이다. 재료는 모두 탄소$_C$, 산소$_O$, 수소$_H$가 대부분이다. 보통은 우리가 먹는 식물성 식품에도 다양하게 들어 있다. 하지만 식물의 어떤 종류는 맛도 없고 소화도 안 돼 잘 먹을 수 없는 부분도 아주 많다. 이에 따라 놓치는 구성성분도 많다. 특히 생약(약초)의 구성성분은 지금까지 파이토케미컬 성분이 규명되지 않은 부분이 무지하게 많다. 과거에는 이 성분들을 환이나 분말로 또는 달여서 먹었다. 지금도 음식으로 먹기는 매우 힘들다. 그래서 파이토케미컬 제품으로 개발돼 나오는 것을 먹는 편이 더 효과적이다.

또 우리가 자주 먹는 과일이나 채소 등에도 좋은 성분이 많다. 하지만 특별히 항암이나 항바이러스에 효과를 보거나 어떤 질병에 특수효과를 노리기에는 함량이 적어서 기대에 못 미치는 경우가 다반사이다. 그래서 파이토케미컬의 특수성분을 대량으로 추출

파이토케미컬의 분류표

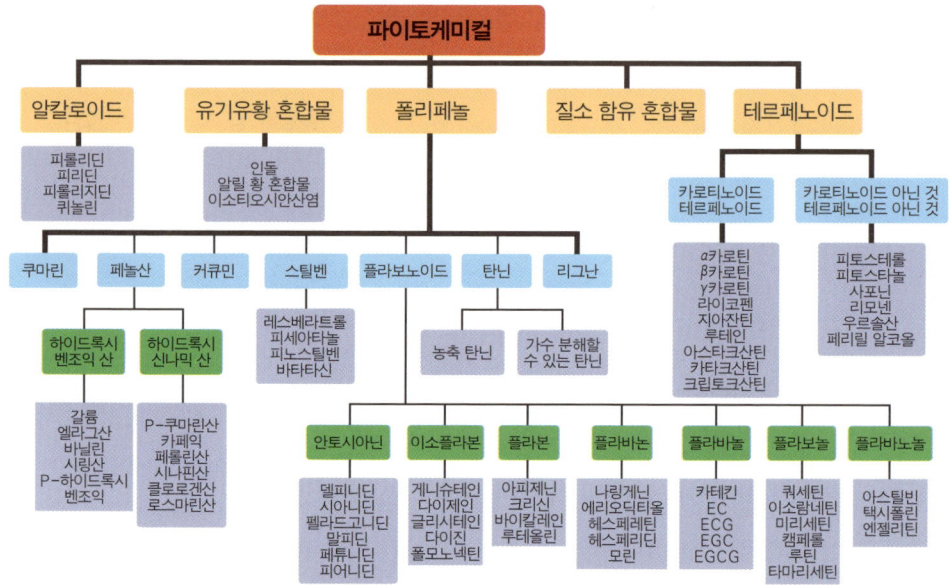

위의 표에 나온 파이토케미컬은 수많은 식물 중의 일부에 지나지 않으며 아직도 계속 연구되고 있다. 분류표 역시 연구자나 과학자마다 조금씩 다를 수 있다.

한 보충제를 먹는 것이 소기의 목적을 달성하는 데는 경제적인 면이나 효과적인 면을 고려했을 때 더 유리한 경우가 많다.

실제로 파이토케미컬의 종류는 너무 많아서 수만 종류에 이른다고 한다. 그중에서 많이 연구되고 어느 정도 효과가 입증된 성분만 해도 수백 종류가 된다. 그래서 여기에서는 널리 알려지고 암 예방과 만성질병에 효과가 있다고 입증된 몇 개의 품목만 소개하겠다.

위의 파이토케미컬 분류표를 참고로 보면 종류별로 대분류(살색), 중분류(하늘색), 중소분류(녹색), 소분류(연보라색)로 나뉘어 표현돼 있다. 대분류에는 알칼로이드, 폴리페놀, 테르페노이드 등이 조금 알려져 있고 중분류에는 커큐민, 스틸벤, 플라보노이드, 리그난, 카로티노이드 등이 서서히 유명세를 치르는 중이다. 그중에서도 플라보노이드가 가장 유명하고 많이 상품화됐다고 볼 수 있다.

플라보노이드 아래의 중소분류 중 안토시아닌, 이소플라본, 플라본, 플라바논, 플라바놀, 플라보놀, 플라바노놀 등은 사람들 사이에서 많이 언급되고 있다. 특히 플라보노이드는 항암, 항산화, 심장질환 예방, 혈관 강화, 항균, 항바이러스, 항알레르기, 항염, 항혈전작용이 강하고 독성은 거의 나타나지 않는 것으로 보고되고 있다. 또한 생체 내 산화작용을 억제하는 강력한 항산화 작용으로 인해 암 예방식품으로 주목받고 있다.

가장 하위 항목인 소분류에는 일반인도 많이 알고 있는 식품이 많다. 커큐민, 카테킨, 설포라페인, 헤스페리딘, 아피제닌, 쿼세틴, 게니슈타인, 다이제인, 레스베라트롤, 카로티노이드(알파카로틴, 베타카로틴, 감마카로틴, 델타카로틴, 리코펜, 루테인, 지아잔틴, 아스타잔틴) 등이 유명하며 아직 알려지지 않은 것도 수천 종은 된다고 볼 수 있다. 그래서 여기에서는 언론이나 인터넷에 널리 회자되기도 하고 항암, 암 예방, 항노화, 만성질병 예방 등에 효과가 있는 몇 가지 품목만 소개하는 정도로 하겠다.

식물이 만든 여러 가지 색소는 그야말로 훌륭한 파이토케미컬이다. 식물들은 자기 종족을 보존하는 방법으로 벌이나 나비 같은 곤충을 부르기 위해서도 색소를 만든다. 하지만 잎, 줄기, 열매 등의 색소들은 세균, 바이러스, 곰팡이, 곤충들로부터 보호하기 위한 색소들이다. 이것을 동물과 사람들이 먹으면 건강 유지와 질병 예방과 치유에 도움이 되니 얼마나 고마운 존재인지 모른다.

카로티노이드 색소가 든 식물과 식품들은 루테인, 리코펜, 지아잔틴, 알파카로틴, 베타카로틴, 감마카로틴, 안토시아닌 등이다.

카로티노이드 색소 식물과 식품

색깔	파이토케미컬 식품	성분을 함유한 식품
노란색	루테인	달걀, 복숭아, 호박, 귤, 콩, 망고, 파파야, 아보카도
빨간색	리코펜	토마토, 수박, 감, 석류, 자몽, 자색 포도
초록색	지아잔틴	케일, 시금치, 순무잎, 고추, 겨자잎, 샤프란
주황색	알파카로틴, 베타카로틴, 감마카로틴	당근, 호박, 오렌지
보라색	안토시아닌	복분자, 블루베리, 크랜베리, 아로니아, 자색옥수수

카로티노이드 외의 식물과 식품에도 색소는 무척 다양하다.

카로티노이드 색소 외 색소 식품

색깔	성분을 함유한 식품
적자색	작약, 장미, 빨간 나팔꽃, 복분자, 가지
파란색	파란 나팔꽃, 등푸른생선
검은색	검은콩, 검정깨, 흑미, 빌베리
하얀색	버섯류, 무, 배추, 양배추, 흰콩, 배

수많은 식물의 색소들이 시력 유지, 항산화 작용, 항균 작용, 항바이러스 작용, 항진균 작용, 항염증 작용, 항암 작용 등을 한다. 그래서 식물의 색소 또한 여러 측면에서 건강식품인 셈이다.

널리 알려진 파이토케미컬로는 커큐민, 카테킨, 안토시아닌, 설포라페인, 헤스페리딘, 아피게닌, 쿼세틴, 제니스테인, 레스베라트롤, 사포닌, 카르테노이드 등이 있다. 널리 알려진 파이토케미컬을 몇 가지만 소개하자면 다음과 같다.

첫째, 커큐민Curcumin은 항종양(항암) 작용, 항산화 작용, 항아밀로이드와 항염증 작용을 한다. 피부암, 위암, 구강암의 형성 및 촉진을 억제하며 알츠하이머 환자의 면역능력을 강화한다. 또 산화에 의한 데옥시리보핵산의 손상을 억제하고 지질의 과산화를 억제한다. 커큐민이 포함된 식품으로는 강황, 울금, 아출, 겨자 등이 있다.

둘째, 카테킨Catechin은 피부를 자외선의 위험으로부터 막아준다. 암 형성을 억제하고 항혈전 작용을 한다. 미토콘드리아의 산화성 스트레스Oxydative stress를 감소시키고 노화속도를 억제하는 효과가 있다. 항산화 작용과 활성산소 제거 작용으로 심혈관계를 강력하게 보호한다. 독감 바이러스와 조류인플루엔자 등에 강력한 항바이러스 효과가 있다. 전립선암이 성장하는 것을 막아준다. 당뇨를 예방하고 진행을 지연시킨다. 고지혈증과 동맥경화를 예방하는 효과가 있다. 중성지방을 저하하고 우리 몸의 좋은 콜레스테롤 비중을 늘린다. 반대로 나쁜 콜레스테롤은 줄이고 지방이 산화되는 것을 막는다. 혈소판 응고와 혈압상승을 억제해준다. 비만을 막아준다. 그 외 항균 작용, 해독 작용, 소염 작용, 충치 예방, 구갈 방지, 장내세균 정상화 등의 효과가 있다.

특히 카테킨의 한 종류인 에피카테킨EC은 뇌졸중, 심장마비, 암, 당뇨의 위험을 감소시킨다. 카테킨이 포함된 식품으로는 녹차, 백차, 흑차, 포도, 포도주, 사과주스, 코코아, 렌즈콩, 검은콩 등이 있다. 카테킨에는 다음의 네 종류가 있다. 에피갈로카테킨갈레이트Epigallocatechingallate, 에피갈로카테킨Epigallocatechin, 에피카테킨갈레이트Epicatechingallate, 에피카테킨Epicatechin이다.

에피갈로카테킨갈레이트의 화학구조

탄소, 산소, 수소로만 구성되어 있다.

셋째, 안토시아닌Anthocyanin은 항암 작용, 항노화 작용, 신경성 질병 완화, 항염, 당뇨 증상감소의 효과가 있다. 이뿐만 아니라 항균 작용도 하고 섬유성 낭종에 효과가 있고 시력을 개선한다. 짙은 색의 복분자, 적포도주, 크랜베리 같은 적색을 띠는 과일과 식품 등에 많다. 식도암, 전립선암, 대장암을 막아주는 항암 작용을 한다. 짙은 색의 복분자와 크랜베리, 아로니아, 딸기류, 자색옥수수 등의 색소에 가장 많이 함유된 주성분이며 색이 진할수록 함유량이 많다.

넷째, 설포라페인Sulforaphane은 항암 작용과 항균 작용을 한다. 브로콜리의 새싹에 많이 들어 있고 헬리코박터균에 강력한 항균 효과가 있다. 피부에 바르면 자외선으로 인한 손상을 예방할 수 있고 혈관염증과 동맥경화를 예방할 수 있다. 심장을 보호하고 전립선암의 발생을 감소시킨다. 설포라페인이 포함된 식품으로는 십자화과 식물인 브로콜리, 양배추, 무, 케일과 양파 등이 있다.

다섯째, 헤스페리딘Hesperidin은 모세혈관의 투과성을 강화해 혈류를 개선하는 데 도움을 준다. 또 지질과산화물이 형성되는 것을 억제하는 효과가 있다. 항산화 효과가 있어 노화를 지연시키고 항염증 효과 또한 있다. 폴리아민이 형성되는 것을 억제해준다. 항암 작용을 하며 알레르기 증상을 억제한다. 발열 증상을 완화한다. 몸 안의 중금속을 흡수해서 배설할 때 내보낸다. 몸에 좋은 콜레스테롤 지수를 상승시키고 중성지방이나 혈중콜레스테롤을 감소시키는 효과가 좋다. 헤스페리딘이 포함된 식품으로는 탱자, 탱자껍질, 감귤껍질 등이 있다.

여섯째, 아피게닌Apigenin은 항산화 작용과 항염 작용을 하고 대사를 증진해서 다이어트에 효과가 있다. 전립선암, 유방암, 결장직장암, 폐암을 막아주고 인슐린유사성장인자IGF-1의 수치를 감소시킨다. 발암 위험성을 낮추는 인슐린유사성장인자 결합단백질-3의 수치는 크게 증대한다. 발암성 아플라톡신B1 활성을 저해하는 효과 또한 있다. 아피게닌이 포함된 식품으로는 카모마일, 샐러리, 파슬리 외에도 사과, 콩, 브로콜리, 셀러리, 체리, 포도, 양파, 파슬리, 토마토, 차, 포도주가 있다.

일곱째, 쿼세틴Quercetin은 지방산화를 억제하고 항산화 작용과 항알레르기 작용을 한다. 모세혈관의 투과성 또한 조절한다. 항암 작용도 하는데 전립선암에 효능이 좋다. 쿼세틴이 포함된 식품으로는 양파껍질, 녹차, 포도주, 사과껍질, 크랜베리, 메밀, 콩 등이 있다.

여덟째, 제니스테인Genistein은 항산화 작용과 구충 작용을 한다. 에스트로겐과 유사한 작용을 해서 유방암, 결장종양, 자궁내막, 전립선암의 발병률을 저하한다. 콩과 식물들 대부분에는 식물성 에스트로겐Phytoestrogen이 있는 편이다. 그러나 동물성 에스트로겐과 달리 부작용이 거의 없다고 볼 수도 있다. 제니스테인은 간장, 알팔파, 붉은 클로버, 병아리콩, 땅콩, 칡 등 콩과 식물에 많다. 참고로 제니스테인과 같이 이소플라본의 소분류에 속한 다이제인Daidzein은 우리 몸의 나쁜 콜레스테롤을 저하하고 유방암을 예방하는 효과가 있다.

아홉째, 레스베라트롤Resveratrol은 노화억제 유전자인 시르투인1 유전자를 활성화해 생명을 연장한다고 해서 아주 유명해진 성분이다. 정확히는 세포 사멸을 연장한다. 사람에겐 시르투인1에서 시르투인7까지 총 7종의 노화억제 유전자가 있다. 레스베라트롤은 식물이 스트레스나 미생물의 침입을 받을 때 식물에 의해 합성된 후 식물조직 내에 축적되는 저분자의 항균성 물질인 피토알렉신Phytoalexin의 일종이다. 오디와 포도 등이 곰팡이의 공격을 받으면 강력한 항균물질인 레스베라트롤을 분비한다. 강력한 항산화 작용과 혈청콜레스테롤 저하 작용을 하며 바이러스, 염증, 노화를 막는다. 사람의 수명을 연장하고 신경을 보호한다. 발암의 3단계(개시, 촉진, 진행)를 모두 차단해서 강력한 항암효과를 낸다. 비정상 세포들의 증식을 강력하게 억제한다. 유방암, 전립선암, 대장암, 폐암 등에서 세포자살을 촉진하는 유전자를 활성화해 암세포의 증식을 억제하기도 한다. 세포증식을 촉진하는 유전자 신호 전달계의 발현을 조절해서 손상 세포나 빠르게 분열하는 암세포의 증식을 강력하게 차단한다.

포유동물의 노화를 억제하고 혈압을 낮추고 항암 작용과 항염 작용을 한다. 혈당을 저하하고 관상동맥을 강화하는 작용을 하고 류머티즘 관절염을 완화해준다. 뇌혈관의 혈전을 억제하고 알츠하이머 증상을 개선하고 신경병성 질환을 개선한다. 단순포진바이러스HSV, Herpes Simplex Virus의 활성을 저해한다. 레스베라트롤이 포함된 식품으로는 오디, 포도 껍질과 씨, 포도주, 견과류, 땅콩, 라즈베리와 크랜베리 등의 베리류에 많다.

열째, 사포닌Saponins은 많은 식물에 풍부하게 함유돼 있고 불가사리와 해삼 등의 해양생물에도 존재한다. 수용액에서 거품이 나는 특징이 있다. 생선과 동물에겐 독소로 작용한다. 특히 인삼에는 32종류의 사포닌이 함유돼 있어 노화를 방지해주고 성인병을 예방하는 것으로 유명하다. 인체의 면역능력을 높이고 영양소의 흡수를 촉진해서 소화력을 높인다. 사포닌이 포함된 식품으로는 인삼, 콩, 알팔파, 파, 미나리, 더덕, 영지버섯, 은행, 칡, 마늘, 귀리, 시금치 등이 있다.

열한째, 카로티노이드Carotenoid는 알파카로틴, 베타카로틴, 감마카로틴, 델타카로틴, 라이코펜, 루테인, 지아잔틴, 아스타잔틴 등 다양한 종류가 있다. 카르테노이드는 모세혈관의 투과성을 강화하는 원료물질이기도 하며 지방과 같이 먹으면 흡수가 더 잘 된다. 알파카로틴과 베타카로틴 외에는 대부분 부작용이 없는 편이다.

또 카르테노이드는 황색, 초록색, 오렌지색, 붉은색 과일에 풍부한 지용성 물질이며 강력한 항산화 작용과 항암 작용을 한다.

알파카로틴$_{a\text{-Carotene}}$은 당근, 호박, 옥수수, 텐저린, 오렌지 등에 함유돼 있다. 베타카로틴$_{\beta\text{-Carotene}}$은 당근, 고구마, 호박, 잎이 짙푸른 채소, 붉은색과 노란색과 오렌지색의 채소와 과일 등에 많다. 그 외 감마카로틴$_{\gamma\text{-Carotene}}$과 델타카로틴$_{\delta\text{-Carotene}}$이 있다.

리코펜$_{\text{Lycopene}}$은 토마토의 붉은 색소, 수박, 감, 석류, 자몽, 붉은 포도 등에 많이 들어 있으며 항암 작용을 해서 대장암, 항문암, 위암을 예방한다. 강력한 항산화 작용을 하고 노화를 막아주며 전립선암 등에 대해 항암 작용을 한다. 심혈관질환을 예방하고 혈당을 낮추며 암세포 성장을 조절하는 인자인 인슐린유사성장인자$_{\text{IGF-1}}$를 억제한다.

동물실험을 한 결과 폐암, 간암, 위암, 유방암, 자궁경부암, 대장암, 방광암, 췌장암 등에 효과가 있는 것으로 밝혀졌다. 사람 임상실험을 해보니 유방암과 전립선암을 막아주는 기능을 수행하고 육종암과 전립선암에 효과가 있는 것으로 밝혀졌다. 또 리코펜은 소화를 촉진하고 식품의 산성도를 중화하는 효과가 있다. 나쁜 콜레스테롤이 과잉 축적되는 것을 억제해주고 나쁜 콜레스테롤의 산화를 저하해 과산화지질이 형성되는 것을 억제해준다. 혈관내피세포의 리코펜은 과산화 감소로 혈류 개선을 해서 심장마비가 발생할 가능성을 감소시킨다. 리코펜은 피부노화를 억제하고 혈중 림프구 및 전립선 조직의 산화 손상을 감소시키는 효과도 있다. 노란색 카로틴에는 루테인과 지아잔틴이 풍부한데 시력과 주로 연관된다. 빨간색 카로틴은 주로 리코펜과 아스타잔틴이며 강력한 항산화 작용을 하고 항암효과가 있다.

루테인과 지아잔틴은 황반변성 예방에 탁월하며 루테인은 황반

주변을 보호하고 지아잔틴은 황반의 중심부를 보호해 시력을 결정짓는 중요한 역할을 한다. 루테인은 녹색 잎에 다량이 함유돼 있다. 케일, 시금치, 순무잎, 상추, 고추, 호박, 망고, 파파야, 오렌지, 키위, 복숭아, 호박, 콩, 십자화과 식물, 프룬, 고구마, 허니듀멜론, 대황, 서양자두, 아보카도, 배, 그리고 달걀에도 루테인이 함유돼 있다. 지아잔틴은 망막의 황반을 이루는 주된 물질이며 노화에 따른 시력 감퇴와 백내장을 예방해주는 효과가 있다. 빛수용체 막의 지방산이 과산화되는 것을 방지하고 망막 주변의 혈관 노화를 억제한다. 지용성과 수용성을 동시에 띤다. 각막과 렌즈에 의해 여과되지 않는 파란빛을 여과해 빛에 의한 망막 손상을 방지해주는 역할을 한다. 비타민A로 전환되지 않기 때문에 축적되는 독성이 없다. 지아잔틴은 녹색의 잎이 무성한 겨자, 순무, 케일, 옥수수, 사프란, 인동열매, 시금치, 케일, 순무잎, 옥수수, 고추, 오렌지, 호박 등과 달걀에도 많다.

아스타잔틴Astaxanthin은 연어가 산란할 때 뿜어내는 붉은 색소에 들어 있다. 게나 가재를 익힐 때 나오는 붉은 색소도 아스타잔틴 성분이다. 지용성 물질이며 항산화력이 베타카로틴의 10배로 알려져 있다. 또 혈압을 낮추고 비정상 세포의 성장을 억제하며 헬리코박터 소화관 감염을 억제한다. 콜레스테롤의 산화를 방지해서 죽상동맥경화증*과 심장질환을 예방하는 데 탁월하다. 피부 콜라겐

---

* 동맥경화증에는 죽상동맥경화증과 혈관동맥경화증이 있다. 죽상동맥경화증은 혈관 안쪽에 각종 노폐물이 쌓여서 혈관 안쪽이 좁아지는 현상을 말한다. 혈관동맥경화증은 혈관 평활근 속에 당독소와 칼슘 등의 축적으로 혈관이 석회화되거나 딱딱하게 굳어지는 경우다. 이때는 고혈압이나 터짐 등의 위험을 품게 된다. 또 혈관동맥경화증은 혈관 근육 속의 콜라겐이 노화되기 때문에 콜라겐 섬유화가 발생해 혈관이 굳어질 수 있다. 그래서 싱싱한 콜라겐 생성도 매우 중요하다.

과 엘라스틴의 산화를 막아주며 자외선을 차단해서 피부의 탄력을 유지하게끔 한다. 아스타잔틴은 미소조류, 이스트, 크릴새우, 새우, 연어, 가재, 게 등에 많이 함유돼 있다.

앞에서도 언급했듯이 여러 가지 종류의 파이토케미컬의 화학구조식을 들여다보면 탄수화물, 지방, 단백질처럼 구성성분이 탄소 C, 산소 O, 수소 H로 매우 단순하게 돼 있다. 이렇게 식물들은 매우 단순한 원소와 분자들로 특이한 구조를 만들어서 각종 다양한 영양소를 만든다. 식물들은 외적을 물리치는 파이토케미컬을 만들고 동물과 인류는 이것을 먹는다. 파이토케미컬을 먹는 동물과 인간도 같은 원소와 분자들로 생명을 유지한다. 이러한 순환구조를 이루는 생태계가 정말 놀라울 따름이다.

열두째, 후코이단Fucoidan은 미역에서 추출된 성분으로 미역의 미끌미끌한 물질에 가장 많다고 한다. 해류에도 잘 적응하고 외부의 공격도 방어하는 작용이 있다고 한다. 화학식은 기본적으로 $C_8H_{16}O_7S$이지만 복합적 다당류와 유황이 함유돼 있다. 분자량 3만 5,000~20만 달톤의 고분자물질이다. 후코이단은 혈당억제, 혈압억제, 항알레르기, 항균, 항바이러스, 항암, 위궤양억제, 혈액응고 방지, 간세포 증식유도, 면역세포 조절 등의 효과가 있다고 알려져 있다. 특히 암세포의 세포자살을 유도하는 효과로 인해 인기가 있는 품목이다. 후코이단은 미역과 큰실말 등의 갈조류에 많고 일부 해양 동물 중에도 있다고 한다.

해조류들은 육상식물의 파이토케미컬만큼 많은 연구가 이뤄지지 않은 상태다. 앞으로 해조류에서 새로운 건강 물질이 발견되리라는 기대가 된다. 또 평소에 예방 차원에서 동물성 식품보다 식물성 식품과 해조류 식품의 섭취 비중을 높이자. 치료나 치유를 목적으로 할 때는 함량이 많이 든 보충제를 사용하는 편이 치유 기간을 단축한다.

　참고로 파이토케미컬은 아니지만 노화 예방, 성인병 예방, 암 예방 등에 새롭게 주목을 받는 제품으로 키토산이 있다. 키토산은 게, 가재, 새우, 곤충 등의 갑각류 껍질에 많은 키틴이라는 물질을 가수분해하고 발효하여 먹어서 흡수되도록 수용성으로 만든 물질이다. 키토산은 1800년 대 중반에 만드는 방법이 나왔지만 함량과 순도가 높고 건강보충제로 각광을 받기로는 몇십 년 되지 않는다.

　키토산의 작용은 인체 내의 각종 노폐물과 결합하여 대소변으로 내보내는 역할을 함으로써 과거에 치유 방법이 없던 질병에도 새로운 가능성을 보여주고 있다. 주로 게나 가재 껍질을 주원료로 만들다 보니 고품질의 키토산은 2년 이상의 시간이 걸리는 문제가 있다. 하지만 각종 만성질병과 암 등의 예방과 치유에도 막강한 가능성을 보여주고 있다.

10장

암 재발 예방과 전이 예방은 계속된다

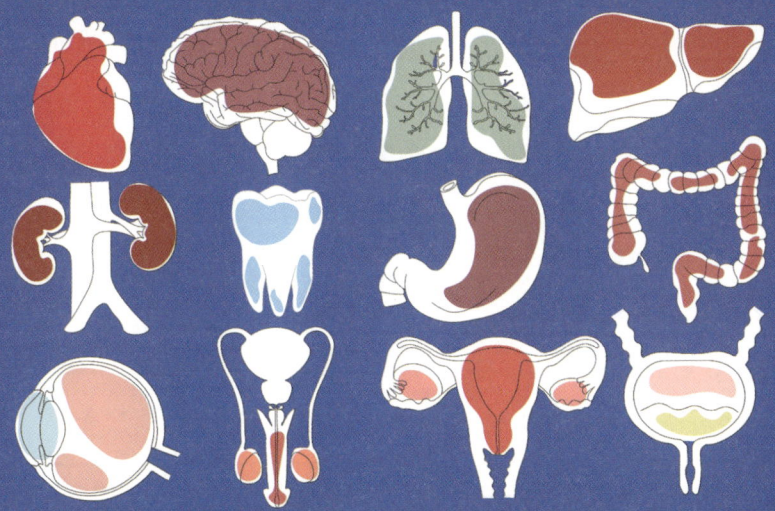

현대과학은 '암세포 제거하기'에 온 힘을 쏟아왔다. 암세포를 죽이지 않고도 이겨내는 방법은 과연 없는 것인가? 거기에는 지혜, 방법, 용기가 필요하다.
암을 예방하고 치유하고 재발을 방지하려면 좋은 환경, 적절한 음식, 적당한 운동 등이 필수이다. 하지만 더 중요한 요소는 편안한 마음이다. 긍정적인 마음과 감정을 가져야 한다. 특히 감격과 감동은 치유와 예방에 더욱 힘을 실어준다. 감동의 눈물, 반성의 눈물, 회개의 눈물이 암을 치유한다. 그리고 자신을 내려놓으면 평화를 되찾고 자신을 자유롭게 할 것이다.

암의 예방과 치유의 개요

　암 예방과 치유의 성공 여부는 전적으로 나 자신에게 달려 있다. 암세포를 제거하는 것과 암세포가 생기지 않도록 몸속을 건강하게 정리하는 것은 다른 문제다. 암세포는 제대로 제거했는데 암이 생기고 자라나는 환경이 그대로라면 그동안 고생해 암을 제거한 보람이 수포로 돌아갈 것이 뻔하다. 그러므로 암을 제거하고 나면 다시는 암의 생성이 일어나지 않게끔 내 몸의 건강한 환경과 면역능력을 신속히 만들어줘야 한다.

　실은 암을 제거하기 이전부터 다음과 같은 작업을 해주는 것이 맞다. 암이 생기지 않도록 하는 철저한 식이조절, 암이 생기지 않도록 하는 제대로 된 운동요법, 암이 생기지 않도록 하는 절제하는 생활, 암이 생기지 않도록 하는 철저한 약물과 보충제 복용, 암이 생기지 않도록 하는 신경과 감정의 개선 및 향상이 필요하다.

　암이 생기지 않도록 하는 노력은 곧바로 암을 이기는 몸을 만들고 더 쉽고 정확한 치유를 할 수 있게 돕는다. 암 재발과 암 전이를 예방하는 데도 확실한 도우미가 되리라고 믿어 의심치 않는다.

1

암 예방법이 곧 암을 치유하는 길이다

암세포 제거보다 먼저 근본적인 원인을 찾아야 한다

　암의 예방과 암의 치료는 달라야 한다고 생각하는 것이 일반적이다. 과연 그럴까? 암의 예방은 질병에 걸리기 전이니까 슬금슬금 해도 된다고 생각한다. 반대로 암의 치료는 서둘지 않으면 생명이 위태로울 수도 있다고 생각한다. 하지만 필자는 암의 예방법과 암의 치료법이 크게 다르지 않다고 감히 주장하는 바이다. 어째서 그럴 수 있을까?

　암을 도려내고 남은 것은 광선으로 죽이고 화학요법으로 씨를 말려야 한다고 사람들은 생각해왔다. 또 지금까지 그러한 치료를 최선이라고 여기며 시행해온 것이 사실이다. 그런데 암의 씨를 말렸다고 5년 생존에 성공했다고 안심하고 있었는데 재발이나 전이가 나타나는 경우가 많았다. 도대체 그동안 비용 쓰고 고생한 보람은 뭐란 말인가?

　표준 3대 요법은 암세포를 제거하는 데는 우수하지만 환자의 체력과 면역을 매우 크게 손상한다. 인체는 손상된 면역시스템일지라도 몸 관리만 잘되면 아주 빠르게 복구해내는 능력이 있다. 그러나 원래 몸이 약하거나, 올바른 섭생을 못 하거나, 예전의 습관을 바꾸지 못하면 결국은 암을 발생시킨 당시의 상황으로 되돌아갈 수 있다는 것이 문제이다.

이렇게 되는 까닭은 암세포를 죽이고 제거하는 데 온 힘을 기울이지만, 환자 몸의 기초건강 회복에 대해서는 대책이 매우 부족하기 때문이다. 특히 이런 경우는 암이 발생한 원인과 문제를 해결하지 않거나 재발 방지를 위해 먹거리와 생활 습관을 어떻게 바꾸어야 하는지를 구체적으로 잘 모르는 경우가 많다. 또 나름대로 재발 예방과 전이 방지를 위해서 열심히 하다가 수년이 지나서 다시 과거의 습관으로 돌아간다면 다시 암이 발생하는 환경이 조성될 수 있다.

이 부분은 암세포를 죽이고 제거하는 것 이상으로 더 중요할 수도 있다. 그러므로 암 환자라면 어떤 먹거리와 어떤 생활 습관으로 암이 발생했는지를 먼저 살펴보아야 한다. 잘못된 생활 습관이 암을 발생시킨 주된 원인이라면 습관을 먼저 교정한 후에 암세포를 죽이고 제거해야 한다. 그러면 재발과 전이는 훨씬 줄거나 없을 수도 있다.

그러므로 암 예방을 위한 올바른 습관 만들기는 암이 없는 사람으로서는 당연히 하면 할수록 좋다. 지금 암 판정을 받고 암 치료에 들어가야 하는 사람과 암 치료 후에 재발 방지가 필요한 사람에게 가장 먼저 해야 할 일이라고 감히 주장하는 바이다. 다시 말해서 암 예방법은 암 치료법에서도 똑같이 적용돼야 한다.

간혹 암 치료에 가망성이 없거나 너무 힘들어서 포기해버리고 산으로 들어간 사람 중에 오히려 암이 사라져서 살아서 돌아온 경우가 있다. 희귀한 사례이지만 종종 듣는 얘기이기도 하다. 바로 이러한 사례는 본인도 모르게 암의 예방법을 실천한 결과다. 올바른 습관을 실천하는 사이 몸이 스스로 암을 이겨내는 상태로 변화돼간 것이다.

침착한 마음과 안정된 상태로 '바른 생활'을 실천하자
 다시 말하면 암을 예방하고 싶은 분은 당연히 암 예방법을 숙지하고 실천하면 될 것이다. 이미 암 판정을 받은 분이라면 지체하지 말고 '바른 생활'을 실천하는 암 예방법을 시작하자. 여기에 병원 치료나 각종 치료를 더해주면 치유도 빨라지고 부작용이나 후유증도 덜할 뿐만 아니라 재발과 전이도 대폭 감소한다. 이러한 사실을 믿어 의심치 않기에 반복해서 강조하는 바이다.
 앞의 글에서 암 발생 원리와 암 예방 원리에 관한 개괄적인 이론은 이미 언급했다. 그러면 구체적인 방법으로 뭘 어떻게 할 수 있을까? 먹는 건 무얼 먹고 무얼 먹지 말라는 말일까? 그리고 운동은 어떻게 해야 할까? 어떤 환경을 조성해야 할까? 각종 검사는 받아야 할까? 말아야 할까? 신경은 어느 정도로 써야 할까? 마음가짐은 어떻게 가져야 할까? 이 책에서 어찌해야 좋은지 구체적으로 제안하겠다. 도움이 되길 바라면서 내용을 전개한다.
 암세포는 수술을 못하더라도 세포자살Apoptosis, 세포괴사Necrosis, 자가포식Autophagy이라는 세 가지 방법으로 자연스럽게 제거될 수도 있다. 즉 정상적인 면역체계는 매일 생기는 암세포를 잘 정리해주고 있다. 설혹 초기에 암 진단을 받았다고 해도 신속하게 정상 면역을 회복해주면 암세포가 금방 정리돼 정상적인 건강한 사람이 될 수도 있다.
 그러나 너무 놀란 나머지 자신의 건강이 어디서부터 무너졌는지 파악하지 못하고 환경을 변화시키지 않고 습관 개선을 하지 않고 무조건 암세포를 제거하는 문제에만 매달린다면 무너진 건강은 더 빠르게 더 많이 무너질 수도 있다. 이 사실을 자각해야 한다.

상황에 따라 표준 3대 요법을 하게 되더라도 침착한 마음과 안정된 상태를 유지하자. 침착한 마음 상태로 무너진 면역을 회복하는 일을 신속히 실행하면 표준 3대 요법의 부작용도 최소화하고 잘 이겨낼 수 있다. 체력과 면역이 건강 회복과 재발 방지와 전이 방지에 결정적인 역할을 한다.

2

음식의 중요성은 아무리 강조해도 지나치지 않다

 전 세계의 대륙마다 민족이 다르고 음식도 다르다. 그럼에도 어느 나라나 건강한 사람과 건강하지 못한 사람들이 다 있다. 어떤 나라에 속하든 어떤 음식을 먹든 사람의 몸을 만들고, 에너지를 만들고, 생각과 마음도 만들고, 단백질과 호르몬과 신경전달물질을 만드는 원리는 똑같다고 봐도 무방하다. 황인, 흑인, 백인 할 것 없이 인간의 데옥시리보핵산마저 거의 같으니 정자와 난자가 수정도 되고 자녀도 생산하게 된다.
 이처럼 나라마다 음식이 달라도 결국은 3대 영양소인 탄수화물, 단백질, 지방과 미네랄에 의해 몸을 만들고 생명을 지탱한다. 필자는 여기에 채소의 파이토케미컬만 더 추가하면 최고의 영양 조건이 된다고 주장한다. 학술적으로 조금 억지스러울지라도 식물 속의 파이토케미컬은 종류도 많거니와 파이토케미컬에는 3대 영양소에 없는 각종 우수한 영양소가 수천에서 수만 종류가 있다. 그런 의미에서 우리 몸에 미치는 영향이 지대하다.

탄수화물, 단백질, 지방은 인간의 영양소 중에서 기본적으로 꼭 필요한 영양소인 것은 맞다. 하지만 그 양이 부족해도 탈이 나고 많아도 폐단이 나타난다. 비만, 당뇨, 고혈압, 고지혈 등의 질병을 유발할 수도 있다. 하지만 채소는 웬만큼 많이 먹어도 부작용이나 질병을 일으키는 경우는 매우 드물다. 다만 채소는 종류에 따라서 약성을 띠는 경우가 더러 있으므로 체질마다 가려 먹어야 한다. 특히 매운 것은 많이 먹으면 문제가 생길 소지가 있다.

채소에는 3대 영양소에 부족한 각종 섬유질, 미네랄, 비타민 등이 풍부하고 요즘 주목받는 파이토케미컬이라는 영양소가 많다. 파이토케미컬은 만성질환 예방, 노화 예방, 암 예방 등에 우수한 효과를 발휘한다. 이에 암 예방이나 암 치유에 앞서 음식의 3대 영양소 탄수화물, 단백질, 지방과 채소와 약초의 파이토케미컬을 균형 있게 섭취하는 것이야말로 어떤 기적의 음식이나 약물에 못지않은 효과를 낸다. 그만큼 중요하기 때문에 마지막으로 다시 한번 더 정리해서 강조하고자 한다.

탄수화물 과잉은 암에도 좋지 않다

탄수화물炭水化物이란 용어 자체가 탄소炭素, C와 물水, H_2O의 화합물이란 뜻이다. 탄수화물은 탄소, 산소, 수소로만 구성돼 있다. 탄수화물은 장에서 포도당으로 분해되고 흡수된 뒤 혈액을 통해 모든 세포로 분배돼서 에너지 재료로 활용된다. 그러나 현대인들은 대부분 포도당이 넘쳐서 문제이다. 밥, 분식, 빵, 과자, 음료수, 간식, 과일 등으로 탄수화물인 전분과 포도당을 과잉 섭취하면 남아도는 것은 간에 조금 저축되고 근육에도 일부 저축돼서 비상시에 순발력 있는 움직임을 가능하게 한다.

그리할지라도 지나치게 남는 포도당은 지방으로 바뀌어 지방세포에 비축되니 소위 아랫배가 나오고 팔, 다리, 얼굴, 몸통도 비대해질 수 있다. 탄수화물의 과잉은 지방으로 변환돼 비만 문제를 불러올 뿐만 아니라 당독소라는 노폐물을 생성한다. 당뇨병, 고혈압, 고지혈, 만성질환, 암까지 생성하니 과잉으로 먹지 말고 적정량을 먹는 게 아주 중요하다.

포도당의 과잉은 암에도 당연히 안 좋다. 정상인은 하나의 포도당 분자와 산소$_{O_2}$를 이용해 미토콘드리아에서 에너지 재료인 아데노신삼인산을 36개를 만들어낸다. 이에 반해 암세포는 산소$_{O_2}$ 없이도 하나의 포도당 분자로 아데노신삼인산 2개와 젖산을 만들어 내서 암 주위를 온통 산성으로 만들어버린다. 암세포는 아데노신삼인산 2개로는 힘을 못 쓰니 더 많은 포도당을 요구하게 된다. 계속해서 탄수화물(전분)을 많이 먹게 되면, 암세포를 유익하게 한다는 이론이 지배적이다. 탄수화물이 많이 당기는 현상은 여러 가지 면에서 매우 좋지 않다. 이 이론은 1931년에 노벨생리의학상을 받은 독일의 오토 바르부르크 박사의 이론이다. 이 이론에 따르면 암세포는 산소가 매우 부족해도 포도당을 분해해서 아데노신삼인산과 젖산을 만든다. 바르부르크 효과$_{Warburg\ Effect}$라고 한다.

이래서 암세포는 산소를 싫어한다는 이론이 나왔다. 유산소운동이나 고압 산소통에서 산소를 흡입하는 의료 장비를 통해 인체의 산소부족을 보완하려는 시도가 있었다. 그러나 산소를 세포로 운반하는 일은 건강한 적혈구만이 가능하다. 적혈구 속의 헤모글로빈에 산소를 붙여서 운반하며 적혈구에 당독소가 붙은 것을 당화혈색소라고 한다. 당뇨검사 때 자주 확인할 수 있다. 당화혈색소의 정상 수치가 5.7 이하라고 볼 때 당뇨 환자는 7.0~9.0을 넘기는 경우가 많다. 이러면 산소를 아무리 넣어주어도 적혈구가 산소운반을 제대로 못 하게 된다. 당독소를 먼저 줄여야 하는 이유이다.

중요한 것은 탄수화물을 적당량 또는 조금 부족하게 먹는 것이 당뇨, 고혈압, 비만, 고지혈, 암에 좋다는 사실이다. 탄수화물이 남아도는 것보다 건강 측면에서 훨씬 유리하다. 탄수화물 부족은 곧 포도당의 부족으로 이어진다. 포도당이 없이는 에너지 재료를 만들 수 없으므로 급한 대로 먼저 지방을 분해해서 케톤체로 만들어 에너지화하고 지방이 부족하면 단백질(아미노산)을 분해해 포도당을 만들기도 한다. 그러므로 비만자는 주기적으로 단식 또는 금식함으로써 몸속의 남아도는 지방이나 단백질을 처리하게 된다. 이는 단순히 체중을 감량하는 다이어트를 넘어서서 몸에 질병을 일으킬 수 있는 비만성 탄수화물, 지방, 단백질을 줄여주니 질병 해결에 큰 도움을 준다. 그뿐만 아니라 단식 또는 금식은 수명을 다하고도 죽지 않고 염증을 일으키는 노화 세포(좀비 세포)들을 처리하는 일도 돕는다. 이렇게 좀비 세포를 분해해서 영양소로 재활용하는 일을 자가포식이라고 하며 몸속을 정리해 질병 예방과 질병 치유에 큰 효과를 볼 수 있다.

오늘날은 음식이 넘쳐나서 배가 고프지 않아도 때가 되면 식사한다. 그리고 배가 고프지 않아도 입을 즐겁게 하려고 과일, 음료수, 과자 등의 간식을 즐겨 먹는다. 크게 중노동도 하지 않고 배도 고프지 않으면 하루 두 끼도 나쁘지 않다. 그러나 하루 종일 일하고 살짝 배고플 때 적당량을 먹으면 노폐물 제거와 자가포식 등의 유리한 현상이 나타나서 더 좋다.

탄수화물 양을 너무 적게 먹는 게 아니냐고 걱정할 수도 있다. 그런데 채소에도 소량의 탄수화물이 있고 다른 반찬에도 탄수화물이 소량씩 있는 경우가 많다. 어쨌든 탄수화물이 과해지지 않게 먹는 것이 중요하다. 탄수화물 대신에 채소와 단백질을 골고루 먹으면 훨씬 더 건강해진다. 밥을 적게 먹고서 감자, 고구마, 옥수수, 빵, 과자 등의 탄수화물을 먹는다면 밥을 많이 먹는 것과 같으므로 매우 주의해야 한다.

사상체질의학을 창시하신 이제마 선생이 이르기를 "선비는 하루 두 끼土人一日再食! 농부는 하루 세 끼農夫一日或三食!"가 적당하다고 했다. 그리고 "후식은 하지 않는 게 좋다."라고 말했다. 또 최근에 하버드대학교 유전학 교수인 데이비드 싱클레어 박사도 이제마 선생과 거의 같은 말을 하면서 본인이 직접 하루 두 끼를 실천하고 있다고 고백했다. 그리고 매우 건강한 상태를 인터넷에 공개하기도 했다.

단백질도 너무 많이 먹으면 몸에서 독소를 만든다

단백질은 식품의 영양소에서 매우 중요한 위치를 차지한다. 식물과 인간을 포함한 모든 동물의 유전자에는 단백질을 만드는 유전자가 많다. 실제로 수만 종류의 단백질을 만들어낸다. 각종 효소, 호르몬, 섬유질, 면역 관련 물질 등등 이루 셀 수 없이 많은 단백질 종류가 있다. 사람 몸의 형태를 구성하는 데도 매우 중요하다. 근육섬유를 만드는 것은 물론이고 인대, 힘줄, 모발, 손발톱, 세포외 조직 등의 각종 섬유질을 만들어서 형태를 굳건하게 만드는 데 일조한다.

섬유형 단백질이란 콜라겐, 엘라스틴, 케라틴, 피브로인 등의 질긴 경단백질硬蛋白質을 말하는데 시멘트 건축의 철근과 같은 역할을 한다. 골밀도보다 중요한 골 강도를 높여주고 턱뼈, 이빨, 잇몸살을 여물게 한다. 손톱도 강하고 튼튼하게 해주고, 피부도 탄력이 있게 하고, 모발도 싱싱하게 하고, 연골도 오래 쓰게 해주고, 인대와 힘줄이 뼈와 근육을 강하게 연결할 수 있게 해준다. 또 오장육부도 튼튼하게 해 장기가 하수증下垂症이 일어나지 않도록 예방해주는 역할도 한다.

섬유질에는 섬유형 단백질 외에도 탄수화물에서 유래된 고분자 당과 단백이 결합한 다당류와 단백섬유질 혼합이 있다. 글리코칼릭스, 히알루론산, 콘드로이친, 더마탄, 케라탄, 헤파린, 헤파란 등이 다당류로서 단백섬유질과 결합하고 접착 전문인 다당류 단백섬유질은 피브로넥틴, 라미닌 등이다. 모든 섬유질의 역할은 신체의 탄력과 강도를 튼튼하게 만들어준다.

그리고 데옥시리보핵산에서 수시로 필요한 단백질을 만들게 한다. 고장 난 발암 유전자에선 발암 단백질을 만들고 종양억제유전자에선 종양억제 단백질을 여러 종류 만들어준다. 그 외 면역 단백질을 포함해 그 종류와 역할은 이루 말할 수 없이 많다고 봐도 무방하다.

그렇다고 단백질을 너무 많이 먹어도 탈이 나므로 적당량을 먹어야 한다. 통상 체중 1킬로그램에 단백질 0.8~1.2그램이 적당하다고 한다. 운동선수나 근감소증이 심할 경우 단기간에 1.2~1.5그램을 먹을 수 있다. 단백질이 분해될 때 인체에 해로운 암모니아$_{NH_3}$가 생산된다. 암모니아 양이 적당할 땐 즉각적으로 독성이 거의 없는 요소로 변형해 배출한다. 그러나 단백질을 너무 많이 먹으면 퓨린에서 요산이 생성되고 요산이 콩팥에서 다 빠져나가지 못하면 관절에 침착돼서 통풍으로 발전하거나 질병이 생길 수 있다. 암모니아생성이 심하면 사망할 수도 있다.

그러므로 체중 60킬로그램이면 단백질 60그램을 하루 세 번 나누어 섭취하는 게 적당하다. 실제로 먹는 달걀, 생선, 고기 등이 모두 단백질은 아니다. 단백질량은 달걀 무게의 13~15% 정도이고 다른 음식은 대략 10% 내외 정도로 보면 될 것이다. 즉 콩, 두부, 달걀, 생선, 육식 등을 합쳐서 하루 600그램을 아침, 점심, 저녁에

각 200그램씩 나누어 먹으면 하루 약 60그램의 단백질을 먹는 셈이 된다. 이것을 일일이 계산해서 먹기는 힘들다. 그렇지만 어쨌든 단백질을 과식하지 않도록 주의하고 좀 많이 먹은 날은 다음날 적게 먹으면 균형이 잡히리라고 본다.

참고로 인간의 유전자 데옥시리보핵산 연구는 매우 복잡하다. 아직도 미지의 분야가 많다. 따라서 단백질 종류와 그 역할은 이보다 더 복잡하고 더 많다는 것이 과학자들의 공통된 생각이다. 이에 노벨화학상을 두 번이나 받은 영국의 프레더릭 생어 박사는 인슐린 단백질 구조를 최초로 밝혀냈고 그 후 단백체학Proteomics을 창시했다.

단백질은 모두 아미노산 수십 개에서 수천 개의 결합으로 구성돼 있다. 소장에 들어가면 아미노산으로 분해돼서 흡수된다. 자연의 동식물 중에는 80여 종의 아미노산이 있다고 하지만 인체에선 20종의 아미노산만으로 여러 개를 반복해서 결합해 단백질을 만들어낸다. 우리가 먹는 식물성 단백질은 콩류에 양이 많고 다른 식물에도 조금씩 들어 있다. 동물성 단백질은 생선, 조류, 육류 등의 고기에는 물론이고 달걀을 비롯한 각종 알에도 고급 단백질이 많이 들어 있다.

지방은 고급 지방을 적당히 먹는 것을 추천한다

지방은 쉽게 말해서 먹을 수 있는 기름이다. 지방은 탄수화물, 단백질처럼 탄소$_C$, 산소$_O$, 수소$_H$ 같은 단순한 재료로 돼 있고 간혹 인$_P$이 들어 있기도 하다. 그 구조에 따라서 지방은 기름의 성질을 띠는데 인체에서도 매우 중요한 영양소임이 틀림없다.

특히 세포막은 모두 기름과 인이 붙어서 인지질이라고 하며 세포의 건강에 매우 중요하다. 눈이나 피부 등에도 각종 기름막이 있다. 이 기름막은 눈이나 피부가 건조해지지 않고 촉촉하게 유지되게끔 하는 건강 물질이다.

건성피부는 피부에 지방분포가 적은 경우다. 너무 건조해지면 불편해진다. 반대로 지성피부는 피부에 기름이 너무 많은 경우다. 기름이 너무 많아져도 불편하다. 적당한 중간 지성이면 좋긴 하다. 입안, 코안, 질 내부, 피부 등이 건조해서 건조증(메마름증)이 나타날 때 물을 많이 먹으면 개선될 거로 생각하는 분들이 계시는데 그래서는 거의 해결되지 않는다. 지방, 히알루론산, 미네랄 등등을 먹어야 신속히 건조증이 개선된다.

지방은 가능한 한 좋은 기름을 먹어야 하며 특히 질이 낮은 기름은 조심해야 한다. 오래돼서 산패된 기름은 몸에 안 좋고 옥수수기름 같은 식용유도 여러 번 사용하면 몸에 안 좋은 산화 지방 물질이 생성될 수 있다. 지방에도 종류가 많은데 생선, 조류, 고기를 먹을 때는 지방이 자동으로 따라오니 적당히 섭취된다. 참기름, 들기름, 올리브기름, 아보카도유, 아마씨유, MCT기름 등을 좋은 기름이라고 할 수 있다. 그 외에도 고급 기름은 종류가 많으니 음식에 사용하면 좋을 것이다. 간식으로 먹는 견과류도 고급 지방이 많으나 적당히 먹는 걸 추천한다. 과잉섭취는 해롭다.

지방에는 동물성기름과 식물성기름이 있는데 흔히 포화지방과 불포화지방이라고도 한다. 그러나 실제로는 동물성지방에도 불포화지방산이 조금 있고 식물성지방에도 포화지방산이 조금씩 있다. 그 비율이 적다는 것뿐이다. 그리고 마치 식물성지방은 좋고 동물성 지방은 나쁘다고 생각하는 사람도 있다. 실제로 건강을 위해선 둘 다 필요하다. 다만 식물성지방을 조금 더 먹되 과하지 않게 보충하면 좋다.

지방산은 식품에 들어 있기도 하고 장내미생물이 탄수화물을 갖고 만들기도 한다. 그래서 지방산의 생성에서는 장내세균의 분포가 매우 중요하다 하겠다. 지방산이 여러 개 연결돼서 지방을 만든다. 지방산은 산성을 띠며 좋은 세균을 성장시키는 효과도 있기에 장 건강과 몸 건강에 두루 필요하다. 지방과 지방산은 3대 영양소 중 하나이기 때문에 몸에 꼭 필요하다.

산패된 지방이나 질 낮은 지방도 문제다. 그리고 지방을 지나치게 많이 먹거나 대사가 순탄치 않으면 지질독소ALEs, Advanced Lipid End products가 생기는 게 더 큰 문제다. 매일의 식사에서 하루 필요량만큼의 탄수화물, 단백질, 지방이 섞인 식사를 한다면 적당량의 당독소, 암모니아독소, 지질독소를 생산하고 간에서 해독을 잘해준다. 하지만 과량의 당독소, 암모니아독소, 지질독소는 해독 범위를 넘어서서 인체에 축적되거나 독소로서 작용할 수 있다.

지질독소 역시 소화과정에서 유산균이 잘 활동하고 장의 건강이 좋아야 적게 생긴다. 또 지방이 몸으로 흡수된 다음엔 대사 과정에서 염증이나 활성산소가 많으면 지질독소가 증가할 수 있다. 그러므로 지질, 지방, 지방산은 좋은 품질로 먹되 지나치지 않게 먹고 건강한 대사를 위해서 활성산소가 너무 많이 생성되지 않게 기초 건강을 잘 유지하는 게 중요하다.

채소는 종류가 다양하고 영양소도 최고다

필자가 최고의 영양소라고 추켜세운 채소의 종류는 매우 많다. 통상적으로 이파리 종류와 줄기 종류가 가장 많고 도라지, 더덕, 당근, 무 같은 뿌리 종류도 있다. 가지, 오이, 토마토, 호박 같은 열매 종류도 있다. 채소의 특징은 생으로 먹을 수 있는 게 있고 고사리와 죽순같이 삶아서 독을 뺀 다음 먹는 것도 있다. 또 채소가 억세거나 찬 성질이 심한 경우 살짝 데치거나 삶아서 먹는 경우도 더러 많다. 시금치와 양배추 등이 그러하다. 고추, 파프리카, 마늘, 양파, 부추, 파 같은 매운맛의 채소는 열성채소라고 볼 수 있다. 그 외의 채소 대부분은 미세하게나마 찬 성질을 가지고 있다. 그래서 위와 장이 건강하거나 열이 있는 경우는 생채소가 무난하지만 위와 장이 냉하고 위점막과 장점막이 약한 사람들은 채소를 데치고 삶아 먹는 게 좋다.

일반적으로 식물은 동물과 매우 다르다고 생각하기 쉬우나 식물의 세포, 세포핵, 데옥시리보핵산 등은 동물의 세포, 세포핵, 데옥시리보핵산 등과 큰 차이가 없을 정도로 유사하다. 그렇지만 식물만의 특징도 많이 있다. 엽록소가 있다든지 뿌리나 줄기에 줄기세포가 있어서 휘문이나 삽목(꺾꽂이)만으로 번식이 가능하다는 점 등은 식물만의 놀라운 특징이다. 무엇보다 중요한 점은 식물의 수많은 영양소가 지구의 모든 동물과 사람을 먹여 살린다는 것이다. 곡류, 뿌리 종류, 줄기, 이파리, 각종 씨앗, 열매, 과일 등등 지구상 존재하는 식물의 종류는 무지 많다. 식물의 다양한 영양소는 수많은 동물과 사람을 먹여 살릴 뿐만 아니라 치료의 영역에서도 인류에게 막대한 영향력을 끼치고 있다.

자제해야 할 먹거리를 먼저 알아야 한다

오늘날 우리의 주위에는 먹을 것이 넘쳐난다. 과거 수십 년 전에는 듣지도 보지도 못했던 먹거리가 오늘날엔 지천으로 널려 있다. 혀와 입을 즐겁게 하려고 맛집 탐방도 마다하지 않는다. 맛있는 음식을 즐기는 것 자체는 절대 나쁜 일은 아니다. 다만 음식을 즐기는 것이 지나치면 건강을 해칠 수도 있다. 이를 잘 아는 것이 중요하며 적당히 절제하면서 즐겨야 한다.

조심할수록 건강에 도움이 되는 먹거리는 다음과 같다.

첫째, 찬 음식을 조심해야 한다. 현대인은 얼음과 찬 음료를 매우 즐긴다. 위와 장을 냉하게 만들 수 있다. 둘째, 날것을 조심해야 한다. 날것에는 기생충, 세균, 바이러스 등이 있을 수 있어서 조심할 필요가 있다. 셋째, 분식을 조심해야 한다. 분식은 혈당을 빨리 올리고 인슐린의 분비를 높이는 경향이 있다. 넷째, 튀김을 조심해야 한다. 좋은 기름을 쓰더라도 당일에 먹지 않으면 지방 산패, 특히 지질 과산화의 우려가 있다. 그리고 활성산소나 고열로 인한 기름의 과산화 과정에서 4-하이드록시노네날 4-Hydroxynonenal 같은 아세트알데하이드 화합물이라는 매우 유독한 독성물질이 생성되어 노화나 암 등의 각종 염증성 질환을 유발한다. 다섯째, 매운 음식을 조심해야 한다. 교감신경을 흥분시키기도 하며 위와 장의 점막을 자극하는 경향이 있다.

여섯째, 유제품을 조심해야 한다. 유아에게는 필요한 영양소가 충분하지만 성인에게 필요한 영양소가 아닐 수도 있다. 특히 유아에게 필요한 성장인자를 암 환자가 섭취하면 암 성장을 도울 수도 있다. 또 축산과 유제품 가공에서 첨가물이 많이 쓰일 수도 있다. 일곱째, 인스턴트식품을 조심해야 한다. 각종 화학첨가물에 대해선 더 이상 설명이 필요치 않을 것이다. 여덟째, 과식을 조심해야 한다. 식민지 시대나 전쟁 때엔 과식도 일을 위해선 필요했다. 하지만 지금은 과식이 모든 성인병의 기본이다. 아홉째, 야식을 조심해야 한다. 야식은 과식보다 더 위험하다. 인체의 리듬을 흐트러뜨린다. 열째, 기호품을 조심해야 한다. 술과 담배는 뇌의 수용체에 중독성을 유발한다. 커피는 심장과 간과 위와 장이 약할수록 절제해야 한다.

1890년대 유럽에서 화학약품이 등장하기 이전에는 동서고금 지역과 민족을 막론하고 모두가 식물성 약초, 동물재료, 광물재료를 치료약으로 사용했다. 약초는 음식보다 좀 더 강한 약효성분이 있어서 치료 효과가 높다. 심지어는 중독될 위험이 있고 독성을 띠기도 하며 과다하게 복용하면 사망할 수도 있는 성분도 제법 많다.

이들 독성이 강한 약초의 성분들을 알칼로이드Alkaroid라고 하는데 환자에게 용량을 잘 조절하기만 하면 극적인 치료 효과도 낸다. 독성이 있는 대표적인 약재는 부자, 파두, 마두령, 마전자, 독말풀, 미치광이풀 등이며 중독성이 있는 식물은 아편, 대마, 코카인 등이다. 이런 식물은 동서양에 수많은 종류가 있다. 필요시에 용량을 잘 조절하면 훌륭한 약제가 된다.

신약이 등장한 이후 130여 년이 지나면서 화학약품의 광풍으로 인해 전 세계인은 생약(약초)을 점점 등한시하게 됐다. 사람들은 화학약품을 더 많이 선호한다. 하지만 약을 연구하는 과학자들은 여전히 약초의 성분과 효과에 대해 끊임없는 관심을 가지고 연구하고 있다. 최근에는 약을 만드는 데 유전공학도 활용하고 있다. 세포를 이용해 만든 바이오신약의 시대가 열리고 있으나 아직은 비용이 많이 들고 시작 단계라고 볼 수 있다.

약초는 음식보다는 성분이 강해서 일반인들이 쉽게 접근하기 어렵긴 하다. 하지만 관심이 있는 사람이라면 음식으로서의 식물과 건강식품으로서의 생약 제품에 관해 공부해보길 추천한다. 막상 공부해보면 너무나 재미있을 것이며 알짜배기 지식을 얻을 수 있다. 즉 음식과 생약 제품으로 질병을 개선하고 스스로 몸의 문제를 해결할 수도 있다. 그렇게 하기 위해선 어느 정도 공부와 지식을 더하면 좋다. 나이가 많다는 이유 등으로 공부하기 어려운 경우에는 전문가의 안내를 받는 방법도 좋긴 하다.

독성이 많지 않은 자연 속의 천연 화학물질(광물, 식물, 동물)은 대부분 음식이나 영양소로 사용된다. 우리가 섭취해도 되는 화학 구성을 띠며 치료제로도 사용할 수 있다. 하지만 합성 화학약품은 자연에 없는 인공화학제품이므로 인체에 영양소로 사용되는 것은 거의 없다. 질병 치료를 위해서 꼭 필요한 경우만 사용하는 것이다. 그리고 합성 화학약품은 응급처치용으로는 신속하고 우수하지만 장기적으로 오래 사용할 때는 주의를 기울여야 한다. 대부분 부작용이 알게 모르게 따라오는 경우가 많기 때문이다.

이상으로 우리 몸에 필요한 3대 영양소 탄수화물, 단백질, 지방과 채소의 중요성을 간략히 요약했다. 흔히들 암 환자에게는 특수하고 색다른 음식이 필요하다고 생각하기 십상이다. 특수하고 색다른 음식이 암 치유에 도움이 되는 것처럼 널리 알려져 있다. 하지만 잘못된 식생활을 개선하고 잘못된 생활 습관을 과감히 버리는 게 먼저다. 스트레스를 받지 않는 환경을 조성하거나 지나치게 예민한 신경 등을 교정하는 편이 특정 음식이나 특정 약초를 섭취하는 것보다 더 우선으로 필요할 수 있음을 기억하여야 한다. 즉 어떤 특별한 음식이 암세포를 죽이는 사례는 이제까지 발견되지 않았다. 예를 들어서 식도암에, 위암에, 담도암에, 췌장암에, 대장암에, 직장암에, 갑상샘암에, 혈액암에, 전립선암에, 신장암에, 유방암에, 난소암에 좋다는 음식들을 살펴보면 가지, 시래기, 마늘, 양파 등등 통상 우리가 평소에 먹는 음식들이다. 그럼에도 암에 좋은 음식이라며 유행하는 이유는 무엇일까?

자기도 모르게 길든 잘못된 식생활 때문에 암에 걸렸다면 암에 좋다는 색다른 자연식품이 잘못된 식생활을 개선해주는 효과가 있기 때문이다. 어쨌든 잘못된 식생활과 생활 습관 문제를 개선하지 않은 채 뭘 먹으면 좋고 수술, 방사선, 항암요법은 어디가 좋다는 말에 현혹돼 서두르며 동서남북 사방팔방으로 뛰다 보면 잘못된 길로 가는 경우도 많다. 다행히 좋은 길을 찾는 때도 있긴 하겠지만 말이다. 겁먹지 말고 냉정과 차분함을 잃지 말고 "호랑이에게 물려가도 정신만 바짝 차리면 살 수 있다."라는 조상님들이 남긴 훌륭한 속담을 상기하기를 바란다.

3

운동은 각자의 상황과 사정에 맞게 해야 한다

운동 부족을 겪는다면 의도적인 노력을 기울여야 한다

운동의 중요성은 두말할 필요 없이 중요하다. 특히 에너지를 생성하고 면역력을 키우는 데는 필수적인 요소다. 프로운동선수들을 보면 매우 격렬하게 운동하며 몸을 단련하고 기술을 연마한다. 10~20대 시기에는 운동을 할수록 몸이 단련되고 근육이 늘어나므로 큰 걱정을 할 필요가 없다. 젊은 시절 격렬한 운동을 하면 뼈와 근육이 단련됨은 물론이고 근육량이 늘어나면서 근육세포 속의 미토콘드리아도 많이 늘어난다. 근육 속의 미토콘드리아가 늘어나면 에너지생산량이 증가하니 바람직하다고 볼 수 있다.

하지만 50대 중반 이후 노년기로 나이가 들면 들수록 무리한 운동을 하는 게 역효과를 낼 수도 있다. 부상의 위험도 있으므로 각자의 체력 범위 내에서 꾸준히 하는 것이 중요하다. 그러면 직장업무나 가사일 때문에 운동할 시간이 없는 사람을 어떻게 할까? 직장업무나 집안일에도 노동력이 상당히 들어간다면 운동의 일종으로 간주해야 한다. 헬스하거나 걷기, 달리기, 운동기구 사용하는 것만이 운동의 전부는 아니기 때문이다. 부지런히 몸을 움직이는 것 자체가 몸과 삶에 활력이 된다. 다만 업무 때문에 책상에 오래 앉아 있거나 말로만 일하게 된다면 운동 부족 현상이 나타날 수 있다. 이럴 땐 일부러라도 운동을 보충해줄 필요가 있다. 특히 혼자서는 운동이 열심히 안 되는 사람들은 유료 헬스장에 다니는 방법도 좋다. 아니면 볼링, 배드민턴, 단체걷기, 단체등산 등에 취미를 붙여보자. 재미도 있고 운동도 되면 더할 나위 없이 좋을 것이다.

시간이 없는 경우 혼자서 할 수 있는 운동으로 두 가지만 추천한다면, 유산소운동과 코어 근력운동이 좋다. 코어 근육은 등판, 배, 골반, 엉덩이 등에 숨어 있는 근육이지만 아주 중요하다. 유산소운동은 글자 그대로 몸속에 산소를 더 넣어주는 운동을 의미한다. 심호흡하기, 국민체조, 빠르게 걷기, 숲속 걷기, 둘레길 걷기, 바닷가 걷기, 황톳길 맨발 걷기 등이 좋긴 한데 유산소운동은 근력을 키우는 효과가 좀 부족한 감이 있다. 몸이 약하거나 노쇠한 경우엔 어쩔 수 없으나 웬만한 체력이 있으면 근력운동을 추가하는 것이 더욱 좋다. 근력운동은 헬스장에서 하듯이 아령이나 역기 등의 운동기구를 사용해 근력을 키워주면 좋다. 하지만 나이가 많다면 무리하지 않는 게 좋다. 만일 혼자 운동한다면 등산, 스쿼트, 런지, 팔굽혀펴기, 턱걸이 등으로 단련하면 좋다. 꾸준히 할수록 좋은 건 두말할 필요가 없다. 여성이나 나이가 좀 많은 사람은 집에서도 근력운동이 가능한데 소위 코어 근력운동이다. 코어 근력운동에 관해선 5장에서 이미 설명한 바 있으니 그 부분을 참고하기를 바란다.

문제는 운동을 전혀 안 하거나 매우 부족한 경우이다. 젊은 나이대에서는 운동을 많이 하든 적게 하든 당장 몸에 이상을 느끼지 못한다. 그러다가 40대 이후로 운동 부족은 심각한 문제를 일으킨다.

중년 이후의 운동 부족이 일으키는 가장 큰 문제는 골감소증과 근감소증이다.

원래 건강하던 분들도 50대 이후에는 이 두 가지가 모두 나타난다. 운동이 부족할 때는 더 이른 20대에도 골감소증과 근감소증이 찾아오는 경우가 있다. 같은 나이대에서도 더 심각하게 나타날 수 있으므로 가능하면 이른 나이인 30~40대부터 운동의 중요성을 인식하고 대비하는 것이 지혜롭다고 할 수 있다. 실제로 모든 나이에서 근력의 중요성을 무시할 수는 없다. 하지만 사람들은 젊을 땐 아프지 않으니 방심하다가 일찍 근감소증을 체험하는 때도 많다. 다만 힘쓰고 몸으로 일하는 직업은 직업 자체만으로도 근력 단련이 어느 정도 되는 효과가 있다.

운동량을 나이에 따라 어떻게 조절해야 할까? 20~40대 때 강한 운동으로 근육량과 근력을 많이 확보해두면 나이가 들어서도 매우 유리하다. 50~60대 때는 자신의 체력에 맞게 운동하되 유산소운동인 둘레길 걷기와 등산도 병행하면 좋다. 근육과 근력을 키우는 운동을 우선으로 하면서 유산소운동을 보충하면 더 좋을 것이다. 70~80대는 어떤 운동을 해야 할까? 젊어서 근육을 키워놓은 사람이라면 계속 운동해서 근육을 유지하면 좋다. 하지만 10년 이상 쉬었다가 운동을 하면 근육량이 외형적으로는 좀처럼 늘지 않는다. 그러나 내부적으로 근육이 조금씩 늘게 되고 무엇보다 근력이 향상된다. 그렇게 되면 체력이 향상됨과 동시에 질병 예방에 많은 도움이 된다.

체력이 약한 사람들에게는 이런 운동을 추천한다

지금부터 소개할 운동법은 체력이 약한 사람들이 따라 하면 좋은 운동법이다.

호보법

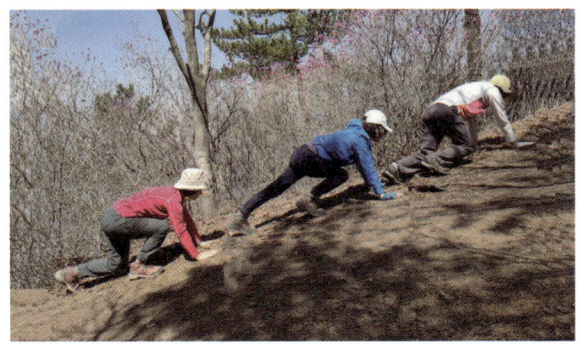

장갑을 끼고 계단이나 산을 오른다.

첫째, 호보법虎步法은 손에 장갑을 끼고 네 발로 계단이나 오르막길을 오르는 운동이다. 호보법은 팔다리로 계단을 오르기 때문에 크게 힘들이지 않으면서도 팔다리 근육을 동시에 키워주니 건강한 사람에게도 좋고 암 환자나 허약자에게도 아주 좋다. 부지런히 하면 심장과 허리와 무릎에 부담을 주지 않으면서 근육단련이 가능하다.

둘째, 어싱Earthing은 흙길, 황톳길, 바닷가 모랫길을 맨발로 걷는 운동이다. 맨발 걷기라고도 하는 어싱은 의외로 건강에 좋다. 땅의 지기地氣를 발바닥으로 받을 수 있다. 발바닥 지압도 되면서 다리 근육 운동에도 도움이 된다. 맑은 공기를 마실 수 있고 심리적으로 정신적으로 안정이 되는 등 여러 측면에서 매우 유익하다. 특히 암이나 만성질병이 있는 분들은 자기 몸에 온 신경을 집중하거나 집착하기보다 맨발 걷기로 자연과 하나 되는 체험을 할 수 있어서 매우 큰 효과를 얻을 수 있다. 특히 명상하면서 걸을수록, 기도하면서 걸을수록, 간절함을 품고 걸을수록 질병 치유의 효과를 많이 기대할 수 있다.

어싱을 매일 할수록 더 좋은 건 분명하지만, 추운 겨울이거나 흙

길이 가까이 없으면 집에서라도 모래통을 만들어놓고 모래를 밟는 것을 추천한다. 거기다가 각탕법이라도 같이 하면 건강에 매우 유익하다. 어싱을 할 때는 흙길과 모랫길을 추천하며 산길과 바윗길은 부상에 주의해야 한다.

무릎관절이 불편한 사람은 무릎이 나을 때까지는 걷기나 무릎운동은 자제하는 게 안전하다. 그 대신에 상체운동과 누워서 하는 운동으로 체력과 근력을 키우는 게 좋다. 어깨가 불편한 사람은 견통이 다 낫기까지 너무 무리하지 않는 게 좋다. 그 대신에 어깨를 덜 쓰는 걷기를 하거나 자신에게 맞는 코어 운동을 개발하면 더 좋다. 허리가 아픈 사람은 무리한 운동을 하기 힘들다. 이럴 때는 대부분 요통이나 디스크가 있는 경우다. 요통이 심하지 않으면 허리띠를 매고 걷는 것부터 시작하고 증세가 조금 심하다면 누워서 하는 운동을 꾸준히 하면 좋다. 하지만 누워서 하더라도 허리에 충격이나 무리가 가지 않도록 누운 상태로 하는 아령 운동도 조심스럽게 하면 괜찮다.

부상 등으로 운동을 전혀 할 수 없다면 특히 입원해서 안정을 취해야 한다면 운동 아닌 방법을 고려할 필요가 있다. 운동을 전혀 못 하는 상태에서 한 달 이상 침대 생활만 하다 보면 근육이 위축되고 근감소증이 심하게 나타난다. 어느 정도 젊은 편에 속하는 사람은 퇴원한 다음에 단백질 섭취와 운동을 꾸준히 하면 회복이 가능하다. 하지만 70~80세 이상의 노인은 근육위축과 근감소증이 급속히 나타나면서 사망으로 이어지는 경우가 매우 잦다. 이는 근육세포가 줄어들면서 전체 에너지 생산이 줄어들기 때문이다. 이럴 때는 근육생성을 돕는 섬유질 보충제를 먹으면서 팔다리라도 부지런히 움직이도록 가족들이 독려할 수밖에 없다. 이처럼 연세가 많은 사람에겐 근육 보충제와 근력 향상이 노후 건강에 가장 큰 역할을 함을 잊지 말자.

  각자의 상황과 사정은 다 다르다. 유료 운동이나 단체 운동 등도 매우 좋고 시간이 없다면 유산소운동이나 코어 근력운동이라도 부지런히 자주 하면 건강을 유지하는 데 매우 좋다. 다만 나이가 많다면 지나치게 하지 않도록 유의한다. 운동 부족이 암과 직접적인 관련이 없을 수도 있다. 하지만 운동 부족이 전반적 건강에 부정적 영향을 끼친다면 전혀 관련이 없다고 말할 수도 없을 것이다.

4

적당한 절제는 여러모로 건강에 좋다

생활 습관을 고쳐야 하고 잠자는 습관이 중요하다
 과거에 사람들은 암 환자가 무조건 잘 먹어서 체력과 면역을 키워야 한다고 생각했다. 식사량이 부족하거나 소화력이 약한 사람의 경우엔 영양 보충이 중요하기 때문이다. 하지만 너무 잘 먹고 비만이 온 상태라면 그래도 더 잘 먹어야 암을 이길 수 있을까? 실제론 정반대로 해야 한다. 과잉 식사, 과잉 지방, 과잉 영양소를 줄이는 것이야말로 면역과 치유를 빠르게 할 수 있는 길이라는 사실을 명심해야 한다.
 생활 습관은 자고 일어나고 씻고 먹고 싸고 일하고 만나고 노는 것을 다 포함하는 포괄적인 개념이다. 그러니 사람마다 생활 습관은 천차만별이다. 질병을 예방하고 치유하는 데는 생활 습관 중 식습관이 가장 중요하다. 앞에서 언급했다시피 가장 먼저 해야 할 일은 몸에 나쁜 식습관을 고치는 일이다. 즉 고열량 음식을 피하고 과식과 야식을 자제하고 인스턴트식품, 술, 담배, 음료수, 과자, 커피, 유제품을 끊는 건 매우 중요하다. 이렇게 하고 나면 그다음으로 중요한 건 식단에서 채소의 비중을 높이는 일이다. 생채소를 먹는 것도 좋지만 채소로 된 각종 나물류나 채소가 겸비된 국 종류를 먹는 것도 좋다. 채소 중엔 특히 해조류(미역, 다시마, 곤피, 김, 파래, 매생이)를 자주 먹을수록 좋다.

또 생활 습관 중 잠자는 습관이 아주 중요하다. 갓 태어난 아기는 먹고 자고 싸는 일을 반복하며 나이가 들수록 자는 시간이 조금씩 줄어든다. 각종 건강자료에 따르면 성인이 돼서도 7시간을 자는 것이 건강에 좋다고 한다. 개인의 사정에 따라서 직업상 2교대나 3교대 하는 사람도 있고 어느 날은 적게 자기도 하고 많이 자기도 한다. 그러나 놀기 위해서 불규칙적으로 자는 건 매우 좋지 않다. 화투를 치느라 밤샘하기도 하고 술 마시고 노는 일 때문에 불규칙한 수면을 자주 하면 전체건강이 나빠질 수 있다. 그 속에는 암 발생이나 암세포의 증가에 영향이 포함돼 있지 않다고 말할 수 없겠다.

또 하나의 문제는 수면의 질이다. 불면증에 걸리고 싶은 사람은 아무도 없다. 불면증의 원인도 매우 다양하다. 개인적으로 힘든 삶을 살고 근심과 걱정이 많아도 깊은 잠을 못 자지만 대부분은 나이가 들면서 노년성 불면증을 겪는다. 뇌혈관이 좁아진다든지, 뇌에 노폐물이 과다하든지, 수면호르몬인 멜라토닌이 적게 나온다거나, 행복 호르몬(도파민, 세로토닌, 엔도르핀, 옥시토신, 다이돌핀 등)이 부족할 수도 있다. 그 외에 잠과 관련된 물질인 아데노신Adenosin, 가바GABA 등이 부족해지는 때도 있다. 특히 카페인에 예민해 잠을 못 자는 경우도 많다. 카페인 음료(커피, 코코아, 홍차, 카페인 음료수)를 자제할 필요도 있다.

수면 역시 몸 전체의 건강이나 암과도 관련이 있다. 잠을 잘 자도록 다각도의 방법을 찾아보아야 할 것이다. 불면의 가장 큰 원인은 근심과 걱정 또는 끊임없는 생각의 연속에 있다. 그리고 멜라토닌, 아데노신, 가바 같은 신경전달물질의 부족과 에너지 부족과도 관련이 꽤 있는 편이다. 전자의 경우엔 마음 수양이 크게 도움이 된다. 세상일이 모두 내 마음 같지 않기 때문이다. 가능하면 자기 전 책 읽기, 운동하기, 음악 듣기, 잡생각 물리치는 기도하기, 『성경』과 『불경』, 속담과 명언 등을 암송하기, 노래 가사 외우기 등을 반복해서 삶을 달관하는 훈련을 끊임없이 갈고닦기를 추천한다. 후자의 경우엔 몸의 노쇠에 기인한 잠과 관련된 물질이 부족한 게 관련돼 있다. 그래서 잠 관련 물질을 보충하는 보충제를 먹는 방법이 무난하다. 약이 아니므로 부작용이 없으며 전자의 마음 수양을 겸하면 더욱 도움이 된다.

불면증이 아주 심한 경우에는 잠 오는 약을 처방받는 방법도 고려할 수 있다. 하지만 잠이 오게 하는 처방약은 대부분 습관성이 있으므로 매우 주의해야 한다. 부득이한 경우라도 가급적 간헐적으로 복용하는 게 좋다. 자칫 만성 습관성이 되면 여러모로 좋지 않다. 일단은 일정 기간 잠을 잔 다음 마음을 정리하고 수면 보충제를 먹는 걸 고려해볼 필요도 있다. 식물성 생약제제로 부작용 없이 수면에 도움이 되는 처방도 많다. 참고로 계지가용골모려탕, 시호가용골모려탕, 산조인탕, 가미귀비탕, 가미소요산, 가미온담탕, 억간온담탕 등이 수면에 좋다. 하지만 개개인의 체질이 다 달라서 전문가의 도움이 필요하기도 하다.

때때로 단식을 해주는 것이 큰 도움이 된다

음식을 못 먹고 허약한 경우엔 해당이 안 된다. 하지만 단식해야 하는 경우는 생각보다 많다. 오늘날에는 음식을 너무 잘 먹어서 비만으로 인한 질병이 많이 생기기 때문이다. 특히 단식은 비만이 아니더라도 음식 노폐물, 화학 노폐물, 중금속 노폐물 등을 없애주는 효과가 있어서 암과 성인병의 예방과 치유에는 필수적인 과정이라고 보아도 된다. 특히 요즘 화두가 되는 건강한 노화와 건강한 장수의 비법 중 하나로 꼽힐 정도로 없어서는 안 될 과정이 됐다.

그러나 단식을 성공적으로 잘해서 건강해지기 위해서는 상당한 기술이 필요하다. 과거의 단식요법이나 금식요법은 물 외에는 아무것도 먹지 않는 경우가 많았다. 그래서 매우 힘든 과정이 되곤 했다. 너무 배가 고팠다거나, 너무 먹고 싶어서 고통스러웠다거나, 힘이 하나도 없어서 자리에서 일어나기도 힘들었다는 얘기를 듣고 선뜻 나서지 못하는 사람들도 많다. 더욱이 직장을 다니거나 일을 해야 하는 사람들은 시간상으로 불가능하기도 하다. 그보다 더 큰 문제는 단식요법이나 금식요법을 성공적으로 끝내고 건강해지는 경우도 있지만 반대로 근감소증이 오거나 골감소증이 와버리는 경우다. 이런 문제가 발생하는 경우도 종종 나타나곤 했다.

그래서 최근의 합리적인 단식법으로 두 가지를 소개해보겠다. 바로 일을 하면서 하는 단식요법(간헐적 단식)과 식사 대신에 디톡스 제품을 먹으면서 하는 단식요법(소식요법)이다. 이 두 가지 방식은 최근에 매우 주목받고 있다. 합리적인 단식법을 설명하기 전에 왜 이러한 단식을 해야 하는지를 한 번 더 설명하고 시작하겠다.

인간의 성체세포는 40~50회 정도 세포분열을 하고 나면 더 이상 세포분열을 하지 못하고 세포의 수명을 다 끝낸다. 즉 세포가 분열해 딸세포를 만들 때마다 염색체 끝의 보호 마개 역할을 하는 텔로미어가 점점 짧아져서 세포의 수명이 다하게 된다. 그러나 세포분열을 해도 텔로미어가 줄지 않는 줄기세포가 있으니 바로 골수 속의 조혈모줄기세포, 생식줄기세포(정자와 난자를 만드는 고환과 난소), 소장점막줄기세포 등의 각종 줄기세포와 암세포이다. 텔로

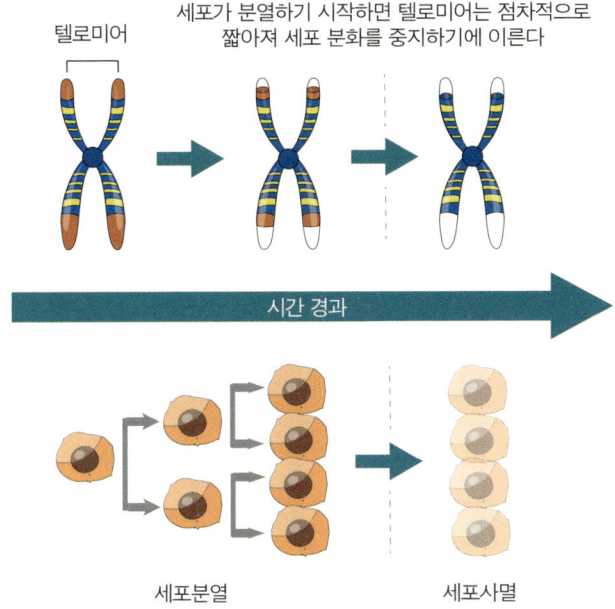

텔로미어는 염색체의 끝부분을 보호한다. 세포분열을 할수록 점점 짧아진다.

미어를 만들어주는 효소를 텔로머레이즈Telomerase라고 한다. 일반 성체세포가 일정한 수명이 있는 반면에 이들 줄기세포는 텔로머레이즈 효소가 계속 생산된다. 계속해서 텔로미어를 만들어주고 텔로미어가 줄지 않는다.

과학자들은 텔로미어가 짧아지는 것을 노화라고 생각해서 쥐의 텔로미어를 붙여서 늘여보았다. 하지만 생명이 길어지기는커녕 돌연변이나 암이 발생해 생명이 더 짧아졌다고 한다. 또 암세포에 텔로머레이즈를 억제하는 약을 개발하기도 했다. 하지만 암세포는 텔로머레이즈 억제 약에 저항성을 가졌다. 실제로 암세포는 또 다른 방법으로 텔로미어를 증식시키는 지혜를 발휘했다. 참으로 암이란 세포는 질기고도 영리하다.

그런데 텔로미어를 다 썼는데도 죽지도 않고 버티는 세포가 있다. 바로 노화 세포라고 말한다. 흔히들 노화 세포의 특성 때문에 좀비 세포라고도 말한다. 좀비 세포는 더 이상 세포분열을 못 하므로 암세포가 될 수는 없다. 정상적인 활동을 거의 못 하고 대신 각종 염증 신호를 일으키거나 면역의 일종인 사이토카인Cytokine 단백질을 만들어서 이웃 세포에 나쁜 영향을 끼치게 된다. 심한 경우엔 알레르기질환, 염증성 장염, 심장병, 당뇨병, 염증성 노화, 다발성 경화증, 치매 등을 일으키기도 한다. 면역세포가 출동해 염증을 공격함으로써 결국은 자기 몸을 공격하는 자가면역질환도 일으킬 수가 있다.

생쥐를 대상으로 한 실험에서 늙은 쥐의 노화 세포를 제거하는 실험을 했더니 심장과 신장 등이 좋아지고 폐섬유화, 녹내장, 뼈 관절염의 증세도 개선됐다. 종양의 크기도 줄어들었으며 수명도 20~30% 증가했다.

노화 세포(좀비 세포)가 많을수록 이웃 세포에 성인병을 일으키기도 하고 이웃 세포에 암을 발생시키기도 할 수 있다. 좀비 세포는 안 생기는 것이 가장 좋다. 이미 생긴 좀비 세포는 다음의 방법을 참고하면 좋다. 이러한 노화 세포를 없애려면 소위 세포자살이나 자가포식이 일어나야 한다. 그러기 위해서는 단식요법이나 금식요법이 가장 합리적이고 건강한 해결책이 된다. 그래서 건강한 단식요법 두 가지를 소개하면 다음과 같다.

① 올바른 간헐적 단식은 좀비 세포를 없애준다

미국의 캘리포니아대학교 로스앤젤레스 캠퍼스UCLA의 발터 롱고Valter Longo 박사가 제안했다는 재미있는 단식법이다. 즉 하루 종일 굶지 않고 두 끼 정도는 소식을 하고 저녁부터 아침까지 16시간 공복을 유지하면 우리 인체는 부족한 영양을 노화 세포나 노폐물 등을 자가포식 형태로 분해해서 재활용하거나 몸 밖으로 배출하거나 에너지로 사용하기 때문에 우리 몸은 건강해진다.

통상 오후 6시 전에 저녁 식사를 조금 하고 다음 날 아침 10시까지 물 외에는 일절 먹지 않으면 16시간 공복이 된다. 그런 다음 10시 지나서 아침 겸 점심을 겸해서 과식이 아닌 식사를 하면 하루 두 끼가 된다. 이때 과식은 피하고 영양소는 골고루 섭취하는 게 필요하다. 간헐적 단식을 하면 비만자들에겐 체중감소 효과도 있다. 당뇨, 고혈압, 고지혈, 암, 그 외 만성질환 또한 방지할 수 있다. 노폐물이 청소됨으로써 자연치유력이 급격히 좋아지기 때문이다.

간헐적 단식의 좋은 점은 두 끼를 소식함으로써 굶지 않아도 된다는 점이다. 배가 크게 고프지도 않으며 일하는 데도 크게 지장을 주지 않는다. 비만한 경우엔 어느 정도 다이어트가 되고 몸속의 노폐물도 정리되니 만성질병을 개선하는 효과가 있다. 다만 중노동이나 힘든 일을 하는 날은 건너뛰고 쉬는 날에만 해도 효과는 있다. 간헐적 단식의 단점은 식욕이 당기는 사람들의 입이 궁금함을 참지 못한다는 것이다. 이럴 때도 건강을 위해 마음의 결단만 단단히 하면 아무것도 아니다. 그런데 그놈의 결심이라는 게 쉽지 않은 경우가 많다. 그리고 중노동을 하지 않는 사람이 간헐적 단식을 주기적으로 자주 하게 되면 특별한 비용이 들지 않으니 경제적으로도 이익이다. 장기적으로 성인질병과 만성질병은 자동으로 해결되고 예방의 효과까지 누릴 수 있다. 그러니 실제적인 소득은 금액으로 환산할 수 없는 어마어마한 이득을 획득하는 셈이다.

간헐적 단식에서 가장 주의해야 할 점은 다음과 같다. 첫째, 너무 영양가 없는 음식을 하루 한 끼만 먹어서 물만 먹는 단식과 유사해지면 자칫 위험할 수도 있다. 둘째, 공복시간이 길다고 해서 간혹 폭식할 때 모든 것이 도루묵이 되거나 더 나쁜 결과를 가져올 수 있다. 조리법 중에도 굽거나 태우거나, 매운 음식, 당독소 음식과 인스턴트식품을 즐겨하면 되레 건강을 해칠 수도 있다. 셋째, 하루 두 끼를 먹더라도 규칙적인 시간에 일정한 식사량과 영양성분 비율을 고려한 건전한 배합을 유지하면 최상의 컨디션을 만드는 데 아주 좋은 결과를 얻을 수 있다. 이때의 영양성분은 채소, 단백질, 지방, 탄수화물 순의 비율을 유지하는 게 좋다.

② 간헐적 단식이 해결하지 못한 부분을 디톡스가 해결한다

디톡스는 우리 주위에 여러 종류가 널려 있다. 디톡스$_{Detox}$라는 말이 뜻하는 바는 무엇일까? 톡스$_{Tox}$는 '독소'를 의미하고 디$_{De}$는 '제거한다'라고 이해하면 된다. 디톡스를 해야 하는 이유는 무엇일까? 간헐적 단식이 매우 좋긴 하지만 완벽히 해결되지 않는 부분을 더 우수하게 해결할 수 있다는 장점이 있다.

예를 들면 공기 중의 담배 연기, 차량 매연, 음식 독소(노폐물), 수질공해 등에서 발생하는 화학물질이나 중금속 등이 몸속에 남아 있을 수 있다. 수십 년 먹어온 음식에서도 당과 단백질이 결합해 당독소가 생성된다. 단백질에선 암모니아독소가 생기고 지방에선 지질독소 등이 생겨서 인체 곳곳에 독소로 작용하는 노후 질병의 원인이 남아 있게 된다. 인스턴트식품에 허가된 화학첨가물이 430여 종이고 천연첨가물은 200여 종이다. 그래서 총 600여 종의 첨가물 중에서 여러 가지가 식품을 제조할 때 들어가게 된다.

당독소의 대표적인 물질로는 글리옥살$_{GO}$, 메틸글리옥살$_{MGO}$, 카복시메틸라이신$_{CML}$, 카복시에틸라이신$_{CEL}$ 등이 있으나 가장 알기 쉬운 당독소는 정밀 당뇨검사 때 하는 당화혈색소$_{HbA1C}$가 대표적이다. 당화혈색소는 적혈구에 붙은 당독소가 적혈구의 산소운반능

력을 떨어뜨린 경우다. 당뇨의 심한 정도를 정밀하게 알려주는 지표가 된다. 당화혈색소가 5.7 이하이면 정상 상태로 여겨지고 당화혈색소가 5.8에서 6.9 범위에 있는 상태는 주의해야 한다. 당화혈색소가 7.0 이상이면 당뇨로 간주한다. 당화혈색소가 8 이상이면 심각한 당뇨로 여겨진다. 실제로 당독소가 몸 안에 많다는 뜻이다. 당뇨 외에도 고혈압, 고지혈, 기타 노후성 질병이 쓰나미처럼 몰려올 징조라고 봐도 무방하다.

그래서 제대로 된 디톡스를 하게 되면 몸속의 화학물질, 중금속, 각종 노폐물, 당독소 등을 제거할 수 있음은 물론이고 노화 세포(좀비 세포)도 자가포식이 돼서 웬만한 성인질병(당뇨, 고혈압, 고지혈)이 개선된다. 이뿐만 아니라 암까지 동시에 예방되니 매우 우수한 해독법이라고 말할 수 있다. 실제로는 암 환자 역시 디톡스를 할수록 표준치료를 잘 견뎌낸다. 또 후유증도 최대한 줄여주며 전이를 예방하고 재발을 예방하는 데도 필수적인 방법이다. 대부분의 암 환자들은 암을 제거하는 데 온 신경이 다 가 있어서 정작 중요한 해독요법을 놓치는 경우가 너무나 많다.

디톡스는 종류가 너무 많아서 다 언급할 수는 없고 어떤 방법을 쓰더라도 의도했던 효과는 조금씩 거둔다고 보아도 된다. 다만 만성질병이 있거나 암이 있거나 건강한 노화를 꿈꾼다면 적어도 가장 우수한 디톡스가 제일 효율적이다. 여기에선 적당한 비용으로 최고의 효과를 거두는 디톡스 한 가지만 소개하고자 한다.

③ 최우수 디톡스는 소식요법이다

소식요법의 1단계는 5일 동안 진행한다. 이를 1차 소식요법이라고 하며 소식 가루, 디톡스 두유, 디톡스 유산균, 캐럽 추출물 네 가지를 섭취하는 방식이다. 하루 세 끼 식사를 하지 않고 디톡스 제품만 하루 세 번 먹으니 5일간 총 15회 섭취하게 된다. 디톡스 제품 네 개만으로 하루 세 번을 먹는데 배고프거나 기운 없거나 하지 않아서 직장업무에는 지장이 거의 없다. 몸속의 노폐물을 청소하고 노화 세포(좀비 세포)까지 자가포식이 이뤄져서 몸이 가벼워진다. 건강해지는 느낌을 바로 체험할 수 있다. 만성질병의 증상이 가벼워지는 경우도 많다.

단 비만자나 장이 나쁘거나 노폐물이 많은 경우엔 약간의 명현 현상이 있을 수 있다. 두통, 더부룩함, 변비 등이 있는 경우도 있다. 모두가 그런 것이 아니고 평소에 건강관리를 잘못했을 때 특히 그렇다. 당독소가 몸을 빠져나가기 전에 독소 물질이 빠져나가는 신호이므로 두통, 더부룩함, 변비 증상이 있는 사람은 더욱 디톡스를 잘해야 하는 사람임을 명심해야 한다.

2단계는 7.5일 동안 진행한다. 이를 2차 소식요법이라고 한다. 1단계에서 디톡스 제품을 하루 세 번 섭취로 5일 만에 끝냈다면 2단계에서는 똑같은 제품을 하루 두 번씩 일주일 반을 실행한다. 아침과 저녁을 식사 대신에 디톡스 제품을 섭취하고 점심은 적당히 조금 먹거나 배고프지 않으면 굶어도 상관없다. 3단계는 15일 동안 진행한다. 3차 소식요법인 셈이다. 3단계는 똑같은 제품을 하루 한 번 15일간 섭취한다. 아침 또는 저녁에 식사 대신으로 먹고, 나머지 두 끼는 식사를 적게 하는 기분으로 먹는다.

이렇게 총 3단계를 거치면 비만자들도 체중이 제법 감소한다. 1단계 '5일 소식'에서도 음식을 철저히 절제하면 2~3킬로그램이 빠지는 사람도 있으나 과일 같은 간식을 먹거나 음식 절제를 철저히 하지 않으면 체중감소는 기대하지 않는 편이 좋다. 그러나 2단계와 3단계까지 연속으로 거치면 체중도 제법 줄고 무엇보다 독소가 빠져나가는 게 느껴진다. 독소가 빠져나가는 표시로 몸이 가벼워지고 피부가 맑아진다. 만성질환이 있었다면 증세가 가벼워지거나 심지어는 사라지는 경우도 종종 목격하게 된다. 그만큼 몸속의 노폐물 독소를 디톡스하면 현재의 알레르기나 만성질병도 개선된다. 노화로 인한 성인병을 개선하고 예방하는 효과가 있으며 암 치료의 든든한 조력자가 되면서 암의 전이와 재발을 막는다. 애초에 암이 생기지 않게끔 예방하는 데도 분명한 효과가 있으니 매우 훌륭한 디톡스 방법이다. 참고로 체중이 많이 적거나, 몸이 약하거나, 연세가 많은 사람은 처음부터 2단계에서 시작한다. 이 경우엔 체중감소가 목적이 아니고 당독소 제거로 만성질병 개선이 주목적이다.

  디톡스요법의 장점은 식사를 안 해도 소식 제품으로 어느 정도의 에너지 생산에는 도움이 된다는 점이다. 매우 힘들지도 않다. 하지만 먹는 걸 매우 즐겨하는 사람들은 식사 대신 디톡스 제품으로만 먹는 걸 힘들어할 수 있다. 처음 이틀 동안은 기운이 조금 빠질 수도 있다. 디톡스 과정에서 기운 빠지거나 명현현상이 나타나는 것을 케토플루 현상이라고 한다. 그러나 잘 참고 견디면 나중에는 일하면서도 잘 견뎌진다.*

  참고로 이슬람의 종교행사나 유럽의 그리스정교에서는 1년에 여러 번씩 종교적 단식(금식)을 시행한다. 종교적 단식이 힘들긴 해도 잘 견디면 건강에는 좋다. 종교적 단식을 하는 나라에 장수하는 사람들과 장수마을이 많다. 한국인은 너무 잘 먹으니 단식(금식)을 어려워하는 경향이 있다.

---

* 간혹 소식요법에서 밥을 끊고는 전혀 못 살겠다는 사람이 있을 수 있다. 그런 경우에는 밥상을 차린 다음 반찬 적당량에 '소식분말 3종'을 디톡스 두유에 타서 밥 대신 먹어도 좋은 결과가 나온다.

5

암과 마음, 감정, 신경은 서로 연관돼 있다

기계처럼 작동하는 인체의 신경전달물질에 주목한다

인체의 마음, 감정, 신경을 논하기 전에 먼저 기계를 비유로 들어보자. 연료를 태우는 엔진이든 전기기계이든 기계가 잘 돌아가려면 가장 먼저 해야 할 일은 에너지를 생산하고 공급하는 일이다. 그러나 기계의 규모가 클수록 윤활유나 냉각장치가 더욱 필요하다. 윤활유나 냉각장치가 없으면 바로 고장이 나버리기 때문이다.

인체는 기계보다 수백 배에서 수천 배 더 복잡하고 정밀하다. 하지만 인체도 에너지 생산이 꾸준히 이뤄져야 생명 유지가 가능하다. 여기에 더해 기계의 윤활 작용과 냉각 작용에 해당하는 일도 매우 중요하다. 특히 윤활 작용이 부족할 시에는 안구 건조, 코안 건조(코딱지), 구강 건조, 귀 가려움, 장 건조, 피부 건조, 생식기 건조가 동반되며 매우 불편할 경우가 많다. 인체의 냉각 작용은 호흡, 땀, 대소변을 통해 열을 발산하는 일이다.

그런데 인체에는 기계에 없는 마음, 감정, 신경이란 게 있다. 그래서 이런 것들이 삶의 질을 좌우하기도 하고 건강을 좌우하기도 한다. 앞에서 언급한 3대 영양소, 채소 영양소, 항암 보충제가 잘 운용될지라도 마음을 어떻게 먹고 어떤 감정을 느끼고 어떻게 신경을 쓰는지에 따라서 건강을 잘 유지할 수도 있고 반대로 건강을 망칠 수도 있다는 사실을 기억해야 한다.

가장 대표적인 예로서 조급, 긴장, 초조, 짜증, 분노 등으로 교감신경을 흥분시키면 인체는 코르티솔, 에피네프린(아드레날린), 노르에피네프린(노르아드레날린) 등의 스트레스 강화 물질을 만들어내서 크게 부정적인 영향을 미친다. 단기간에는 몸에 큰 충격을 주지 않을지도 모른다. 하지만 자극이 더 심해지거나 장기적으로 노출될 시엔 건강에 매우 안 좋다.

반대로 사랑, 기쁨, 칭찬, 보람, 만족감, 행복감 등으로 부교감신경을 자극하면 인체는 행복 호르몬인 도파민, 세로토닌, 엔도르핀, 멜라토닌, 옥시토신, 다이돌핀 등의 물질을 생산한다. 이는 마음과 기분만 좋게 하는 게 아니라 신체적 문제를 막아준다. 이런 호르몬이 있다면 신체에 고장이 생겨도 웬만하면 스스로 해결할 수 있다.

그런데 문제는 좋은 감정과 좋은 환경에 놓이고 싶다고 누구나 생각하지만 실제로는 그렇게 되지 않을 수도 있다는 게 문제다. 또 개개인의 성품이나 성장 과정에서 부정적인 환경에 노출됐을 경우 본인의 의지와 달리 부정적인 환경에 휩쓸릴 경우도 없잖아 있을 것이다. 그렇다고 해서 포기해서는 안 된다. 본인 스스로 긍정적인 생각을 가지도록 부단히 노력하고 주위를 긍정적인 사람, 친구, 방송, 서적, 인터넷 등으로 채워야 한다. 자신을 갈고닦아야 한다.

그래서 인류사회에는 종교가 존재하는지도 모른다. 고대로부터 현대에 이르기까지 개인은 자기 능력을 초월하는 문제에 맞닥뜨리면 종교의 도움을 받아왔다. 종교의 도움은 아주 효능이 좋았다.

마음과 몸의 안정과 평화를 얻을 수 있다면 그 무엇이라도 추천하고 싶다. 단 개인의 삶과 경제를 무너뜨리는 사이비종교는 피해야 한다.

다시 말해서 인체는 호르몬이나 수천 종류의 신경전달물질에 의해서 마음, 감정, 신경이 긍정적으로 움직이기도 하고 부정적으로 움직이기도 한다. 이 사실을 분명히 기억해야 한다. 즉 마음을 어떻게 먹고 감정을 어떻게 느끼고 신경을 어떻게 쓰느냐에 따라서 몸에서 만들어지는 호르몬과 수천 종류의 신경전달물질은 달라진다. 어떤 신경전달물질이 발산되느냐에 따라 우리 몸이 건강해질 수도 있고 반대로 암이나 질병이나 빠른 노화가 촉진될 수 있다.

과거에는 마인드컨트롤, 웃음요법, 기도요법, 종교활동, 스포츠, 오락, 문화, 예술이 인체 내의 물질 변화를 별로 생각하지 않았다. 마음과 생각과 신경이 내 몸을 변화시킨다고 막연하게만 강조하는 경우가 많았다. 지금은 신경전달물질의 활동을 많이 알게 된 시대이다. 인체의 모든 생각, 마음, 감정, 신경 등에 의해서도 신경전달물질이 생성되기도 하고 반대로 신경전달물질이 먼저 생성되고 난 후에 정신이나 감정이 활동할 수도 있다는 사실을 알아야 한다. 즉 나의 환경이나 긍정적인 생각의 변화가 우수하고 좋은 신경전달물질을 생산하고 결국은 말과 행동의 변화를 불러오게 되고 곧 질병의 변화와 삶의 변화로 이어지게 된다.

또 인체의 변화는 긍정적인 생각만으로도 가능하다. 하지만 좀 더 확실한 변화를 주려면 긍정적인 말을 내뱉어야 한다. 이렇게 자신의 미래를 공표하게 되면 뇌와 신경과 세포는 거기에 맞는 신경전달물질을 만들어낸다. 여기에 덧붙여서 마음, 감정, 신경을 조절하기 위한 자기최면을 추천한다.

자기최면을 실천해서 몸과 마음의 건강을 챙기자

자기 몸에서 긍정적인 시너지 현상이 나타나기 위해서는 한두 번의 실천과 행동으로 그쳐서는 안 된다. 일정 기간 반복해서 자신의 뇌와 신경세포에 긍정적인 생각을 확실하게 각인시켜야 한다. 보통 사람의 경우 자신도 모르는 사이 무의식이 행동을 지배한다. 자기최면은 의식적인 행동을 활용해서 무의식의 세계(신경전달물질계)에 변화를 주는 방법이다. 이러한 자기최면은 인류사회에서 부단히 있어 왔다. 그것이 종교이든 스포츠이든 사회적 집단행동이든 정치적 선동이든지 간에 말이다.

이제는 나 개인의 건강을 위해 행동할 때이다. 자기최면은 3단계로 나누면 편리하다. 단기적 활동, 중기적 활동, 장기적 활동으로 나눈다. 자기최면의 실천은 반드시 글과 말로서 시행한다. 생각과 마음과 암기식 정도로도 효과가 없지는 않으나, 말의 위력은 더욱 더 강력하다. 특히 가족, 친지, 친구에게 자기최면을 공표함으로써 자신의 의지를 더욱 확실하게 펼칠 수 있다. 즉 말로 공표하고 반복해서 주문을 외우면 인체의 뇌와 신경과 세포는 거기에 맞는 신경전달물질로 대응하기 마련이다.

일상에서 실천할 수 있는 자기최면의 예를 들어보자.
1. 나는 담배를 끊을 수 있다.
2. 나는 술을 마시지 않겠다.
3. 나는 매일 적당한 운동을 하겠다.
4. 과식하지 않고 적당히 먹겠다.

이러한 결심을 실천하는 일이 평소에 매우 어렵게 여겨졌다면 인체와 뇌는 '그래. 전에 하던 대로 해! 그게 편해! 뭘 사서 고생하고 그래!'라며 부정적 습관을 고치려 들지 않는다. 하지만 벽에 써 붙여놓고 가족과 친지에게 말하고 자신에게도 매일 수십 번씩 "너는 할 수 있어!"라고 말한다면 뇌와 신경과 세포는 내가 요구하는 쪽으로 신경전달물질을 만든다. 결국은 몸 또한 변화하게 된다. 즉 말로서 나의 뇌, 신경, 세포 활동에 변화를 더 빨리 가져오는 방법이다.

여기서 주의해야 할 점이 있다면 부정적인 생각을 떨쳐버려야 한다. '과거에도 실패했었는데?' '성공할 수 있을까?'라는 생각은 뇌와 몸이 과거에 머물게끔 한다. 우리 몸과 뇌는 과거의 관성에서 벗어나지 않는 쪽으로 기울어지는 경향이 있어서 단호하고 긍정적으로 "나는 할 수 있다!"라고 소리 내 강조해야 한다.

신라 시대의 유명한 일화에 따르면 화랑 김유신은 천관녀라는 기생집에 자주 드나들었다. 그런데 김유신은 새 마음으로 이 기생집에 가지 않기로 선언했다. 어느 날 술을 마시고 졸고 있는 사이 김유신을 태운 말이 천관녀 집으로 가게 된 사건이 있었다. 김유신은 단호하게 말의 목을 베고 돌아왔다. 사실 말은 아무 죄가 없다. 습관적으로 갔을 뿐이다. 하지만 김유신은 자신의 의지를 공고히 표현하기 위한 수단으로 말의 목을 베었다. 이처럼 자기최면은 자신의 의지와 노력으로 자신의 건강을 지키는 길이다. 질병에 걸렸어도 이기는 쪽으로 자기 몸을 변화시킬 수 있음을 인지하고 실천해야 한다.

질병이 닥쳤을 때 할 수 있는 자기최면의 예를 들어보자.
1. 나는 당뇨를 이길 수 있다.
2. 탄수화물을 줄이고 운동은 꾸준히 하겠다.
3. 채소를 즐겨 먹고 부족분은 파이토케미컬로 보충하겠다.

4. 당뇨에 나쁜 습관은 김유신처럼 과감하게 끊을 것이다.

암에 걸렸을 때 할 수 있는 자기최면의 예를 들어보자.
1. 표준 3대 요법을 잘 이겨낼 것이다.
2. 백혈구 증가를 위해 식생활을 개선하고 맨발로 둘레길을 산책할 것이다.
3. 항암화학요법의 부작용이 적도록 식생활을 개선할 것이다.
4. 방사선요법을 잘 이겨내도록 보충제를 먹겠다.
5. 심리적 평안을 위해 기도와 종교모임에 나갈 것이다.
6. 몸에 독소가 되는 제품은 일절 먹지 않고 디톡스를 할 것이다.
7. 과잉 식욕, 소화불량, 변비, 설사 등의 건강하지 못한 상태를 빨리 개선하도록 하겠다.

이러한 자기최면을 매일 여러 번씩 주문으로 소리 내 강조할 필요가 있으며 자신의 뇌와 신경과 세포에 각인시켜야 한다.[*]

---

[*] 행복 호르몬은 사람을 긍정적으로 변화시키는 물질이다. 마약은 외부에서 투입하는 강력한 신경전달물질이다. 아편, 대마, 코카인 같은 천연마약과 화학적으로 만든 합성마약 등은 뇌의 수용체에 달라붙는다. 그렇게 되면 본인의 의지와 상관없이 환각, 환청, 쾌감, 안정감 등을 느낀다. 행복 호르몬이나 마약 둘 다 사람을 극적으로 변화시키는 대표적인 물질이지만 뇌는 이러한 물질이 오래가지 않도록 해독하거나 상쇄시키는 물질을 만들어낸다. 인체의 행복 호르몬은 양이 적고 강력하지 않아서 금방 상쇄된다. 마약 종류는 효과가 강력하므로 상쇄하려는 물질을 많이 만들어내고 이것이 결국은 금단현상을 일으키게 된다. 사람이 마약으로 인해 황폐해지는 이유가 여기에 있다. 금단현상으로 고통받더라도 이 시기를 참고 이겨내 마약을 끊으면 뇌에서는 상쇄하는 물질을 더 이상 만들어내지 않게 된다. 마약은 보통의 인내심으로는 치유하기 힘든 게 사실이지만 분명 치유가 가능하다.

| 에필로그 |

초등학교 교과서 『바른 생활』대로 실천하면 된다

　앞에서 이미 여러 번 얘기했지만 마무리 요약으로 반복하자면 다음과 같다. 암 예방이란 것이 아주 거창하고 대단한 것 같지만 실은 매우 단순하고도 간단하다. 서두에 언급했다시피 초등학교 1학년 교과서인 『바른 생활』에 나오는 내용만 잘 실천하면 아주 쉽다. 즉 하지 말아야 할 것은 하지 않고 해야 할 것은 실천하면 다 된다. 그런데 많은 분은 수십 년을 살아오면서 '그게 마음대로 되나?' '실천하기가 쉽지 않구먼!'이라고 부정적인 생각을 가져서 실천하기 어려워한다.

　성인이 됐으니 술, 담배, 커피, 음료수 등의 맛있는 것을 거부하면 무슨 재미로 사냐고 생각할지도 모른다. 일견 맞는 말이다. 인생을 즐겁게 살다가 가는 방법도 과히 나쁘지는 않다. 그럼에도 질병의 고통을 피하고 싶은 분들은 당연히 『바른 생활』에 나오는 내용을 실천하면 된다. 때로는 질병이 재산과 건강을 빼앗고 고통과

괴로움을 오래 끌고 가는 경우도 있으니 개인의 판단에 따라 결정할 일이다.

이 책에서는 후자의 결정을 좀 더 존중한다. 담백한 삶과 평온을 즐기려는 분을 위한 참고 자료가 되기를 희망해 앞에서 두서없이 풀어놓았던 내용들을 요약정리해본다.

가능한 한 하지 말아야 할 것들 네 가지를 유념하자

살다 보면 100% 피하지 못하는 경우도 많다. 아래의 내용 중 불가피하게 잠깐 하게 되는 경우는 크게 신경 쓰지 않아도 된다.

첫째, 강하고 많은 양의 방사선은 자주 쐬지 않는 것이 좋다. 하지만 꼭 필요한 검사인 X선 검사와 CT검사 등은 너무 자주 하지 말고 꼭 필요할 때만 한다.

둘째, 화학약품은 적게 먹을수록 좋다. 서양인들은 신약을 케미컬Chemical이라고 말한다. 즉 화학약품인 것을 알고 먹는다. 신약의 장점은 응급처치에 효과가 아주 좋다. 급한 불을 끄는 데는 신약만큼 빠른 방법이 없다. 그렇다고 급하지 않은데도 너무 남용하거나 오랫동안 장기간 먹는 것은 신중히 생각해야 한다. 때로는 일을 하기 위해 감기약이나 몸살약을 일 년 내내, 그것도 10년 이상 먹는 분들도 간혹 있다. 결국엔 이러한 처사가 위암, 대장암, 전립선암을 유발하는 경우를 종종 본다. 화학제품이 아닌 천연제품과 생약제품 등을 대안으로 고려해볼 필요가 있다.

셋째, 인스턴트식품은 적게 먹을수록 좋다. 우리 조상들의 식생활과 달리 오늘날은 인스턴트식품을 완전히 피하기가 쉽지 않다. 그렇다고 인스턴트식품을 마구 자주 먹다 보면 언젠가는 큰 탈이 날 수도 있다. 특히 얼음이나 빙과류를 자주 먹으면 오장육부가 냉해지고 세포 기능이 떨어질 수 있다. 그리고 식품 화학첨가물들을 장기간 섭취하면 위험할 가능성이 커진다. 최대한 자제하고 적게 먹을수록 당연히 몸에 좋은 건 사실이다. 수년 전에 20대 후반의 남자 대학생과 30대 초반의 기혼 여성이 각각 대장암과 위암이 말기가 되어 나를 찾아왔다. 그 두 사람은 똑같이 "인스턴트식품을 너무 즐겨 먹었다."라고 고백했다. 병원에서도 손쓰기 어려운 상황이었다. 결국 두 사람 다 젊은 나이에 세상을 하직했다.

넷째, 음식을 먹을 때 최대한 당독소, 단백질독소, 지질독소를 피하자. 너무 매운 것, 튀김류, 프라이팬을 사용해서 요리한 음식, 석쇠로 굽거나 태운 음식, 지나친 조미료, 잦은 유제품, 잦은 분식 등은 최소한으로 섭취하는 편이 매우 유익하다. 찌거나 삶은 음식이 당독소가 적게 생기고 음식 노폐물이 적다.

하면 할수록 좋은 것 네 가지를 유념하자

첫째, 다양한 채소류를 맛있게 만들어 먹자. 나물류, 쌈류, 채소류를 자주 많이 먹을수록 좋다. 고추 등의 매운 채소는 최대한 자제하고 양배추 등의 냉성 채소는 삶거나 데쳐서 먹는다. 특히 채소 샐러드를 만들어 먹는 걸 추천한다. 여러 가지 채소에 해조류, 두부, 토마토, 삶은 달걀, 좋은 기름, 고급 식초 등으로 버무리면 반찬으로도 먹기 좋고 간식으로도 먹기 좋다. 최고의 건강 음식이다. 해조류 또한 자주 먹을수록 좋다.

둘째, 식물 단백질 섭취 비중을 높이고 동물 단백질은 지나치지 않게 적당량 먹는다. 식물 단백질은 각종 콩류와 두부에 많이 들어 있다. 식물 단백질 섭취를 가능한 우선하면 좋다. 두부를 먹을 때는 프라이팬을 안 쓴 생두부나 삶은 것으로 먹는 게 좋다. 동물 단백질은 달걀과 알류에 많이 들어 있다. 닭이나 오리 같은 조류, 생선, 조개류, 육류에도 많이 들어 있다. 단백질도 노동과 운동을 많이 하는 경우엔 조금 더 먹어도 좋다.

셋째, 좋은 지방(기름)을 먹도록 하자. 좋은 지방은 견과류에 들어 있는 지방, 식물성기름, 동물성 지방이다. 견과류를 잘 먹되 적당히 먹도록 한다. 과량섭취는 자제해야 한다. 식물성기름은 참기름, 들기름, 올리브유, MCT유, 아보카도유 등이 고급 기름이다. 동물성 지방은 소고기 기름과 돼지고기 기름 등이다. 동물성 지방도 적당히 먹도록 한다.

넷째, 탄수화물 섭취는 소량으로 한다. 탄수화물은 자동차의 휘발유처럼 인체 에너지의 기본원료이므로 중요한 영양소이다. 그러나 남아도는 탄수화물은 지방과 당독소가 되기 때문에 과량을 먹는 게 좋지 않다. 탄수화물은 장에서 포도당으로 분해되고 혈액으로 들어간다. 혈액 속의 포도당은 모든 세포 속의 미토콘드리아로 퍼져나가서 아데노신삼인산이라는 에너지 재료를 만든다. 그러므로 포도당은 뇌와 근육에서 가장 많이 쓰인다. 에너지 재료로 없어서는 안 된다. 하지만 오늘날은 탄수화물을 너무 많이 먹어서 문제다. 탄수화물을 지나치게 먹으면 포도당이 넘쳐나고 세포에서 다 사용하지 못한 포도당은 혈당을 높인다. 인슐린이 많이 나와서 고인슐린혈증이 찾아오고 췌장에 무리가 간다. 이뿐만 아니라 남은 포도당은 지방(고지혈, 중성지방)으로 만들어져 비만과 만성질환의 원인이 된다. 또 남아도는 포도당은 단백질과 결합해 인체의 노폐물인 당독소를 만든다.

그러므로 탄수화물은 몸에 필요한 양만큼만 먹는 게 좋다. 개인마다 체격이나 노동의 양이 다르므로 고정량을 정할 수는 없다. 너무 배부르지도 배고프지도 않을 정도로 먹는 게 좋다. 굳이 양을 정한다면 적은 체격을 가진 사람은 밥공기 2분의 1 정도씩 하루 세 끼를 먹는 게 좋다. 큰 체격을 가졌거나 노동을 많이 하는 사람은 한 공기로 하루 세 끼가 적당하고, 많은 양의 밥 대신에 채소와 단백질을 잘 먹으면 더 좋다.

또 알아두어야 할 점은 백미보다 잡곡밥을 먹는 게 더 좋다. 잡곡은 종류가 많을수록 좋으나 잡곡밥을 소화하기 어려운 사람은 생식을 보충한다. 생식도 소화가 쉽지 않으면 백미 밥을 적게 먹고 감자와 고구마를 조금만 추가한다. 현미는 백미보다 영양가가 많은 것이 사실이나 그 속에 피틴산Phytic acid이라는 성분이 있어서 칼슘, 철, 아연 등의 미네랄과 결합한다. 이러한 결합은 흡수를 방해하는 작용이 있다. 그러므로 현미밥을 많이 먹거나 오래 먹을 시 철분Fe과 미네랄 부족으로 빈혈을 일으킬 수가 있다. 그래서 잡곡밥에 현미를 적게 첨가하는 게 좋다. 또 최근에는 피틴산이 암세포의 분화와 증식을 억제한다는 주장과 항산화 작용과 항염 작용 등에 대해서는 좀 더 기다려 볼 필요가 있다.

우리는 생각보다 탄수화물을 섭취할 일이 많다. 밥 외에도 분식, 빵, 옥수수, 감자, 고구마, 당면, 과자, 설탕 등에 탄수화물이 많으므로 밥 대신 먹더라도 적당량 먹어야 한다. 밥 먹고 이런 걸 후식으로 먹으면 밥을 두 그릇 이상 먹는 결과가 돼버린다. 과일도 포도당과 과당이 많으므로 식사 후엔 안 먹는 것이 좋으나 부득이한 경우엔 적게 먹는 것이 좋다.

음식에서 부족한 영양소는 보충제를 통해 보강하자

오늘날 자연산 곡식이나 산나물은 매우 드물고 희귀하다. 현대농법으로 토양이 산성화되고 질소비료와 과다한 농약을 사용해서 토양의 영양성분이 줄어들게 됐다. 이러한 농법으로 수확한 농산물은 외형은 우수하나 거의 모든 식재료의 영양성분이 대폭 줄었다.

목축에서도 더 이상 닭, 오리, 소, 돼지 등을 방목하는 경우가 매우 드물다. 축사에서 사료만 먹이고 항생제와 성장호르몬 등의 약물을 많이 쓰게 되니 영양의 불균형은 어쩔 수 없이 따라오게 된다. 그래서 부족한 부분을 보충제로 메꿔주는 방법은 매우 지혜로운 일이다.

평소에 잘 먹는 식물재료에서도 신체에 부족한 성분을 따로 추출해 보충제를 만드는데 이를 '음식물성 보충제'라고 한다. 음식물성 보충제에는 비타민류 보충제, 오메가3 보충제, 미네랄보충제 등이 있다. 과거에 워낙 음식이 부족했을 때는 이러한 음식물성 보충제도 치료제로서 훌륭했다. 그러나 오늘날은 음식이 넘쳐나고 많이 먹어서 탈이 나는 경우가 더 많다. 그래서 오늘날 음식물성 보충제를 통해 영양소를 보완하는 경우는 효과가 거의 없거나 오히려 역효과가 날 수도 있다. 그러나 식사에 어려움을 겪는 사람이나 소화기관이 약해서 영양 흡수가 잘되지 않는 사람의 경우엔 음식물에서 부족한 영양보충제를 먹을 때 효과를 볼 수도 있다.

음식물성 보충제 중에 비타민의 중요성은 널리 알려져 있다. 특히 과거 대양을 항해하던 선원들이 신선한 채소를 먹지 못해서 비타민B가 결핍되거나 비타민C가 결핍되는 경우가 많았다. 그래서 각기병이나 괴혈병 등에 걸려 죽거나 고생하는 일이 비일비재했다. 하지만 비타민은 채소와 음식을 잘 먹으면 부족해지는 경우가 매우 드물다. 오늘날은 음식이 넘쳐나기 때문에 채소와 음식을 잘 먹으면 따로 비타민제를 먹는 게 큰 도움이 안 되는 경우가 많다. 식사와 영양이 부실한 경우에만 보충한다.

천연비타민 대부분은 탄소, 산소, 수소로 구성돼 있다. 그러다가 비타민을 대량으로 생산하기 위해서 화학적으로 합성하는 비타민도 생겨났다. 식사를 잘 못하거나 채식이 부족한 사람에겐 비타민 부족증이 나타날 수 있으므로 합성비타민도 당연히 도움이 된다.

하지만 채식과 음식이 풍부한 사람에겐 별로 도움이 안 되는 경우가 많다. 특히 지용성비타민인 비타민A, 비타민D, 비타민E, 비타민K 등은 과잉으로 섭취할 때 몸에 잔류하거나 축적될 수 있다는 위험성이 있다. 게다가 덴마크의 고란 젤라코비치 박사팀과 크리스티안 글루드 박사는 합성으로 만든 비타민A와 비타민E를 과량으로 섭취했을 경우 수명이 더 단축됐다는 보고서를 『미국의학협회 저널JAMA』에 게재했다. 영국의 영양학회와 미국의 미국질병예방특별위원회USPSTF에서도 합성비타민의 위험성을 경고한 바 있고, 가능한 한 채소나 음식을 통한 천연비타민을 먹을 것을 권유했다.

오메가3 보충제도 음식물성 보충제이다. 오메가3 또한 못 먹거나 부족할 시에만 보충할 필요가 있는 보충제이다. 오메가3는 들깨, 들깻잎, 들기름에 풍부하고 아마씨를 비롯해 각종 식물 속에 다양하게 들어 있다. 생선류인 연어, 고등어, 참치, 새우 등에 많고 다른 생선에도 두루 포함돼 있다. 오메가3 역시 채소와 생선을 잘 먹는다면 따로 보충할 필요가 없다. 음식에 있는 영양보충제는 넘쳐나게 먹는 것보다 모자랄 때 보충하는 게 좋다. 오메가3가 부족해서 질병이 발생했을 땐 치료 효과를 낼 수 있지만 과잉은 금물이다.

미네랄보충제는 원래는 식물성 음식, 동물성 음식, 물, 소금 등에 미네랄이 적당히 있어서 우리의 조상 시대엔 따로 보충하지 않아도 됐다. 그러나 지금은 식물성 식재료, 동물성 식재료, 수돗물, 생수 등에 충분한 미네랄이 부족해 보인다. 그러므로 천일염을 녹인 미네랄 소금물을 마시거나 미네랄 종류가 풍부한 제품을 따로 먹어주면 아주 좋다. 미네랄이 부족하면 뼈, 인대, 힘줄, 근육, 신경, 세포 등에 원인을 알 수 없는 고장이 나기도 한다. 고급 미네랄만으로도 신경통이나 인대, 힘줄, 근육의 질병이 사라지는 경우가 꽤 많다.

그 외에도 딱히 원인을 잘 모르는 몸의 고장 중에 미네랄 부족으로 인한 게 있을 수 있다. 이럴 때 미네랄만 보충해줘도 좋아지는 경우가 자주 있는 편이다. 천일염이나 산호에서 추출한 미네랄이 70종 이상이고 매우 우수하다. 그러니 고급 미네랄 제품을 복용할 것을 권유한다. 미네랄은 기초건강, 만성질환, 암 예방, 암 면역에 당연히 도움이 되고도 남을 것이다. 단, 지나친 과잉섭취는 당연히 주의한다.

음식에 아예 없는 성분은 생약 보충제를 통해 섭취해야 한다

음식에 아예 없는 성분은 식물성 '생약 보충제' 같은 것으로 보충함이 좋다. 평소에 음식으로 잘 먹을 수 없는 약초 등은 생약 성분을 추출해 환제, 정제, 분말, 액제 등의 제품으로 만든다. 이때 쓰이는 재료는 탱자, 녹차, 강황, 대황, 알로에, 차전자 등 종류가 수천 종에 이른다.

오늘날은 한약(약초, 생약)을 직접 달여 먹는 경우가 매우 적다. 따라서 건강식품으로 허가된 생약제품을 치유용으로 활용하면 좋다. 먹기도 편하고 음식으로 보충할 수 없는 영양소를 통해 소기의 효과를 기대할 수 있기 때문이다.

성인병 만성질환과 암의 치유와 예방에 필요한 보충제를 소개하겠다. 음식에 있지만 함량이 적어서 추가로 보충해줘야 하거나 음식으로 섭취할 수 없는 식물이나 약초 등에 있으면서 치유 효과를 극대화할 수 있는 천연보충제는 그 종류가 엄청 많다. 그래서 다 소개하지는 못하고 많이 사용되는 종류만 몇 가지 소개한다.

천연보충제의 종류

1	종합미네랄(미량원소 70여 종으로 구성된 산호 제품)	미네랄 부족증
2	천일염, 죽염, 수입암염(소금으로 된 미네랄 보충제)	미네랄 부족증

3	천연비타민(식물 추출의 자연산 천연비타민)	우수한 자연산 비타민
4	후코이단(미역귀에서 추출한 제제)	항암 작용, 암 예방
5	파이토케미컬 레스베라트롤(호장근, 대황, 포도 등)	항노화, 항바이러스, 항염, 항암
6	파이토케미컬 헤스페리딘(광귤, 지실, 지각 등)	노화 지연, 항산화, 항염증
7	파이토케미컬 설포라페인(브로콜리, 콜리플라워, 케일, 청경채)	항균, 항암
8	파이토케미컬 아피게닌(진피, 청피, 포멜로 등)	항산화, 항염, 항암
9	파이토케미컬 안토시아닌(아로니아, 복분자, 흑미, 자색옥수수 등)	항노화, 항염, 항당뇨, 항암
10	파이토케미컬 라이코펜(토마토, 수박, 감, 석류, 자몽, 붉은 포도)	항산화, 항노화, 항암
11	파이토케미컬 쿼세틴(양파, 케일, 케이퍼 등)	지방산화 억제, 항암
12	파이토케미컬 커큐민(강황, 울금, 아출 등)	항종양, 항아밀로이드, 항염증
13	파이토케미컬 카테킨(녹차, 흑차, 포도, 포도주, 코코아)	항산화, 활성산소, 항암
14	파이토케미컬 피페린(흑후추 등)	항산화, 항균, 간 보호, 항염, 면역조절, 항암
15	파이토케미컬 제니스테인(알팔파, 붉은 클로버, 병아리콩, 땅콩, 갈근)	유방암, 결장 종양
16	파이토케미컬 베르베린(황련, 현호색 등)	항균, 항염증, 항바이러스, 당뇨, 고지혈
17	파이토케미컬 리그난(아마씨, 씨앗류, 밭곡류, 겨, 딸기류)	항균, 항바이러스, 항진균
18	파이토케미컬 알리신(마늘 등)	항균, 항바이러스, 헬리코박터 사멸
19	파이토케미컬 생약(과립제, 환제, 액제, 분말 등)	한약 탕제를 대신하는 제제
20	엔오(NO)제제(식물성 발효 제제로 NO 생성)	혈관 확장 외 매우 다양한 작용
21	NMN함유제제(브로콜리, 양배추, 아보카도 등)	에너지 일종인 NAD^+ 생성
22	인슐린 저항성 개선제(이노시톨 제제)	당독소 제거로 인슐린 활성
23	특수 유산균(장 내 Proteus Mirabillis균을 제압할 수 있는 제제)	파킨슨 증상 외 장과 질 내에 유익균 확보
24	식물성 담즙 분비 촉진제(콜레스테롤 사용)	혈압, 고지혈, 담즙 부족 개선
25	세포외조직 보충제(콜라겐, 히알루론산, 글리코칼릭스)	골밀도 감소, 근 감소에 필수
26	위·장점막 보충제(히알루론산+유산균)	항암제나 신약으로 점막 손상 때 신속 복구
27	에너지 보충제(효모추출물, 밀배아 추출물)	$NAD^+/NADH$ 비율조절

28	최고급 두유제품(설탕이나 감미료 불포함)	다이어트, 당뇨, 혈압, 고지혈 개선
29	디톡스('5일 소식' 제품 외 다수)	항암 외 만성질환 개선에 도움
30	키토산 제제(갑각류껍질 발효)	혈관 침착물 제거, 면역강화, 항균, 항바이러스, 항암
31	항바이러스 및 림프순환 제제(생약 제품)	항바이러스 및 림프순환
32	비타민 B3(나이아신, 나이아신아마이드)	암 예방, 항암 작용, 고지혈증 개선

이러한 보충제들은 신약처럼 치료제로서 작용하지는 않는다. 다만 영양소나 면역력이 부족하거나 음식만으로 충분하지 못할 때 보충해주는 보충제이다. 하지만 인체는 부족함을 채워주고 면역력이 활성화되면 스스로 질병을 이겨내는 놀라운 능력을 갖추고 있다. 그러므로 이러한 예방요법은 만성질환과 암 예방에 모두 적용할 수 있다.

이미 생긴 암은 어떻게 대처해야 하는가

이미 생긴 암에 대해선 어떤 자세로 대처해야 할까?

첫째, 당황하지 말아야 한다. 울고불고 당장 큰일 날듯 허둥대면 이미 암에 진 것이나 다름없다.

둘째, 마음을 침착하게 먹고 기도하는 마음으로 암을 서서히 물리칠 계획을 세워야 한다. 서두르거나 조급해지면 자칫 악수를 두어 대마를 잃는 사태가 생긴다. 암이 진행되는 성격에 따라 종류를 나눌 수 있다. 암은 아주 빠른 속도로 진행하는 암, 아주 서서히 진행하는 암, 어느 정도 성장하다가 성장을 멈춘 암, 암 크기가 조금씩 줄어드는 암, 암세포가 정상세포로 도로 회귀하는 암 등이 있다. 대부분 사람은 암이라고 하면 아주 빠른 속도로 진행하는 암만 생각해서 놀라고 허둥대다가 도리어 귀한 생명을 더 빨리 잃는다. 암에 걸리면 무조건 침착해야 한다.

실제로 암에는 아주 서서히 진행하는 암, 어느 정도 성장하다가 성장을 멈춘 암, 암 크기가 조금씩 줄어드는 암, 암세포가 정상세포로 도로 회귀하는 암도 있으므로 잘못된 생활 습관을 버리고, 기초건강을 새롭게 다지면 의외로 좋은 결과를 만날 가능성도 충분히 있다.

셋째, 때로는 아무 치료를 하지 않는 사람이 독한 치료를 받는 사람보다 더 오래 사는 경우도 종종 있다.

어떤 암은 친구처럼 같이 살아가야 하는 것도 있다. 그러나 모든 암의 종류가 그런 건 아니므로 표준 3대 요법, 면역요법, 생약요법, 복합요법을 할지 신중히 생각해야 한다. 암을 발견했을 시점에는 보통 10년 이상 된 암이 많으므로 당장 서두른다고 크게 달라지지는 않는다. 암이 급속히 성장하거나 암 탓에 바로 사망하는 경우는 생각보다 많지 않다. 급하게 성장하는 암일수록 기초건강이 완전히 무너진 경우가 많아서 기초건강 회복을 시도하지 않고 암세포만 죽이겠다는 생각은 생명을 더 빨리 위험하게 만든다.

우리나라에는 "급할수록 돌아가라!"라는 멋진 속담이 있다. 급하게 성장하는 암이든 서서히 자라는 암이든 기초건강을 다지고 회복하는 게 중요하다. 느긋하게 마음먹고 표준 3대 요법과 예방요법을 겸할 때 더 지혜로운 결과가 나올 수도 있다.

넷째, 생활 습관과 마음 습관을 되짚어 보고 긍정적으로 바꿔야 한다. 예를 들면 불규칙한 수면과 과로에서 해방되자. 불규칙적으로 섭취하는 음식, 인스턴트식품, 과식 등을 끊도록 하자. 근심, 걱정, 불안, 초조, 미움, 짜증 등의 부정적 마음 등이 있었다면 반성하고 즉각 발상을 전환하자.

습관이란 관성이 있어서 평소에도 쉽게 고쳐지지 않는다. 하지만 암을 극복하기 위해선 결단의 각오가 필요하다. 암세포를 죽이는 일보다 먼저 해야 할 일은 철저한 자기 점검이다. 바꿀 수 있는 환경은 다 바꾸어주면 더 좋다.

다섯째, 암의 성장 스위치를 꺼주는 파이토케미컬을 고려한다. 현대과학의 표준 3대 요법을 시행하더라도 내 몸이 암을 이길 수 있는 환경을 만들어주는 게 중요하다. 현재로선 파이토케미컬이 가장 도움이 된다. 파이토케미컬은 의외로 항암 작용과 발암 예방 작용이 많이 알려져 있다. 무엇보다 부작용이 거의 없이 건강을 향상해준다고 보아도 무방하다. 또 표준 3대 요법의 부작용도 줄여주고 회복 기간도 대폭 단축해준다. 전이 예방과 재발 예방에도 크게 도움을 준다.

여섯째, 바른 생활을 하게 되면 인체의 회복력은 놀라울 만큼 빠르게 변한다. 인체의 내부에서 대사의 속도가 얼마나 빠른지 알면 놀라서 믿어지지 않을 정도이다. 예를 들면 혈액이 심장을 떠나서 몸을 한 바퀴 돌고 돌아오는 데 걸리는 시간은 다르다. 조용히 있을 때도 1분 이내지만 운동 중에는 30초 이내에 몸을 한 바퀴를 돌고 온다. 골수의 조혈모세포에서는 매일 엄청난 수의 적혈구, 백혈구, 면역세포를 만들어내고 있다. 인체의 세포는 50조 개인데 매일 1% 이상의 세포를 정리하고 새로운 세포를 만들어낸다. 이는 매일 5,000억 개 이상의 세포를 새로 만드는 일이다. 손끝이나 발끝을 바늘로 찔러보라. 찌르는 동시에 거의 즉각적으로 뇌에서 통증을 느낀다. 인체의 신경 전달은 이처럼 빠르고 신속하다.

사람의 세포가 매시간 얼마나 많은 일을 빠른 속도로 해내는지 눈이 핑핑 돌 지경이다. 단백질이 필요하면 거의 실시간으로 만들어내고 하나의 세포 속에는 수백 개에서 수천 개의 미토콘드리아가 에너지 재료인 아데노신삼인산을 쉬지 않고 만들고 있다. 세포 안에는 액체와 단백질 수천 개가 수시로 부대끼면서 돌아다니고

에필로그 **339**

세포 바깥의 조직이나 신경 등과도 수시로 연락을 주고받는다. 뇌에 신호를 보내고 신호를 받기도 한다. 과학에선 컴퓨터, 인공지능, 챗GPT 등이 번개처럼 빠르고 신속하게 일을 하듯이 인체의 내부도 쉴 새 없이 빠르게 돌아간다.

하지만 사람은 부정적 생각과 긍정적 생각의 차이가 크다. 살아오면서 굳어져온 오랜 습관을 쉽게 바꾸지 못하는 게 문제일 뿐이다. 생각과 습관을 바꾸려고 결심하고 실천만 하면 인체는 놀라울 정도로 빠르게 변화한다. 이미 암 판정을 받았을지라도 지금까지의 잘못된 생활 습관을 바로 고치면 우리의 인체는 놀랍게도 빠른 속도로 몸의 자연치유력을 회복한다. 더 나아가 스스로 암을 물리치는 행동을 과감하게 밀어붙인다는 사실을 알아야 한다.

말기 암 환자가 생을 포기하고 산속으로 들어갔는데 몇 달 만에 암이 없어져서 하산했다는 얘기를 자주 듣는다. 대부분 사람은 예외적이고 신기한 일로 치부하지만 실제로 '바른 생활'만 하면 사람의 몸은 신속하게 변화한다. 몸 안쪽을 들여다볼 수는 없지만 과학자들의 연구를 참조할 필요가 있음을 알아야 한다.

어쩌다 암이 심각하여 표준 3대 요법 중 하나인 수술을 하게 될 수도 있다. 그리고 만에 하나 미세한 암세포가 조직 속에 숨어 있거나 혈액에 떠돌아다닐 수도 있어서 방사선도 하고 항암화학요법도 할 수 있다. 표준 3대 요법으로 치료하는 사람은 완치를 꿈꾼다. 그렇다. 암세포를 완전히 박멸하는 것은 좋은 일임에 틀림이 없다. 하지만 암이 재발하는 일을 방지하는 것까지는 완전히 보장되지 않는다.

건강한 사람의 세포도 매일 분열하면서 돌연변이가 수천 개는 생긴다. 이 돌연변이 중에는 암세포도 포함돼 있다. 하지만 다행히도 정상건강을 유지하고 면역력이 있는 사람이라면 돌연변이 세포들을 깨끗이 정리해주는 체계를 몸 안에 갖추고 있다. 그래서 수술에 성공한 후에 방사선과 항암화학요법으로 암세포의 씨를 말린들 매일 수천 개씩 새로 생기는 돌연변이까지 막아내지를 못한다. 오히려 방사선과 항암화학요법은 더 많은 돌연변이를 만들어낼 위험이 있다.

그렇다고 해서 방사선치료와 항암화학요법을 하지 말라는 말은 아니다. 현재 당장 활성화돼 있는 암세포는 없앨수록 더욱 좋다. 하지만 그것으로 모든 것이 끝났다고 방심해서는 안 된다는 뜻이다. 표준 3대 요법이 끝난 후부터 본격적으로 재발 예방과 전이 예방을 위해서 철저한 생활요법이 중요함을 다시 강조한다. 먹는 것, 마시는 것, 잠자는 것, 운동하기, 그리고 마음 다스리기가 무엇보다 중요하다고 본다. '바른 생활'에 근거해서 편안하고 느긋한 마음으로 삶을 즐길 때 진정한 평화가 도래한다고 믿는다. 암세포만 죽이는 기적의 약, 음식, 식품은 없다. 오직 면역(자연치유력)을 돕는 환경, 음식, 식품, 마음 씀씀이가 기적을 일으킨다.

끝으로 모든 만성질병은 개인의 히스토리History를 적나라하게 드러낸 것이다. 즉 대사의 비정상화가 만성질병으로 나타나는 것이다. 대사질환을 쉽게 파악하지 못하는 이유는 오랜 시간 서서히 진행되기 때문이다. 검사만으로는 몸의 고장 난 부분을 찾기 어렵고 아주 세밀한 화학적 고장이 많다. 다시 말해서 '잘못된 생활 습관'이 대사질환을 만들고 그 원인을 찾지 못하는 경우가 수두룩하다. 이는 바른 생활 하나로 해결이 가능하다.

부족한 글인데도 끝까지 읽어준 독자들에게 진심으로 감사하며 모두 건강한 삶이 되길 바라면서 끝맺는다.

〈참고문헌〉

1. 싯타르타 무케르지, 이한음 옮김, 『암: 만병의 황제의 역사』, 까치, 2013년, (The Emperor of All Maladies : A Biography of Cancer -Siddhartha Mukherjee- 2010년)
2. 싯타르타 무케르지, 이한음 옮김, 『유전자: 은밀한 역사』, 까치, 2017년, (The Gene : An Intimate History -Siddhartha Mukherjee- 2016년)
3. 레베카 스클루트, 김정한 옮김, 『헨리에타 랙스의 불멸의 삶』, 문학동네, 2012년, (The Immortal Life of Henrietta Lacks, 2010년)
4. 정동기 박양호, 『암세포를 정상세포로』, 거리, 2017년
5. 김성동, 『암은 앎이다』, 아이프렌드, 2011년
6. 로렌 페코리노, 김우영·김용환·서지혜·우현애·이수재·이효종·조용연·차종호 옮김, 『암의 분자생물학』, 월드사이언스, 2021년
7. 배석철·나도선·최제용·류현모·배근영, 『건강을 위한 신의 선물 비타민 B3』, 오엘북스, 2023년
8. 네사 캐리, 이충호 옮김, 『유전자는 네가 한 일을 알고 있다』, 해나무, 2015년, (현대 생물학을 뒤흔든 후성유전학 혁명, The Epigenetics Evolution)
9. 후성유전학연구회, 『후성유전학 EPIGENETICS』, 범문에듀케이션, 2022년
10. 리처드 C 프랜시스, 김명남 옮김, 『쉽게 쓴 후성유전학』, 시공사, 2013년
11. 신인철, 『분자세포생물학』, 마리기획, 2021년
12. 신인철, 『날로 먹는 분자세포생물학』, 마리기획(성안당), 2022년
13. 닉 레인, 김정은 옮김, 『미토콘드리아』, 뿌리와이파리, 2008년, (Power, Sex, Suicide-Mitochondria and the Meaning of Life, 2005년)
14. 김규원 외, 『약의 역사』, 범문에듀케이션, 2017년
15. 류왕식·이영민·하상준·안진현·김종화·안병윤·장경립, 『바이러스학(2판)』, 라이프사이언스, 2010년
16. 주디스 그리셀, 이한나 옮김, 『중독에 빠진 뇌 과학자』, 도서출판 푸른숲, 2021년
17. 데이비드 A. 싱클레어·매슈 D. 러플랜트, 이한음 옮김, 『노화의 종말』, 부키,

2022년

18. 세르게이 영, 이진구 옮김, 『역노화』, 더퀘스트, 2023년
19. 후나세 슌스케, 이정은 옮김, 『병원가지 않고 고치는 암 치료법』, 중앙생활사, 2011년
20. 김훈하, 『열방약국 유방암 상담소』, 리더북스, 2021년
21. 김훈하, 『열방약국 말기암 통합요법 상담소』, 리더북스, 2023년
22. 하정구·정규성·공두환·김진성·최문영, 『근육혁명』(100세 건강의 비결) (근육이 빠지면 암보다 무섭다), 국일미디어, 2023년
23. 송현곤, 『염증과 면역 이야기』, 북랩, 2017년
24. 나덕렬, 『치매 예방 90% 가능해지다』, 뇌미인, 2024년
25. 레스터 레븐슨, 헤일 도스킨, 아눌라 스님 옮김, 『세도나 마음혁명』, 쌤앤파커스, 2016년
26. 프리타지·크리슈나지, 추미란 옮김, 『마음의 평안과 성공을 위한 4가지 신성한 비밀』(아름다운 마음의 혁명은 어떻게 오는가), 김영사, 2020년
27. 박명규·김아름, 『당독소 쇼크』, 클라우드나인, 2024년
28. 류형준, 『만화로 보는 천기누설 배달치유건강법』, (사)배달치유협회, 2021년
29. 조순희, 『스트레스 관련 疾病의 治癒에 대한 唯識學的 解釋 硏究』, 위덕대학교, 2010년
30. 박영순 박사 자료정리, 『파이토케미컬』, 부산대학교 약학대학 동문회밴드, 2020년
31. 유병팔·정해영, 『21세기 불로초』, 부산대학교 노화조직은행 편저, 2010년
32. 고창학, 『뇌가 만든 5·4·2인체』, 도서출판 신일북스, 2025년

만성질병 해방
근본 원인 알면 예방과 치유가 보인다

초판 1쇄 인쇄 2025년 6월 16일
초판 1쇄 발행 2025년 6월 23일

지은이 박완수 **삽화** 이현옥
펴낸이 안현주

기획 류재운 **편집** 안선영 김재열 **브랜드마케팅** 이민규 **영업** 안현영
디자인 표지 정태성 본문 장덕종

펴낸 곳 클라우드나인 **출판등록** 2013년 12월 12일(제2013-101호)
주소 우) 03993 서울시 마포구 월드컵북로 4길 82(동교동) 신흥빌딩 3층
전화 02-332-8939 **팩스** 02-6008-8938
이메일 c9book@naver.com

값 22,000원
ISBN 979-11-94534-27-3 03510

* 잘못 만들어진 책은 구입하신 곳에서 교환해드립니다.
* 이 책의 전부 또는 일부 내용을 재사용하려면 사전에 저작권자와 클라우드나인의 동의를 받아야 합니다.
* 클라우드나인에서는 독자 여러분의 원고를 기다리고 있습니다.
  출간을 원하시는 분은 원고를 bookmuseum@naver.com으로 보내주세요.
* 클라우드나인은 구름 중 가장 높은 구름인 9번 구름을 뜻합니다. 새들이 깃털로 하늘을 나는 것처럼 인간은 깃펜으로 쓴 글자에 의해 천상에 오를 것입니다.